JN447138

운동선수의 약물복용

도 핑
(DOPING)

- 국내 선수의 관리와 국제 대회 운영 -

의학박사 김 건 열 지음

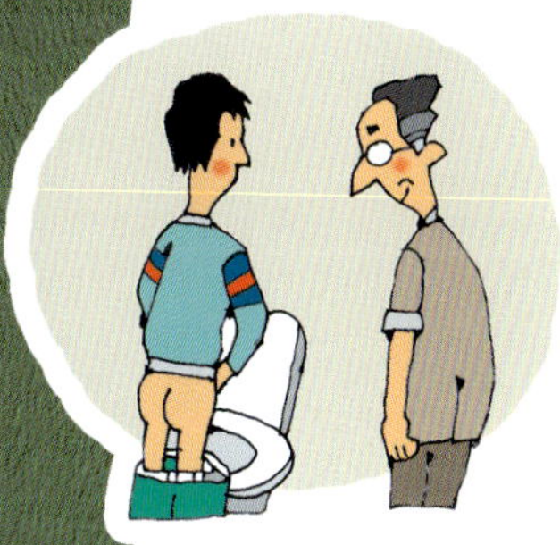

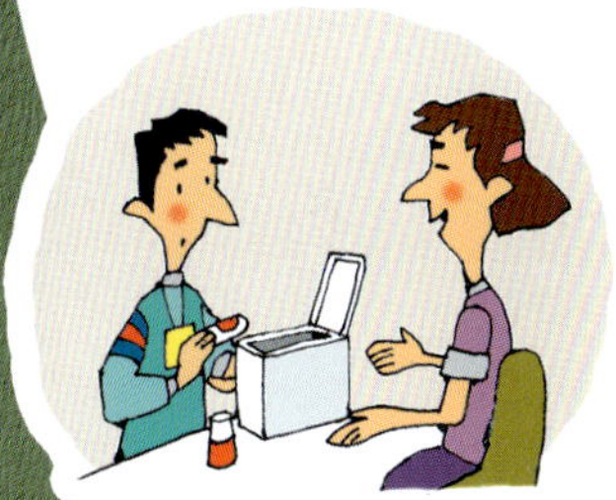

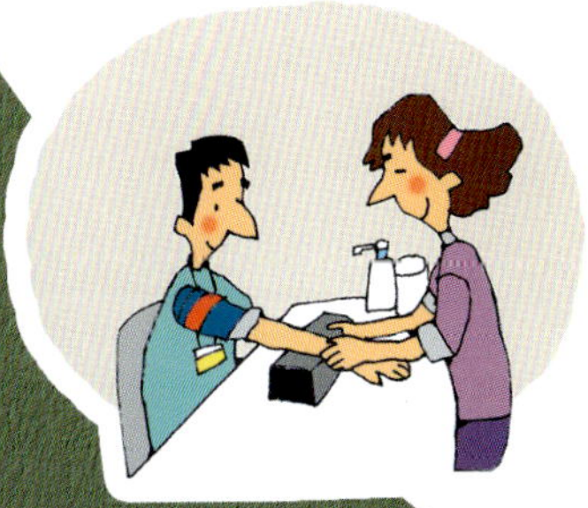

최신의학사

머 리 말

스포츠에서의 "도핑(Doping)" 문제는 [경기력 향상목적으로 약물을 복용 하거나 부정 수단을 행하는 행위]로, 오랜 역사를 가지고 있는 근절되지 못하고 있는 고질(痼疾)적인 부정행위 및 불법행위로서, "올림픽" 금메달의 영광과 보상이 있는 한 없어지지 않는, 스포츠의 특히 올림픽운동(Olympic movement)의 악재(惡材)가 되고 있다.

특히 현대사회에서는 의료 및 건강에 대한 인식이 변화되면서 여러 가지 종류의 건강보조 식품이나 약물의 남/오용(濫/誤用)의 경우가 많아져서, 본인도 모르게 보약(補藥)목적으로 금지약물(Doping Listed Drugs)을 복용해 불이익을 받게 되는 경우가 많아, 스포츠인 특히 국가 대표급 선수들에 대한 "도핑 " 문제는 전에 없이 특별한 관심과 주의를 필요로 하고 있다.

우리나라는 이제 세계 10대 스포츠 강국으로, 88 서울올림픽을 위시하여 축구 월드컵 대회, 하계 아시안게임, 동 · 하계 유니버시아드 대회 및 각종 국제대회를 성공적으로 개최한, 그리고 앞으로도 2014 인천 하계 아시안게임과 2011 대구 세계 육상선수권대회 등등 대형 국제대회 유치 결정으로, 세계 스포츠계의 중추적 역할을 감당하고 있는 선도적 입지에 서 있다. 따라서 이런 입지에 걸 맞는 우리나라 국내 및 대표선수에 대한 "도핑" 관리가 필수이며 자국(自國)선수에 대한 관리 소홀(疎忽)이나 선수자신들의 주의 부족과 무지(無知)로 애써 획득한 메달의 박탈과 불명예를 받게 되는, 그리고 국민을 실망시키는 일, 또한 대회 주최국으로서 허술하고 국제 규격에 못 미치는 "도핑" 관리를 함으로서, 국제사회의 빈축(嚬蹙)을 사게 되는, 그런 일은 절대로 발생되지 않게 철저한 사전 준비와 대비가 필요하다.

2008년 한 해(年)에만 국내에서 개최되는 각종 국제대회는 세계국제마라톤대회, 세계쇼트트랙선수권대회, 국제트라이애슬론대회, 세계월드컵장애인스키알파인 스키대회 및 국제휠체어마라톤대회 등 20 여건 가까운 각 종목의 국제대회가 국내에서 개최되고 있어, 그 어느 때 보다도 각계 관련 스포츠지도자와 선수 및 국민들의 "도핑" 관리에 대한 지대한 관심과 대비가 필요하다.

특히 2004년 이후, "도핑" 문제는 국제올림픽위원회(IOC)로부터 [세계 "반도핑" 기구 (WADA, World Anti- Doping Agency)]로 전권 이양됨에 따라, 도핑 관리면에서 전보다 엄격해지고 그 규모도 확대 되어 가고 있고 특히 WADA의 중심 인물들이 변호사와 행정관리등으로 포진되어 있어, 도핑 관리 및 결과 처리 (Result Management)면에서 전보다 훨씬 더 법율 절차가 필수로 요구되고 더 고비용 장시간의 법적 절차가 필요하게 되었다. 이러한 환경 변화에 힘입어서 2008년초에 촉발 되어 세상에 알려진 미국 프로야구(MLB)의 약물복용실태보고서 (미첼보고서, Mitchell Report)와 2000년 "시드니" 올림픽 금메달 5개를 획득했던 "매리언존스" 의 도핑 위반(Tetrahydrogestrinone 복용 확인)사건이 관련 올림픽이 끝난지 7년이 지난 시점에서 밝혀져 메달 박탈과 선수자신의 수모는 물론 전 세계 스포츠 애호가들에게 경악과 실망을 안겨주었으며, 도핑에 관한 전에 없는 관심과 경각심을 불러 일으키게 한 바도 있다.

우리나라의 국가 대표급 선수에서의 "도핑" 문제는 대부분의 경우, 건강 보조 식품이나 감기 등 질병치료 목적으로 사용했던 약(양약, 한약)으로 기인한 "도핑" 양성 선수가, 대형 국제대회를 앞두고 유명한 국가 대표급 선수 가운데에 색출된 경우가 적지 않게 경험된 바 있으며, 대부분 부주의로 인한 것이었고, 사전에 방지할 수 있는 사건들이었다.

이런 차제(此際)에, 2006년 11월 2일, 대한민국 최초의 우리나라 "도핑" 관리 전담기구인 재단법인 "한국도핑방지위원회 (Korea Anti-Doping Agency, KADA)"가 창립총회를 시작으로 공식 출범하게 되었음은 실로 우리나라 "도핑" 관리면에서의 큰 발전임에는 틀림이 없으며, 앞으로의 KADA의 큰 발전을 기대 하고 있다. 부족한 사람이 이런 중대한 기구의 창립 초대위원장이라는 중책을 위임받게 된데 대해서 송괴(悚愧) 함과 동시에 무거운 책임감을 느끼고, KADA 기초를 다져야 된다는 소명감을 가지고, 관리 운영에 최선을 다 해 오고 있다.

"1986년 서울 아시안게임"과 "1988년 서울 올림픽대회"를 위시한 모든 국내 개최의 대형 국제대회의 "도핑" 관리와 결과 처리에 관여해 왔던 경험과, 대한올림픽 위원회 의무위원으로서 태릉선수촌 대표선수에 대한 도핑 교육 및 관리에 관여해 왔던 지난 20년간의 경험을 바탕으로, 그리고 국제올림픽위원회(IOC) 의무위원회(Medical Commission) 위원과 아시아올림픽평위원회(OCA) 의무위원으로 지난 20년 동안 관여해오는 경험을 바탕으로 해서, 이 분야의 참고 자료를 필요로 하는 분들을 위해서, 그리고 앞으로 이 분야에서 일하고 봉사하게 될 후배를 위해서 무엇인가 정리해 둘 필요가 있다고 생각되어, 실무 경험을 바탕으로 이 책 "도핑"(Doping) [스포츠 에서의 약물복용]"을 세상에 상재(上梓)한다.

2008년 4월

김 건 열

* 한국도핑방지위원회(KADA) 위원장
* 아시아올림픽평위원회(OCA) 의무위원회 위원 및 TUEC 자문위원
* 세계 "반도핑"기구(WADA) TUEC 위원

저서

1) "존엄사(尊嚴死)": 김건열, 최신의학사, 2005. 7. 10.
2) "인간복제, 희망인가 재앙인가": 김건열, 단국대학교출판부, 2002. 2. 5.
3) "보라매병원사건의 재발방지를 위한 의료인의 대비". 김건열, 최신의학사, 2004. 4. 2.
4) World Anti-Doping Code (2003년 WADA 규약)(번역판) :김건열 번역, 최신의학사 2004.
5) Keun-Youl KIM: Mis-Use/Over-Use of Inhaled Beta-2 Agonist (Salbutamol) among World Top Class Elite Athletes (Monograph): Report to IOC-Medical Commission 2000 Sidney Olympic Game, IOC Library, Lausanne Switzerland.
6) "우리나라 대표선수의 건강관리(도우핑 대책을 중심으로)": 김건열, 대동문화사, 2000. 8. 5.
7) "공들여 사는 한세월 (김건열 글모음)": 김건열, 정행사 1994. 12. 10.
8) "올림픽"이야기(약물복용문제를 중심으로): 김건열, 정행사 1992.6.15.
9) "대기오염과 건강위해": 김건열, 정행사 1991. 12. 10.
10) 김건열: 국가대표선수의 건강관리와 약물검사 (철저한 건강관리는, 국가에 대한 의무이자 봉사) 외 다수 논문: 體育지, 대한체육회.

추천의 말씀

이 홍 구 (서울국제포럼이사장, 전 국무총리)

올림픽을 비롯한 모든 스포츠경기는 공정한 규칙 안에서 경쟁하여 얻는 결과라야 중요한 기록으로 남게 된다. 그러나 근년에 들어와서는 기록에 집착한 선수들의 부정행위, 즉 부정약물복용(도핑)으로 인한 선수들의 페어플레이 정신이 흔들리고 있음을 종종 볼 수 있다. 마침 도핑문제의 세계적 권위자인 김 건열교수가 2008년 베이징 올림픽을 앞두고 스포츠강국인 우리나라의 도핑관리와 이 분야에서 일하게 될 체육인과 전문인들에게 참고서가 될 수 있는 도핑에 관한 책을 출간하게 된 것은 큰 공헌이 아닐 수 없다. 모든 체육인과 스포츠를 사랑하는 국민들이 함께 축하할 일이다.

김 박사는 서울대학교 의과대학 교수로 의학계의 중진자리를 지켜오면서 지난 20년 이상의 긴 세월동안 국내외에서 폭넓게 스포츠의학 및 도핑분야 전문가 특히 스포츠계의 한국인 전문가로 알려져 왔을 뿐만 아니라 세계 반 도핑기구인 WADA(World Anti-Doping Agency)의 실무위원으로 선출되어 명실 공히 국제적 도핑관리체제의 중심에 서게 되었다.

또한 지난 수년 동안 국내에서 개최되었던 각종 국제대회 때마다 도핑관리 분야의 최일선에서 국제적인 도핑전문가로 활약하였고 인천아시안게임과 평창 동계올림픽 유치위원으로 국제대회유치를 위해 수고를 아끼지 않아왔다.

김 박사와 나는 청년기인 고등학교와 대학시절을 함께 배구선수(9인조 배구시대)로서 전국을 누비며 스포츠에 열중했던 평생의 친구이며 팀메이트이다. 그가 고희를 훨씬 지난 이즈음 "도핑"이란 제목 하에 책을 출판함에 축하인사와 함께 추천의 말씀을 전하게 되어 무척 기쁘게 생각한다. 아직도 청년기와 같은 건강과 열정을 유지하며 가족, 친지, 특히 스포츠인의 귀감이 되고 있는 김 건열박사의 앞날에 축복이 있기를 바라마지 않는다.

2008년 5월 20일

추천의 말씀

하 권 익 (의학박사)
대한올림픽위원회 의무위원회 위원장
서울대학교 의과대학동창회 회장
대한스포츠의학회 회장 (전)

우리나라 의료계와 스포츠의학분야의 선배이신 "김건열" 교수님의 저서 "도핑"(운동선수의 약물복용) (국내선수의 관리와 국제대회 운영)의 발간에 즈음하여 추천의 말씀 기회가 있게 된 것을 기쁘게 생각하면서, 같은 분야에서 오랜 동안 함께 일해 온 후배의 한 사람으로서, 이 책이 많이 보급되고 읽히게 되는 소망을 담아 및 말씀 인사에 대신합니다.

스포츠에서의 "도핑" 문제는 올림픽 메달리스트의 영광과 보상이 있는 한, 근절되지 않고 은밀하게 계속되고 있는 불법 행위로서, 곧 사망하더라도 올림픽에서 금메달을 딸 수 있다면 약물을 복용해 보겠다는 선수들이 과반수 이상이라는 선수들의 심정을 생각하면서 특히 최근 들어 세상사람들을 놀라게 한 2000년 시드니 올림픽의 육상 여왕 "메리언 존스" 선수의 도핑 스켄달과 미국 프로야구(MLB)의 약물복용 실태를 조사 발표한 Mitchell 보고서가 세상에 알려지면서, "도핑" 문제는 그 어느 때 보다도 우리들에게 가깝게 다가온 우리 주변의 문제가 되고 있으며, 특히 2008년 8월의 "베이징" 올림픽을 앞둔 시점에저 세인의 큰 관심 대상이 되고 있습니다.

김건열 교수는 국내적으로는 우리나라 스포츠의학회의 창립멤버로서 대한스포츠의학회 국제이사 및 회장을 역임했을 뿐만 아니라, 국제적으로는 국제올림픽위원회(IOC) 및 아세아올림픽위원회(OCA) 의무위원으로서 십 수 년 간에 걸쳐 봉사하면서, 스포츠의학 및 "도핑" 분야에 넓고 깊은 지식과 경험을 겸비한 전문가 중의 전문가로 알려져 있습니다.

일찍이 서울대학교 의과대학 교수 및 서울대학교병원 호흡기내과 분과장을 역임하고, 신생 단국대학교 의과대학으로 옮겨 신설의과대학의 학장 및 의료원장을 역임하면서 의학교육에 전력했을 뿐만 아니라, 그렇게 바쁜 와중에도 우리나라에서 개최되는 대부분의 대형 국제대회의 도핑 관리 책임자로서 그 임무를 수행하면서, 우리나라의 "도핑" 관리를 국제수준으로 유지하기 위한 많은 노력을 경주해 오고 있음이, 후배들의 귀감이 되고 있기도 합니다. 이제, 그 오랜 세월 국내외 스포츠 현장에서의 "도핑" 관리 경험을 바탕으로 우리나라의 도핑 역사에 버금가는 귀한 글을 정리하여, 한권의 책으로 출판하게 된데 대하여, 진심으로 축하의 말씀을 드리면서, 같은 분야에서 일하고 있는 많은 동문 동료 및 후배들에게 큰 도움이 될 것을 기대하고 있습니다. 우리나라의 스포츠의학 및 도핑과학의 발달과 "도핑" 관리 분야의 발전을 기대하는 소망을 담아, 축하의 말씀과 인사에 대신합니다.

2008년 5월 20일

들어가며

우리나라는 세계 10대 스포츠 강국에 속하는 스포츠 국가이며, 88서울(하계) 올림픽대회와 아시안게임 (86서울 하계, 99강원 동계)을 위시하여, 세계 "유니버시아드" 대회 (하계/동계), 세계 월드컵 축구대회 등등, 각종 세계 굴지의 국제 스포츠 행사를 개최 했던 막강한 스포츠 국가임을 자랑하고 있다. 그리고 요즘 시중에 유통하는 말 가운데 대한민국 국민은 스포츠 덕분에 행복감을 느끼며 살고 있다는 말이 있을 정도로, 대한민국 스포츠계의 남 · 녀(여 · 남) 스타들의 국제무대에서의 눈부신 활약상이 우리 모두를 뿌듯하고 행복하게 해주고 있다.

국내에서 개최한 주요 국제스포츠대회와 그 경기력을 열거하면 다음과 같다.
1986년: 서울 하계 아시아경기대회(86 Seoul Asian Game) (2 위)
1988년: 서울 하계 올림픽대회(88 Seoul Olympic Game) (4 위)
1997년: 무주 전주 동계 유니버시아드 대회(97 World Winter U) (6 위)
1997년: 부산 동아시아경기 대회(97 East Asian Game) (3 위)
1999년: 강원 동계 아시아경기 대회(97 Winter Asian Game) (2 위)
2002년: 한일 월드컵 대회(2002 World Cup Soccer Game) (4 위)
2002년: 부산 하계 아시아경기 대회(2002 Busan Asian Game) (2 위)
2003년: 대구 하계 유니버시아드 대회(2003 World Summer U) (3 위)

그 뿐만 아니라, 앞으로 우리나라에서 개최하는 각종 굴지의 국제 스포츠 행사를 살펴 보더라도, 2011년 대구 세계육상경기대회, 2014년 인천하계아시안게임 등 잘 알려진 국제대회 뿐만 아니라, 2008년 한 해(年)동안의 국내개최 국제대회는 다음과 같이 각 종목에 걸쳐 계속 개최되고 있어, 우리나라는 세계 스포츠의 중심 국가의 하나로 부각되고 있다고 할 수 있다.

- 육상 (서울국제마라톤대회, 인천국제하프마라톤대회, 대구국제육상대회, 조선일보춘천마라톤대회, 중앙일보서울국제마라톤대회)
- 빙상 (피겨4대륙선수권대회, 세계숏트랙선수권대회, 피겨그랑프리파이널대회)
- 유도 (아시아유도선수권대회, 직지컵국제청소년유도대회, 코리아오픈국제유도대회)
- 철인3종 (통영 트라이애슬론 월드컵대회, 서울국제트라이애슬론대회, 설악국제트라이애슬론대회)
- 레슬링 (아시아시니어레슬링선수권대회)
- 럭비 (아시아5개국대회, 아시아청소년선수권대회)
- 배구 (비치발리볼 월드투어대회)
- 배드민턴 (코리아오픈배드민턴 슈퍼시리스대회)
- 역도 (아시아쥬니어역도선수권대회)
- 정구 (아시아정구선수권대회)
- 태권도 (코리아오픈국제태권도대회)
- 펜싱 (SK Telecom 국제그랑프리펜싱대회, 아시아청소년유소년펜싱선수권대회)
- 장애인국제대회 (월드컵 IPC 하이원 알파인스키대회, 서울국제휠체어마라톤대회, ITF휠체어테니스시리즈대회, 코리아오픈배드민턴선수권대회)

비록 우리나라 "국가 경쟁력"이 세계 30위권 내외에 머물고 있다고 해도(2007년도), 스포츠 분야에서는 이미 누구나 인정해야 할 세계 굴지의 스포츠 강국임에는 틀림이 없다. 그리고, 이런 대형 국제스포츠 행사의 국내 개최는 곧 국가와 개최도시의 국제 "브랜드 네임"(Brand name)(상품가치)를 국제적으로 부상시켜, 곧 엄청난 경제효과로 이어 진다고 평가되고 있다.

그럼에도 불구하고, 우리나라는 국가 대표선수의 "도핑"관리나 대형 국제대회의 "도핑"관련 운영(Doping Control & Management) 면에서는, 아직 미숙하고 국제 수준에는 못 미치고 있어, 위에 열거한 스포츠 강국의 면모(面貌)에 걸맞지 않는 후진성을 면치 못하고 있음을, 각종 국내외 대회 현장 및 결과 관리 측면에서 경험하고 있으며, 따라서 앞으로 개최하게 될 큰 규모의 각종 국제 대회를 맞아, WADA 발족이후 보강 강화된 각종 규칙 (Doping Rule, WADA Code)의 철저한 이해와 각별한 대비가 필요하며, 특히 이는 국내 스포츠계의 스포츠 연맹 (국내연맹 및 국제연맹) 관계자들의 관심과 관련 선수들의 관심을 필요로 하고 있다.

특히 WADA 창설 후 2008년부터 제2기 회장을 맡은 John Fahey 회장은 제1기 Dick Pound 회장이 이룩한 지난 8년간의 성과보다 한층 강력한 WADA Code의 집행을 예고하고 있어, 아마추어와 프로 스포츠를 막론하고 WADA Code에 준하는 엄격한 도핑 관리가 필요하게 되어 있다.

I 장에서는 과거의 일을 아는 것이 오늘의 문제 해결과 내일의 전망과 계획을 수립하는 데에 도움이 될 것이라는 생각으로, 세계 "도핑"의 역사를 개관 했으며, II, III, IV, V, VI, 장에서는, 전 세계 스포츠 세계의 "도핑"관리의 최고의 관리 기관인 [세계"반도핑"기구](WADA, World Anti-Doping Agency)와 WADA의 막강한 "도핑" 관련 통제력과 그 바탕이 되는 관리 법전(法典)이라고 할 수 있는 WADA Code (와다 규약)에 대해서, 그리고 "올림픽대회"와의 관계, WADA의 국제법적 권한 및 WADA와 국내 연맹 (NFs, National Federations) 등과의 관계 정립 등에 관해서 기술했으며, VII장에서는 "도핑" 관리의 어려움과 문제점을 "계속되는 도전, 도핑검사의 한계와 함정"이라는 제목하에, 혈액 도핑, 유전자 도핑 (Gene Doping), 성장홀몬 등의 남용과 현재의 검출 기술 등에 대해서 언급했으며, 필자의 전공 분야인 운동유발성 천식(Exercise Induced Asthma)에 대한 현 WADA의 TUE (치료목적사용면책) 제도의 개선점에 대해서 WADA에 feedback 한 내용을 소개 했다. (이 글을 마감하는 시점에서 아직 WADA의 최종 개선안이 발표 되지 않고 있어, 그 결과를 기다리고 있는 시점임). 또한 최근에 문제가 되고 있는 Marion Jones 선수 이야기와 미국 프로야구의 도핑 실태를 고발한 Mitchell 보고서의 내용을 소개 했다. VIII, IX 장에서는, 우리나라 "도핑" 관리의 문제점이고 허점인 한약/보약, 보조식품에 대해서 논했고, X 장에서는 2006년 말에 발족되어 자리를 잡고 있는 한국도핑방지위원회(KADA)에 대한 소개와, 우리나라 "도핑" 관리의 중심을 잡아주어야 할 "도핑" 검사실 KIST와 스포츠중재위원회 (CAS)에 대해서 논했다. XI장에는 우리나라에서 개최될 많은 국내 개최 국제대회를 조직 운영하는 국내 소재 국재연맹 관계인들의 참고용으로, 국제대회 개최국으로서의 도핑관리에 대해서 논했다. XII장에서는, 1986년 이후 직접 참석해서 경험했던 올림픽대회와 아시아대회에서의 "도핑"관련 이야기를, 과거에 써 놓았던 글을 한데 모아 정리 했고, 오랜 세월동안에 걸쳐 (지나간 20년 동안) 썼던 글 모음이어서, 특정 사항에 대한 내용 중복이 있음을 독자의 양해를 구한다.

끝 부분에는, 참고용으로, 2008년 금지약물 국제표준, 2006년도 WADA 발표의 도핑검사 결과, WADA 인준 도핑검사실 목록, Doping 약 정보 획득을 위한 인터넷사이트, 그리고 필자가 해오던 국내외 "도핑" 강연 내용을 소개 했고, 국내 개최 국제대회 도핑 관리면에서 가장 중요한 도핑관리 요원인 검사동반인 [Escort (Chaperone)]에게 꼭 필요한 실무 영어를 참고용으로 소개했다. (필자의 경험으로는 우리나라 국내개최 대형 국제대회 도핑관리에서 제일 취약한 분야가 검사동반인(Escort)의

자질문제 였음)

그동안 20여년 동안 관여해왔던 아시아 및 국제 올림픽위원회의 경험이 바탕이 되어, 2014 인천 하계아시아대회 유치위원회등의 단 한 사람의 의무관계 유치위원으로서, 그리고 현역의 한국도핑방지위원회(KADA)의 위원장으로서, 그리고 세계 "반도핑" 기구의 일원으로 역할을 바꾸는 이 시기에, 이 한 권의 자료로서, 부족한 책이지만, 한 쪽 일을 20년 이상 계속해 온 사람으로서 무엇인가 기록으로 남겨, 뒤에 같은 분야의 일을 하는 분들에게 조금이라도 도움이 되였으면 하는 마음을 담아 이 글 모음을 정리했으며, 읽는 분들도 같은 마음의 이런 생각을 공유해 준다면 큰 보람일 것으로 생각한다.

2008년 3월

저자 **김 건 열**

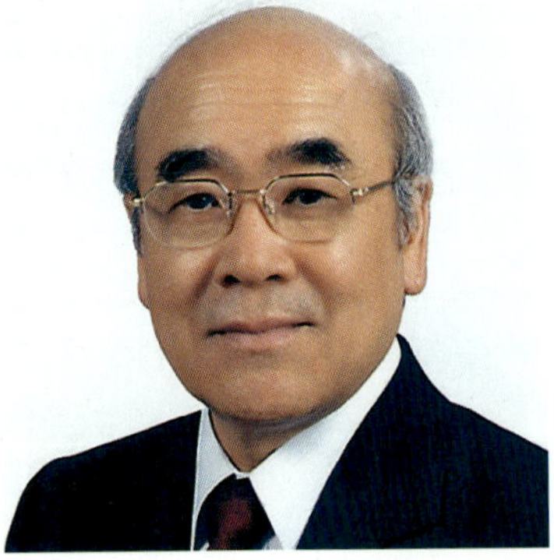

경기고등학교 졸업(49회)
서울대학교의과대학 졸업(의학사, M.D.)
서울대학교대학원 수료(의학박사, Ph.D.)
미국 "하와이" 주립대학교보건대학원 졸업(보건학석사, MPH)
미국 "신시내티" 주립대학교 대학원(케터링 인스티튜트) 수료
전문의 (내과, 호흡기내과, 스포츠의학, 노인병)

醫學博士 김 건 열 (金建烈)

한국 도핑방지위원회(KADA) 위원장
세계 "반 도핑" 기구(WADA, World Anti-Doping Agency) 치료목적사용면책위원회(TUEC) 위원
아시아올림픽평위원회(OCA, Olympic Council of Asia) 의무위원회 위원, 및 OCA-TUEC 고문
2014 인천아시안게임조직위원회 위원
2011 대구세계육상경기대회조직위원회 위원
(전) 서울대학교 (교수, 관악캠퍼스 보건진료소 소장)
서울대학교의과대학 (호흡기내과학 교수, 결핵연구소 소장, 학생담당 학장보)
서울대학교병원 (진료담당교수, 호흡기내과 분과장, 특수검사부장, 폐기능검사실장)
단국대학교 (의과대학학장, 부속병원장, 의료원장, 의무부총장)
대한결핵협회장, 대한결핵 및 호흡기학회 회장
대한노인과학학술단체연합회 회장 (대한노인병학회 회장, 대한노화학회 부회장)
대한스포츠의학회 (회장 및 국제이사)
국제올림픽위원회 (IOC) 의무위원회 위원 및 동위원회 아시아대표 (1986 ~ 2004)
아시아올림픽평위원회 (OCA) 의무위원회 위원 (1986 ~ 현재)
대한올림픽위원회 (위원, 경기력향상위원회 위원, 의무위원회 위원 및 부회장)
1986서울아시안게임 및 1988서울올림픽경기대회 스포츠과학국제학술대회 스포츠의학분과위원회위원장
1991년 영국 세계 U대회 한국대표선수단 "팀닥터"
1983년 캐나다 "에드몬턴" 세계 U대회 한국대표선수단 "팀닥터"

서울강남구청담1동 64-1 (135-953)
keunkim@kornet.net
Keun-Youl KIM, M.D., MPH, Ph.D., FFIMS.

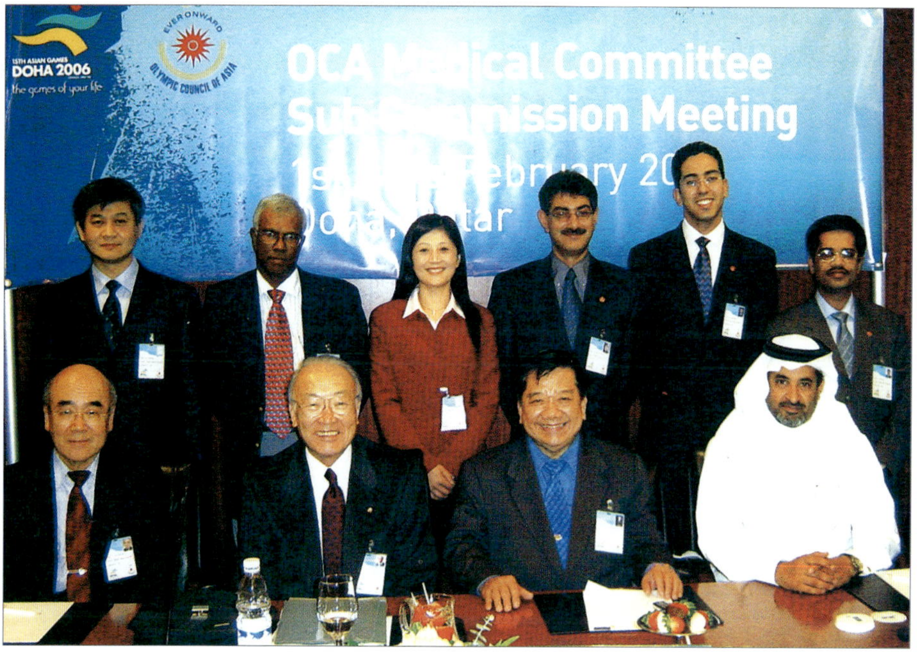

1

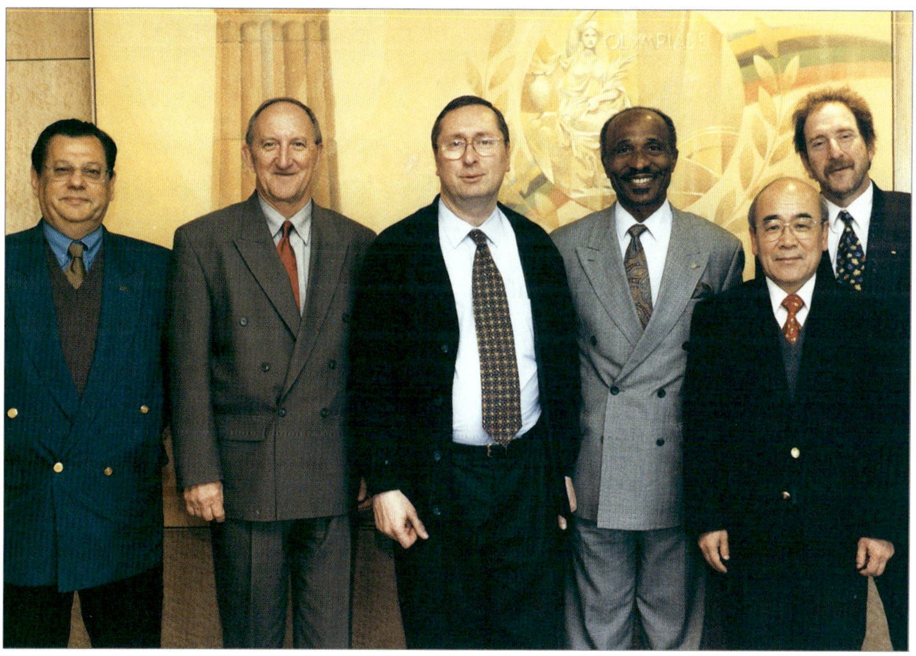

2

1_ 2006년 Doha 아시안게임 의무위원회 회의를 마치고 (앞줄 좌단이 필자)

2_ 1986년부터 2004년까지 18년간, IOC 의무위원과 동위원회 아세아대표로 역할 할 때, 5대륙 대표와 IOC Medical Director 인 Dr. Patrick Schamasch 와 함께, Lausanne 의 IOC 본부에서.
(우단이 Dr.Schamasch 이고 두 번째가 필자)

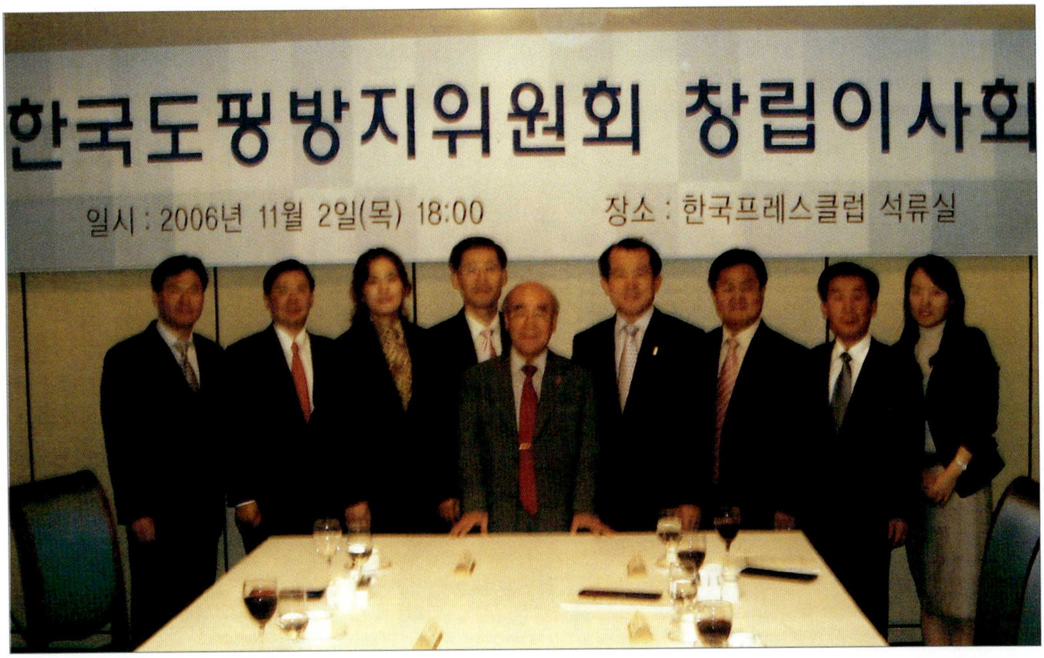
한국도핑방지위원회 창립이사회
일시 : 2006년 11월 2일(목) 18:00
장소 : 한국프레스클럽 석류실

3

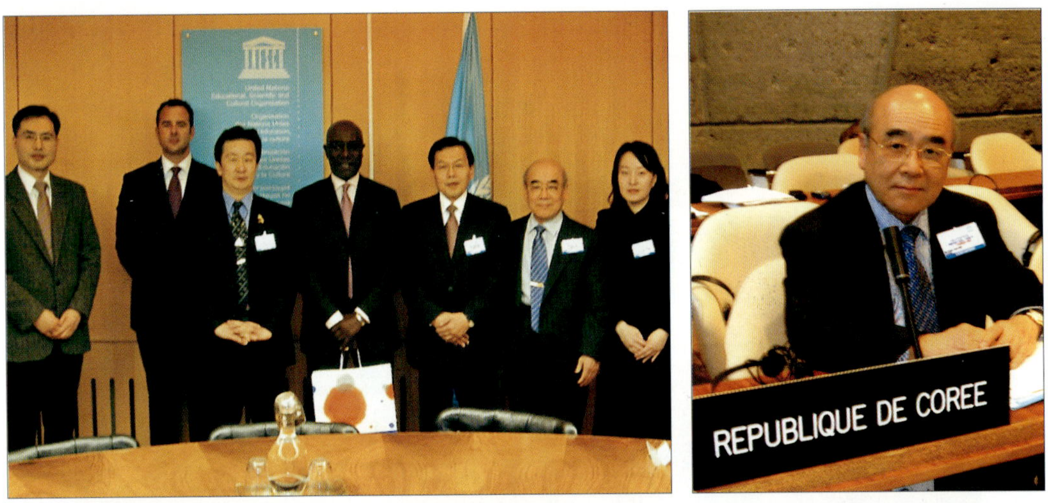
REPUBLIQUE DE COREE

4

3_ 2006년 11월 2일 "한국도핑방지위원회(KADA)" 창립총회를 마치고 (가운데가 필자)

4_ 2007년 2월 5일 UNESCO "반 도핑" 국제회의에 참석하고, 담당책임자를 방문하고 기념촬영 (우단 2번째가 필자)

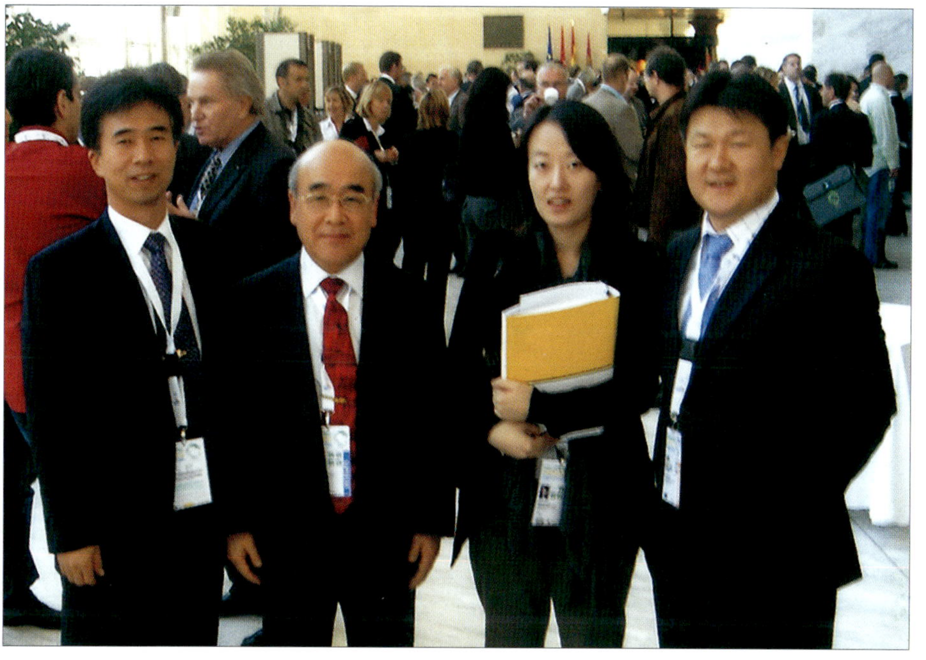

5

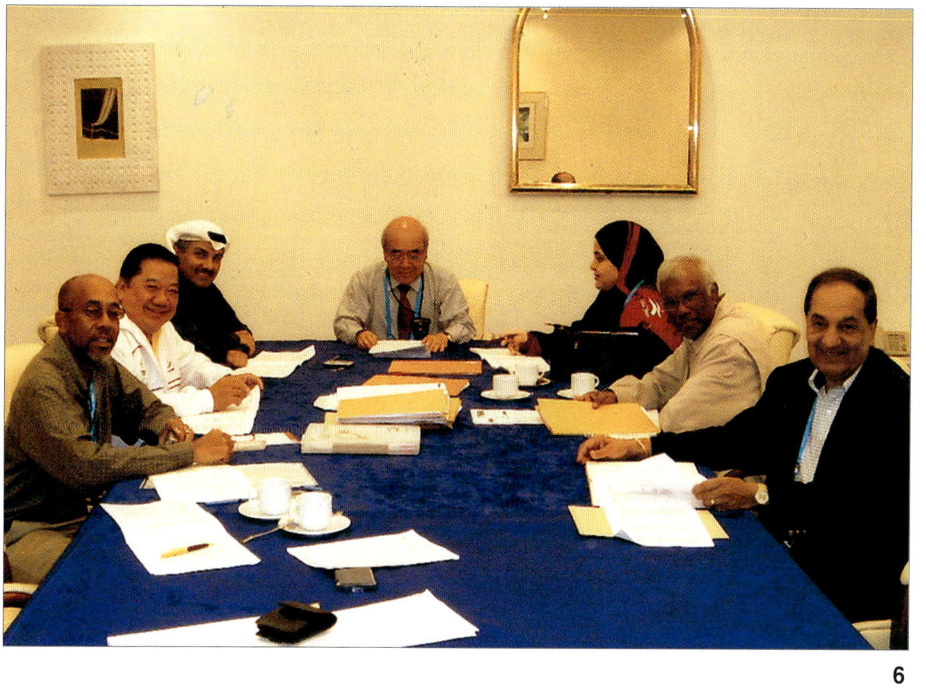

6

5_ 2007년 11월 스페인 마드리드 "2007 세계 대회" 에 참석하고 한국 대표단과 함께 (좌측에서 두번째가 필자)

6_ 2006년 Doha 아시안게임 TUE 위원회를 주재하고 있는 필자

목 차

머리말/ 추천의 말씀/ 들어가며 ··· 3

화 보 ··· 10

I. 세계 스포츠계 "도핑"의 역사 19

II. 세계 스포츠계 "도핑" 관리책임 기구의 임무 교대 25

1. IOC (국제올림픽위원회) 로부터 WADA (세계 "반도핑" 기구)로 ········· 27
2. 세계 "반도핑" 기구(WADA, World Anti-Doping Agency) 창설 ········· 28
3. WADA Code ("와다" 規約) 채택 ········· 29
4. WADA 결의문(Resolution)과 선언문(Declaration) ········· 29
5. WADA Code Declaration (선언문) 내용 ········· 30
6. WADA Code Resolution (결의문) 내용 ········· 30

III. 세계 "반도핑" 기구(WADA) 발족의 意義 (體育 1999:10, 11, 12) 33

1. 호주 "시드니" 세계 "반도핑" 대회 (1999년) 참관기 (김건열) ········· 35
2. "도핑" 관리의 윤리적 입지 (By Thomas H. Murray, Ph.D.)
   (In Search of the Spirit of Sports) (번역문 소개) ········· 41

IV. WADA Code의 법적 권한(權限) (Legal Authority) 45

1. WADA Code의 국제법적 위치와 "스포츠중재재판소"
   (CAS: Court of Arbitration in Sports) ········· 47
2. UNESCO International Convention Against Doping in
   Sports UNESCO Meeting, 33rd Session in Paris, October 3-21,2005
   (유네스코 스포츠 "반 도핑" 국제회의, 유네스코 제33차 전체회의,2005. 10.) ······ 50
3. UNESCO Conference of Parties to the International Convention
   Against Doping in Sports (February 5-7, 2007, Paris France)
   ("유네스코 도핑방지 협약 당사국회의" 참석 보고서, 2007. 2. 5-7.) ········· 49
4. 국제법적 입지에서의 WADA Code. ········· 59

V. WADA Code와 올림픽대회를 위시한 국제 대회 63

1. WADA Code에 속한 문서들과 WADA 프로그램들 ······ 65
2. WADA Code를 이행하지 못했을 때의 결과 (불이익) ······ 66
3. "올림픽(장애인올림픽) 경기대회" 및 "아시안게임(장애인아시아대회)" 등
대형 국제 대회 때의 WADA Code ······ 66
4. "경기 기간 외" 검사 (Out of Competition Test)와 WADA Code ······ 68

VI. WADA Code 와 국내 및 국제 스포츠 연맹(Federation) 71

1. WADA Code와 국제연맹 ······ 73
2. WADA Code와 국내연맹 ······ 74
3. WADA Code에서의 ADAMS의 역할
(ADAMS: Anti-Doping Administration & Management System) ······ 75
4. "치료목적사용면책(Therapeutic Use Exemption, TUE)" 제도
(ATUE: Abbreviated Therapeutic Use Exemption, 약식치료목적사용면책) ······ 77
5. 2007 Madrid 세계 "반도핑" 대회와 채택된 2007 WADA 세계대회 결의문
(2007 Madrid World Conference of Doping in Sports & its Resolution) ······ 79

VII. 계속되는 도전, "도핑"검사의 한계와 함정 (고양이와 쥐의 경쟁) 85

1. 혈액 도핑 (Blood Doping) ······ 87
2. 유전자 도핑 (Gene Doping) ······ 88
3. 성장홀몬 (Growth Hormone) ······ 89
4. "도핑" 선수를 색출하기 위한 "혈액검사"의 한계점 ······ 90
5. 운동유발성천식 치료제(베타-2 촉진제 흡입)의 남용과 TUE 제도
■ KADA Feedback on the "Draft of the Revised International Standard for
TUE (version 1.1, January 2008) (WADA에 제출한 KADA의견 제시) ······ 91
6. "매리언 존스"(2000년 시드니올림픽 5관 여왕)의 몰락의 경우 ······ 100
7. 미국의 "Mitchel Report"(2007년)와 세계 프로 스포츠의 "도핑" 관리 ······ 102

VIII. 우리나라 "도핑" 관리의 함정, 한약/보약 105

IX. 보조식품(補助食品) (Food Supplement)의 함정 115

X. 한국도핑방지위원회(Korea Anti-Doping Agency) (KADA) 119

1. 한국도핑방지위원회(KADA)의 역할과 임무 121
■ "한국도핑방지위원회" 발족에 즈음하여
■ WADA Director General, David Howman에게 KADA 발족 보고 서한
2. 우리나라의 KIST "도핑" 검사실 127
3. 스포츠중재위원회(CAS, Court of Arbitration in Sport) 136

XI. 국제대회 개최국으로서의 "도핑"관리 141

1. 국제대회 조직위원회의 "의무위원회" 구성 143
2. "도핑" 관리 팀의 구성 145
3. 국제연맹(IFs) / 국내연맹(NFs) 및 KIST 검사실과의 연계 147

XII. 지난 중요 국제대회의 "도핑"관리 151

1. 1986년 서울 아시안게임의 "도핑" 문제 153
2. 1988년 서울 "올림픽" 에서의 "도핑" 검사 및 "도핑" 에 숨은 이야기 154
3. 1990년 중국 북경(베이징) "아시안게임" 의 "도핑" 검사와 "아시안게임" 기행문 ... 160
4. 1992년 "스페인" 국 Barcelona 하계올림픽의 "도핑" 문제와 대회 참관기 169
5. 「제16회 알버빌 동계올림픽」 (1992. 3. 20) 180
6. 1994년 Lilihammer 동계올림픽 참관기 182
7. 히로시마 · 아시안게임에서의 중국선수 약물파동의 전말 186
8. 새로운 挑戰, 도핑과의 전쟁은 안전한가? 190
9. 태릉 선수촌 건강강좌 "국가대표선수의 건강관리와 약물검사". 體育 2000. 5. 31. ... 194
10. 대한민국 "부산" 아시안게임의 "도핑" 문제 200
11. 도핑문제로 얼룩진 2002 솔트레이크 동계올림픽 203
12. 2004년 "아테네" 하계올림픽경기의 "도핑" 208
〈금메달 유혹에 빠진 "도핑" 올림픽〉 (동아일보 기사 전재)
13. 2003년 일본 "아오모리" 제5회 동계아시아대회의 "도핑" 문제 209
14. 2006년 "카탈" 국 "도하" 하계 아시아 대회 "도핑" 문제: 211
15. 2007년 대한민국 전국체육대회 "도핑" 문제 213

부 록 217

1) 2008년 금지목록 국제표준(The 2008 Prohibited List, International Standard)

2) 2006년 "도핑" 검사 결과(WADA)

3) WADA 인준 "도핑" 검사실 목록

4) Doping 약물 정보를 위한 Internet Sites (Drug Reference Online Sites)

5) 도핑 관련 강연 원고:

- 국내강연용: 올림픽아카데미 강연 내용과 "도핑" 관리요원 실무영어 안내서
- 해외강연용: 2006 Macao WADA Education Symposium 강연 내용
  "Health Consequence of Doping & Side Effects of Doping Drugs"

나오며 ······ 269

참고문헌 ······ 270

찾아보기 (INDEX) ······ 272

제 1 장

세계 스포츠계 "도핑"의 력사

스포츠에서의 경기력 향상 목적의 약물 오 남용(誤 濫用)을 "도핑"(Doping)이라고 하는데, 이 말의 어원(語源)은 Dutch(네덜란드) 단어의 Doop("흥분" 시킨다는 뜻)로부터 시작 되었고, 1879년 이후 영어 사전에서 사용 통용되기 시작되었다고 알려져 있다.

기원전 B.C. 400년 전 초기 스포츠(투기) 경기 때부터, "그리스(Greece)"에서의 스포츠 경기는 오늘날의 사회상과도 비슷하게 사회적 위상 위치를 차지하고 있었고, 대형 관중 스포츠(투기)경기의 승자(勝者)에게는 큰 포상(褒賞)을, 패자(敗者)에게는 죽음을 초래하는 부귀(富貴)와 생사(生死)가 엇갈리는 스포츠 경기에, "도핑"이 함께 존재 했었다. 유명한 그리스의 철학자 Plato (B.C. 427 -347)시대의 문헌에 의하면 그리스 고대 올림픽경기에서의 승자에게 주는 상(賞)이 50만불에 해당하는 큰 상(賞)과, 부상으로는 음식물이나 주택 제공 및 세금 면제, 병역 면제 등 다양하고 푸짐한 상을 주었다고 기록하고 있다.

고대 올림픽은, 스포츠의 직업화(職業化)와 상업화(商業化), 이에 따른 스포츠 정신의 부패(腐敗) 초래, 뇌물(賂物)(Bribing)과 사기(詐欺)(Cheating) 행위가 스포츠계에 횡행(橫行)하고, 경기자(선수)는 경기력을 향상 시키기 위해서는 무엇이든지 하고 어떤 약이라도 섭취한다는 세평(世評)에 이어져, 그런 사회적 풍조에 저촉(抵觸)된 정치적인 영향으로 "고대 올림픽경기"는 와해(瓦解)되었고, 그 와해의 큰 원인중의 하나가 약물 남용의 도핑(Doping) 문제였다고 알려져 있다.

그러나, "로마"시대 (Roman period)(27 B.C.이후)에 들어와서도 스포츠의 상위권 선수는 높은 사회적 위치를 유지 하였고, 스포츠 경기가 대중 오락(public entertainment) 행사로 자리잡게 되었고, 관중들은 검투사(劍鬪士)(Gladiator)경기와 전차(戰車)경기(Chariot Race)에 열광했고, 이 시기의 검투사나 전차 경기 선수 간에도 "도핑"사례가 많이 기록되고 있다. 전차 경기에 참가하는 말(馬)에게 빨리 달리게 하는 약초를 먹였고, 많은 검투사(gladiator)들은 돈 내고 관람하는 관중들을 충분히 즐겁게 하기 위해 유혈 (流血) 난자(亂刺)한 검투(劍鬪)를 실연 했고, 그러기 위해서 "도핑"을 했었다.

산업혁명(産業革命)(Industrial Revolution)(1760년경 영국에서 시작됨) 이후, 모든 스포츠와 오락(娛樂)(Recreation) 분야에 큰 변화가 초래 되었으며, 두 가지 뚜렷한 영향은 스포츠의 상업화(商業化)(Commercialism)와 직업화(職業化)(Professionalism)였다. 대량 관중 스포츠 (Mass spectator sport)는 초기의 지역 (지방) 축제(祝祭)나 종교 축전(祝典)을 대치 시켰고, 곧 스포츠의 직업선수는 사회적 위치를 갖게 되었다. 스포츠는 이미 남는 시간에 하는 사소한 활동이 아니고 하나의 고급 직업이 되었다.

20세기에 들어와서의 스포츠는, 하나의 큰 국제기업 (International business)으로 자리 잡기 시작해 세계 시장의 오락, 재원(財源) 및 고용(雇傭)(Employment)의 기회를 제공해 주었고, 이를 계기로 스포츠계의 "엘리트" 선수 간에 "도핑"의 유혹을 증가 시켜, 약물 남 오용에 따른 선수 사망 예(死亡例)가 증가하게 되었다.

1930년대에는 강력한 흥분제인 Amphetamine이 생산 되어 그 동안 사용 되어 오던 Strychinine이라는 흥분제를 대치하기 시작했고, 1950년대에는 소련(러시아)팀이 근력강화(筋力强化)목적으로 남성 "홀몬"(Hormone)제를 사용하기 시작 했고, 이에 대응해 미국 팀이 다른 종류의 "스테로이드(Steroid)"를 개발해 근력 강화 목적의 도핑약으로 사용하기 시작 했다.

1886년 유명한 싸이클(cycle) 선수 린톤(Lintone)이 trimethyl이라는 흥분제를 과용 사용해 사망하는 "도핑" 관련 첫 사망 예를 기록했고, 1952년 "헬싱키(helsinki)" 올림픽경기와 1956년 "멜버른(Melbourne)" 올림픽 경기 때에도 "도핑"약이 사용 되었다.

1960년 올림픽 경기대회에서 덴마크 싸이클 선수 Kurt Jensen이 경기 도중 탈진후 사망한 사건이 발생했고 그 원인이 Amphetamine 과용으로 밝혀졌다.

이 시기에 선수들이 경기력 향상 목적으로 약물을 복용하는 행위(Doping)는, 국제 스포츠 사회에서, 보통 있는 일로 받아 들여지고 있던 시절이었고, 이에 따라, 많은 국가와 스포츠 지도자들이 "도핑"에 따른 선수의 건강 위해와 스포츠 정신과 윤리에 어긋남을 성토하기 시작했다.

국제적 "반 도핑"(反 도핑) 발의(發意, 發議) "이니시어티브(Initiatives)"의 역사:

첫 번째의 국제적 발의는 1963년, 유럽 21개 국가 협의회인 "유럽"협의회(Council of Europe)가 ["스포츠"에서의 "반 도핑" 결의문]을 채택함으로서 이루어 졌고, 이 합의는 "도핑"행위를 받아들이던 경향에서, 적극적인 "반 도핑" 경향으로 변화시키는 중요한 계기가 되었다.

"프랑스"(France)국은 1963년에 "반 도핑"법률을 제정 했고, 이어 "벨지움"(Belgium)국이 1965년에 같은 길을 밟아 "반 도핑" 입법을 이룩했다.

이어 1967년 개최된 프랑스의 국제 "싸이클"대회인 Tour de France 경기 도중에 Tommy Simpson 선수가 사망하는 사건이 또 발생 했고, 이에 국제올림픽위원회는 스포츠계의 "도핑"문제의 심각성을 인정하고 같은 해인 1967년에 국제올림픽위원회(IOC, International Olympic Committee) 의무위원회 (Medical Commission)를 발족 시켜, "벨지움"국 출신 행정가인 Prince Alexandre de Merode를 초대 위원장으로 임명해 세계 스포츠계 "도핑"과의 전쟁에 본격적으로 돌입했었고, IOC는 "도핑"의 정의(定義) 및 "금지약물목록"(The List of Prohibited substances)을 발표 했다.

동시에 올림픽경기에서 "도핑"검사를 실시하기 시작 했으며, 그 첫 "도핑"검사가 1968년도 "멕시코" 올림픽대회부터였고, 그 이후 모든 올림픽대회에서 "도핑"검사는 필수 항목으로 되었다.

1983년 이후, "도핑"검사 전략은 한 단계 향상 되어, "도핑"검사 분석 방법에 대한 표준화 및 Gas chromatography(가스分光器)와 Mass spectrometry(質量分光計測器)등 고급 검사 기기(器機)의 도입으로 검사 방법의 고급 정도(精度) 관리가 가능하게 되었다.

이에 따라 잘 알려진 사건으로서, 1983년에 "카라카스"(Caracas)에서 개최 되었던 "판 아메리카" 경기대회(Pan American Game)에서 수많은 "도핑"선수가 색출 되었고, 또 수많은 참가 선수가 "도핑"에 검출 되느니 차라리 경기를 포기한다는 각오로 경기도 하지 않고 귀국하는 사건이 발생 했었다.

우리에게 잘 알려진 사건으로서 1988년 서울 올림픽대회에서는, "캐나다"국의 세계적 올림픽 단거리 선수인 Ben Johnson 선수가 금지약물인 남성"홀몬"약제를 사용하며 100M 경기 세계 신기록을 수립하고 우승했지만 "도핑"선수로 발각이 되어 금메달의 박탈은 물론 스포츠경기에서 영구 제명되는 처벌을 받은 사건은 유명한 사건으로 세계 "도핑" 역사에 남아 있다.

1996년 미국 "아틀란타"올림픽대회에서, 흥분제에 속하는 Bromantan 이라는 새로운 "도핑"약이 5명의 러시아 선수들에서 검출 되어, IOC 의무위원회의 "도핑"규칙 위반 선수로 메달 박탈을 당했으나, 이 결정에 불복한 러시아 측의 항소로, 1996년 "아틀란타" 올림픽대회부터 처음으로 도입된 스포츠중재재판소(CAS, Court of Arbitration in Sports)의 판결로 러시아 선수들 모두가 메달을 되찾아 가는 사건(해프닝)이 있었다.

2002년 미국 "솔트레이크" 동계올림픽은, "도핑"문제로 얼룩진 "올림픽"이었으며, 경기 전 출발 현장 간이(簡易) 검사실에서 행한 혈액검사 결과에 의거해, 경기 출전을 거부당한 (No start 선언) "러시아"국 "엘리트"선수에 대한 큰 논란이 있었고(러시아 선수가 관여 되여 "푸틴" 러시아 대통령의 소련 선수단 철수 문제까지 거론 되었음) , 또한, 새로운 "도핑" 약인 Aranesp 라는 제 2 세대 "에리스로포이에친(Erythropoietin)" 이 메달 선수에서 검출 되어, "도핑" 위반 판정을 두고 장시일에 걸친 논란을 벌인, "도핑" 문제의 어려움과 심각성을 노출시킨 올림픽대회였다.

IOC(국제올림픽위원회) 의무위원회(Medical Commission)는 "도핑" 검사를 담당하는 검사실(Doping Laboratory)과 시료 채취 과정에 대한 표준 지침을 작성해 "도핑" 검사의 질(質)을 높이는 데 노력했으며, [올림픽운동 "반 도핑" 규약 (Olympic Movement Anti-Doping Code)]을 수립해 2000년 1월부터 강력하게 실시해 왔다.

2000년 호주 "시드니" 하계 올림픽대회부터 소변 시료에서 "에리스로포이에틴" (EPO, Erythropoietin)의 검출이 시도되었고, "도핑" 색출을 위한 혈액 채취가 처음으로 시도되었다.

2004년 "아테네" 하계 올림픽대회는 또 다른 측면의 "도핑" "스캔들" 로 얼룩진, [금메달 유혹에 빠진 "도핑" 올림픽] 이라는 오명을 남겼으며, 대회 폐막 5일을 앞둔 시점까지 금지약물 복용으로 적발된 선수가 23명으로 집계되고 있는 심각한 현상에까지 이르고 있었다. (인용: 동아일보 이현두 기자의 기사)

세계 "반 도핑" 기구(WADA, World Anti-Doping Agency) 의 탄생:

1999년부터 국제올림픽위원회 수장(首長)등과의 논의로 태동하기 시작한 세계 "반 도핑" 기구(WADA, World Anti-Doping Agency)가, 2003년 "덴마크" 국 "코펜하겐" 에서 [스포츠 "반 도핑" 세계대회]를 개최하고, 결의문(Resolution)과 선언문 (Declaration)을 채택한 후, WADA Code(와다 규약)를 세계에 선포함으로서, 2003-2005 년을 기점으로 세계 스포츠계의 "도핑" / "반 도핑" 문제는 국제올림픽위원회(IOC) 로부터 WADA로 전면 이관 되었으며, 2005년에 국제연합(UN) 산하 UNESCO 에 의해서 WADA Code가 인준 채택됨으로서 국제법적 합법성을 구비하게 되었다.

["유네스코" 스포츠 "반 도핑" 국제회의, 유네스코 제33차 전체회의, 2005년10월3] (UNESCO International Convention Against Doping in Sports, Paris, Oct 2005)]와 ["유네스코" 도핑방지 협약 당사국회의, 프랑스 Paris, 2007년 2월 5일" (UNESCO Conference of Parties to the International Convention against Doping in Sports, February 5-7, 2007, Paris France)]는 WADA Code 의 국제법적 지위를 확보해 주고 있다.

WADA Code는 전 세계에 하나 밖에 없는 스포츠에서의 최고 "도핑" 규칙으로서, WADA Code에 명시된 첫 번째의 규칙은 WADA Code를 수용 준수하지 않고서는 "올림픽" 대회 "장애인올림픽" 대회를 위시한 모든 국제 경기에 참가 할 수 없게 되어 있다. 따라서 올림픽운동 (Olympic Movement)에 참여하고 올림픽경기에 참가하기를 원하는 모든 국가올림픽위원회(NOCs), 국내 및 국제연맹 및 선수와 선수 지원 인원들은 모두 WADA Code 에 준해서 "도핑" 규칙을 준수해야 하게 되어 있다.

우리나라 대한민국 정부, 국가올림픽위원회, 장애인올림픽위원회 및 우리나라 국내 소재의 국내/국제 스포츠연맹은 모두 WADA Code를 준수하는 "반 도핑" 기구(ADO, Anti-Doping Organization)로 가입 되어 있고, WADA Code 준수를 서약하고 있다.

참고 WADA Code에 대해서 II, III, IV, V, VI 항에 상술(詳述) 했음

제 2 장

세계 스포츠계 "도핑" 관리책임 기구의 임무 교대

1. IOC (국제올림픽위원회)로부터 WADA(세계 "반 도핑" 기구)로:

지나간 36년 동안 올림픽경기대회를 위시한 대규모 국제 스포츠행사에서의 "도핑" 관리의 중심은, 단연 국제올림픽위원회(IOC) 의무위원회(Medical Commission)와 그 수장이었던 Belgium 왕가 출신의 행정가 Prince Alexandre de Merode에 의해서 IOC 헌장에 속하는 Olympic Movement Anti-Doping Code "도핑" 규칙하에 올림픽경기대회를 위시한 모든 대형 국제대회의 도핑 관리가 이뤄져 왔었다.

IOC 의무위원회 (Medical Commission)는 1967년 창립 되였으며, 창립 당시부터 "메로드" 위원장(Prince Alex de Merode)이 임무를 시작하여 2003년 폐암으로 사망할 때 까지 위원장으로 봉사하였으며, 창립 당시 내세운 세 가지 기본 목표는 다음의 세 가지 목표였다. 즉:

(1) 스포츠 윤리의 방어 (the defence of ethics)
(2) 선수의 건강 보호 (the protection of the health of athletes)
(3) 선수 모두에게 보장되는 평등한 기회 (ensuring an equal chance for everyone)

따라서, 위의 세 가지 목표를 달성하기 위한 의무위원회의 기본 임무는, 경기력 향상을 위해 불법적으로 약물 복용하는 행위 즉 "도핑(Doping)" 행위의 방지, 색출, 징계 등등의 조치를 취하는 "도핑" 분야 업무를 주로 시행해 오게 되었다.

IOC 의무위원회에는 다음과 같은 4 개의 분과 위원회(Subcommission)가 있었다.

(1) Sub-Commission Doping and Biochemistry of Sport
(2) Sub-Commission Biomechanics and Physiology of Sport
(3) Sub-Commission Sports Medicine and Co-ordination with the NOCs
(4) Publications Advisory Sub-Committee

필자(김건열)는 1985년부터 Sub-Commission Sports Medicine and Co-ordination with NOCs 분과위원회에 속해, 5개 대륙대표 한 사람씩 5명으로 구성된 의무 분과인 Subcommission Co-ordination with NOCs에서 1986~2004년 사이 18년간 IOC 의무위원회 위원 및 동 분과위원회 아세아 대표 자격으로 봉사하면서, 그 동안 개최된 모든 올림픽 대회와 아세아경기대회에 참석하여 "도핑" 업무에 직접 관여해 왔으며, 다른 대륙을 대표했넌 Co-ordination with NOCs 분과위원은 다음과 같았다.

(1) Dr. Kenneth FITCH (Oceania 대표, 호주 사람)
(2) H. E. Mr. Anselmo LOPEZ (유럽 대표, 스페인 사람)
(3) Prof. Eduardo de ROSE (미국대륙 대표, 브라질 사람)
(4) Prof. Constant ROUX (아프리카 대륙 대표, 코테보아 사람)
(5) Prof. Keun-Youl KIM (김건열 교수)
[아세아 대륙대표 역할의 한국인의 한 사람으로서, 2004/2005 년에 세계의 모든 "도핑" 관리와 그 책임이 WADA로 이관되기까지, IOC이름아래, "도핑" 관리 일선에서 관여해 온, 아세아/한국의 "도핑" 선문가로 처신해 왔다.]

2004년 부터 새로 IOC 위원장이 된 Chevalier Dr. Jacques ROGUE 박사는(벨지움) 당시에는

IOC 부위원장과 IOC 의무위원회 부위원장을 겸하고 있던 벨지움 올림픽선수 출신 정형외과 의사로서, 유럽올림픽연합회 회장을 거쳐 "사마란치" IOC 위원장을 이어 IOC 위원장으로 선임 되었으며, "도핑" 문제에 대해서 해박한 지식을 가지고 있는 과학자/의사 (정형외과) 출신 IOC 위원장이 처음 탄생한 셈이 된다.

따라서, Rogue 박사가 IOC 위원장이 되고 나서 제일 먼저 손을 댄 곳이, 비대해지고 과비용 부서이고 세상의 평가를 받지 못하고 있는 (당시 IOC, Samaranch 위원장의견) "도핑" 관장 부서인 Medical Commission (의무위원회)의 구조조정(Restructure)이였으며, 동시에 지금까지 관장해 오던 "도핑" 업무를 WADA로 이관하는 중요 계기의 하나가 되었다고 믿고 있다.

Merode 위원장의 36년간의 IOC 의무위원회 위원장으로서의 업적은, 처음으로 "도핑" 과의 전쟁을 선언하며 어려운 도전을 시작해 많은 업적을 이루었으나, 세계 "엘리트" 선수간의 "도핑" 문제가 간단하지 않고, 끊임없는 과학/의학의 발달로 새로운 "도핑" 약이 계속 개발되는 반면, 검출하는 기술은 그에 따르지 못해, 올림픽 금메달의 영광과 경제적 보상이 따르고 있는 한, 끝없는 "도핑" 과의 전쟁에서, 유종의 성과와 결과를 세상에 내 놓지 못한 채, 폐암으로 세상을 마감함으로서, 평생 소망했던 소신을 WADA에게 넘겨 주어야 했던 불운의 세계 "반 도핑" 의 지도자 및 역군(役軍)이었다.

2. 세계 "반 도핑" 기구 (WADA, World Anti-Doping Agency) 창설

1999년 2월 4일, IOC의 "사마란치" 당시 위원장과, 당시 IOC 집행위원회 위원이었던 "캐나다" 의 올림픽대표선수 출신 변호사인 Richard W. Pound 간의 긴밀한 협의 끝에 (1999년 Laussane 대회), "세계반도핑기구(WADA, World Anti-Doping Agency)" 가 발족되기에 이르렀고, 이어 IOC 제공의 발족기금을 기반으로 WADA 창립이사회 (WADA Founding Board)가 태동 되었고, 그 후 2-3년의 경과를 거쳐 WADA Code (WADA 規約, 와다 규약) 가 제정 되어 WADA 창립이사회에서 인준 채택 되었다.

오랜 세월 IOC 의무위원회에서 도핑 관련 업무에 직접 참여 했던 사람으로서, 당시 IOC의 수장이었던 S.E.M.Juan Antonio SAMARANCH의 강력한 지원하에 의욕적으로 발족하는 WADA의 창설을 지켜보면서, 세계 스포츠계의 끝 없는 전쟁, "도핑" 과의 전쟁에서 WADA의 성취와 성공을 간절히 기원했었다.

"도핑 과학 (Doping Science)" 분야는 운동선수/인체(人體)를 대상으로, 여러 전문 분야 학문에 걸친 (Multi-disciplinary Science) 종합과학 분야로서, 약리학(藥理學), 운동생리학(運動生理學), 의학(醫學), 인체역학(人體力學). 생물역학(Biomechanics), 약물동력학(藥物動力學, Pharmacokinetics), 약물유전학(藥物遺傳學, Pharmacogenetics), 환경과학(環境科學, Environmental Science), 분석화학(分析化學), 질병 진단학 (疾病 診斷學) 등등, 그리고 앞으로 끝 없이 전개 되는 새로운 학문 분야인 유전체학(遺傳體學, Genomics) 및 단백체학(蛋白體學, Proteomics)분야에까지 응용될 종합과학의 최첨단 산물이라고 할 수 있다.

그리고 이들 종합과학을 발달시키는 동력의 배경이 되고 있는 곳이, 막강한 자금을 동원할 수 있는 다국적 기업의 국제규모 제약회사들이며, "도핑" 규제 당국의 색출방법에 훨씬 앞서, 현존하는 검출방법이 검색할 수 없는 새로운 "도핑" 약을 계속 개발해, 수요(需要)가 많은 지하(비밀) 시장 (Clandestine industry)에 유통시키고 있어, "도핑" 규제 당국의 어려움을 가중시키고 있다.

3. WADA Code ("와다" 規約) 채택

2003년 3월 3-5일, "덴마크"국 "코펜하겐"에서 개최 되었던 [스포츠 "반 도핑" 세계대회] (Copenhagen World Conference on Doping in Sports) 에서, 이 WADA Code가 선포(Declaration) 되고, WADA Code 결의문(Resolution)이 채택(adapt)되었고, 또한 WADA Code Declaration(선언문)이 발표됨으로서, 세계 스포츠 역사상 그리고 세계 "도핑"관리 역사상 하나의 새로운 이정표가 세워지는 역사적인 행사(History Making Events)로서 기록 되었었다.

WADA Code의 내용은, 제1부(Part One)에 16 항목, 제2부에 2 항목, 제3부에 5 항목, 그리고, 부록에 용어 해석 등으로 구성 되어 있고, 제 1부의 제목을 소개하면 다음과 같다.

제1부　서 론

제 1항: "도핑"의 정의
제 2항: "반 도핑" 규칙 위반
제 3항: "도핑"행위의 증거
제 4항: 금지약물 목록
제 5항: 검사
제 6항: 시료 검사
제 7항: 검사 결과 관리
제 8항: 공정한 청문의 권리(선수)
제 9항: 자격상실 (자동)
제10항: 선수 징계 (개인)
제11항: 선수 징계(팀)
제12항: 스포츠기구에 대한 징계
제13항: 항소
제14항: 기밀성 유지 및 보도
제15항: "도핑"관리 책임한계
제16항: 동물의 "도핑"관리
제17항: 출소(出訴)기한법 (Statutes of Limitation)

또한 WADA Code에는 여러 가지 중요 문서(법규, Rule Book)가 포함되며, 그 종류는 다음과 같고, 이들 문서들은 주기적으로 (최소 일년 단위) 보완 수정되는 과정을 밟고 있어, 관련인들은 주기적으로 WADA의 인터넷 사이트에 접속해 새로운 정보를 얻어야 한다. (http://www.wada-ama.org/)

(1) 금지약물 목록의 국제 표준
(International Standard of Prohibited Substances and Methods)
(2) "도핑"검사실의 국제표준
(International Standard of Laboratory)
(3) "도핑"검사의 국제 표준
(4) "치료목적사용면책"의 국제표준
(International Standards for TUE , Therapeutic Use Exemption)
(5) 각종 설명서 (Explanatory Documents)

4. 세계 "반 도핑" 대회 결의문(Resolution)과 선언문(Declaration) : (Resolution & Declaration of World Conference on Doping in Sport)

2003년 3월 3-5일간에 걸쳐 "덴마크" "코펜하겐" 시에서 개최 되었던 "세계 반 도핑 대회"에는, 세계 각국의 정부 고위대표, 각 정부의 해낭 부서 장관, 국가 대표급 선수와 선수 대리인, 비정부기구 대표, 국제올림픽위원회(IOC), 국제스포츠연맹(IFs), 국가올림픽위원회(NOCs), 국제장애인올림픽위원회, 국가 반도핑 기구(NADOs) 및 세계 반 도핑기구(WADA) 및 세계 뉴스 보도기관 등이 참여한 대형 국제 대회로서 3일간의 회의 끝에 다음과 같은 내용을 확인하고 "선언문(Declaration)"과 "결의문(Resolution)"을 채택하고 세상에 공포 하였었다.

- 스포츠에서의 "도핑"(불법 약물복용)은 스포츠 정신에 위배된다는 사실을 상기하며, 스포츠에서의 "반 도핑"을 위한 전쟁(Fight against Doping in Sports)은 강화, 가속, 조화되어야 한다.
- 스포츠에서의 "도핑"은 올림픽 운동, 전 세계 스포츠 기구, 각국 정부, 정부간 및 비정부기관 및 전 세계의 선수들과 관계인들의 관심사임을 확인한다.
- "도핑"은 스포츠와 의료윤리 뿐만 아니라, 올림픽 활동 (Olympic Movement)의 기본원칙에도 위배됨을 확인한다.
- "도핑"의 위험은 세계의 모든 선수들과 젊은이들의 건강을 위협함을 확인 한다.
- 스포츠에서의 "도핑"을 예방 / 교육하기 위해서 지속적인 노력이 필요함을 확인 한다.
- "도핑"문제의 해결을 위해서는, 스포츠 기구와 각국 정부, 정부간 및 비 정부기구간의 상호 협력적이고 보완적인 노력이 필요함을 확인한다.
- 1999년 2월 4일 "로잔"에서 개최 되었던 "세계 반 도핑 대회"채택 결의문을 상기하며, 세계 "반 도핑"기구 (World Anti-Doping Agency)의 결성과 그 기구의 현저한 업적을 확인한다.
- "세계 반 도핑 위원회" 창설위원회 (WADA Foundation Board)는 세계 규모의 광범위한 협의 후에, "세계 반 도핑 규약 (World Anti-Doping Code)(코드)를 채택함을 확인한다.
- "코드(Code)"에의 지원, 채택, 실행 및 진행중인 검토 등은, 스포츠에서의 "도핑"과의 전쟁의 효과적인 수행을 위해서 매우 중대함을 확인한다.
- 모든 국가(정부)는 그들의 "반 도핑" 노력을 위하여 지원하고 단결해야 할 필요성이 있음을 인정한다.

5. WADA Code Declaration ("와다" 규약 선언문)

(1) "도핑"과의 전쟁의 근간으로 WADA Code를 채택 한다.
(2) 스포츠 관리의 규칙으로서 WADA Code 채택의 필요한 단계를 취해야 한다.
(3) 2004년 "아테네" 하계올림픽대회에 WADA Code가 전면 적용될 것을 확인한다.
(4) 모든 스포츠에서의 "도핑"과의 전쟁에서, 강화노력 촉진 조화(일치) 통일(통합)을 위한, 관련(자) 책임을 강화한다.

6. WADA Code 결의문 (Resolution):

(1) 2003 세계 대회는 WADA Code("와다" 규약)를 전 세계 스포츠에서의 "반 도핑"전쟁의 기본 규칙으로 받아들인다.
(2) 올림픽운동(올림픽경기대회 등)과 관련된 단체에 대하여:
국제올림픽위원회(IOC), 국제 스포츠연맹, 국가올림픽위원회, 국가 "반 도핑"기구 및 주요 관련 기구들은, 이 결의문에 서명함으로서, "Code"를 수락함을 확인하고 이 "코드"는 2004년 28차 "아테네"하계올림픽대회 시작 첫날 이전에 시행된다.

(3) 각국 정부는 이 "결의문" 에 서명함으로서,
① WADA와 WADA Code를 인정하고 Code 준수 이행을 지지하고,
② 스포츠에서의 "반 도핑" 정책의 계속적인 조화(Harmonization)를 위한 국제간 협력과,
③ 각 정부는 합의 결정 및 책임 등에 관한 시기에 알맞은 경과에 대하여 지지할 것이며, 국가의 국법(Constitution)과 행정 내용에 타당한 기구를 통하여, 2006년 "튜린" 20차 동계올림픽 대회 이전에 "코드" 가 실시됨을 지지한다.
(4) "세계 반 도핑" 회의는, 모든 정부에 대하여 다음 사항의 이행을 촉구한다.
① 2004년 제 28차 "아테네" 올림픽대회 첫날 이전에 "코드" 를 수용함을 확인한다.
② 2006년 제 20차 "튜린" 동계올림픽대회 이전에 "코드" 의 내용이 시작됨을 확인한다.
(5) WADA 에 대하여:
① IOC는 WADA를 지지하고, WADA의 핵심 년 간 예산의 50%를 지속적으로 총괄 제공한다.
② 세계 각국 정부는 WADA를 인정하고 WADA의 핵심 년 간 예산의 50%를 지속적으로 총괄 제공한다.
(6) 스포츠에서의 "도핑" 과의 전쟁을 효과적으로 촉진하기 위한 상호 조화(Harmonization)와 촉진(Acceleration):
오늘날까지 스포츠에서의 "반 도핑" 전쟁에 대한 성취와 노력을 인정하며, 세계대회는 범 세계적인 프로스포츠연맹을 포함한 모든 스포츠에서의 "반 도핑" 전쟁에서의 일체적인 조화(Harmonization)의 긴급한 필요성을 확인한다.

이에 따라 2003년과 2005년은 세계 "도핑" 관리에 관한 한, 역사적인 전환의 해(年)라고 할 수 있으며, 2003년에 발표된 금지약물 목록(List of Prohibited Substances)에 처음이자 마지막으로, IOC 의무위원회의 "Merode" 위원장과 WADA의 "Pound" 위원장 두 사람의 이름과 서명이 들어있는 금지약물 목록의 공식문서가 세상에 발표된 바 있다.

2005년은 WADA 측의 성취의 축배를 나누는 해(年)로서, 전 세계의 중요 스포츠 관련 국가 가맹국(Signatories), 경기 연맹 등이 WADA Code를 수렴하고 서명한 "도핑" 관리 역사상 기념비적인 해로서, 발족 2~3년 만에 WADA가 이룩한 국제적 협력 및 관리 능력의 성취라고 평가되고 있다.

제 3 장

세계「반 도핑」금지 국제기구(WADA) 발족의 意義

1. 호주 "시드니" 세계 "반 도핑" 대회 (1999년) 참관기

1999년 11월 15일부터 동 월 17일까지 3일간에 걸쳐서, 호주「시드니」에서 세계 「도핑」금지 「국제 정상 회의」(International Summit, Drug in Sport, Pure Performance)가 개최되었었다. 이 회의는 「호주」 정부가 주축이 되어 세계 각국의 스포츠 관련 장차관급 정상 회의를 많은 노력과 비용을 들여가며 개최한 것으로서, 회의 끝에 「시드니 성명서」(Sidney Communique)를 세계에 발표하고 성공리에 폐막되었다.

우리 나라에서는 정부측 대표로 「최훈창」 문화관광부 체육교류 사무관과 비정부(NGO) 대표로 필자가 참석하였다.

회의의 성격상, 그리고 그 결과(합의 내용)가 앞으로 국제 스포츠계에 많은 변화와 역할을 가져올 중요회의였다고 판단되어, 국내 스포츠계에 세계반도핑기구(WADA) 발족의 의의와 우리 나라의 대비책을 소개하고자 한다.

1) 회의 내용

(1) 회의 주최자

※ 호주 정부 및 체육/관광부 장관 : The Hon. Zacckie Kelly M.P.

※ 회의 주최자(의장): 호주 연방 정부 법무/관세 장관 및 상원의원: The Hon. Amanda Vanstone

(2) 참가국 및 대표

미국, 영국, 프랑스, 호주, 캐나다, 한국, 일본, 중국 등 세계 26개국 정부 대표(장차관 포함)와 국제올림픽위원회(IOC) 대표로 Kebin Gosper IOC 부위원장, Medical Director(Dr. P. Schamasch)가 참석해서 그 동안 IOC가 주관이 되어 실시해오던 Doping 문제에 대해서 심도 있는 의견 제시와 토론을 이루었으며, 구주 공동체(European Union) 대표, 스포츠 국제연맹 대표 등 200여명의 공식 대표가 참석하여 자유로운 의사표시 분위기하에 회의가 진행되었다.

(3) 회의 결과

3일간의 진지한 회의 끝에 「시드니, 공동 성명」(Sidney Communique)를 채택 발표하고 성공적인 분위기 속에서 회의가 폐막되었다.

(4) 회의 내용 요약

① 세계 규모의 Doping(운동선수의 약물복용) 문제는 그 동안 국제올림픽위원회(IOC)가 중심이 되어서 운영해왔으나,

② 앞으로는 이번 「시드니」 회의에서 인준된 WADA(World Anti-Doping Agency)가 중심이 되어 세계 각국 정부와의 긴밀한 협력하에 운영될 것이며,

③ 각국의 Doping 문제는 해당 정부의 역할과 책임의 중요성이 강조되었으며 국가간의 긴밀한 국제협력의 필요성도 동시에 강조되었다.

④ IOC는 올림픽 경기기간의 Doping 문제 해결과, 세계반도핑기구(WADA)는 경기기간 이외의 Doping 문제(Out of Competition) 해결에 노력한다는 역할분담이 협조 분위기 속에 확실하게 거론되었다.

⑤ Canada 정부대표 제안으로 WADA내에 「정부간 국제운영위원회(International Intergovermental Steering Committee)구성 안」이 채택되었으며 그 첫 회의는 Canada 정부가 개최하기로 합의되었다.

⑥ 회의에서 거론된 6가지 주제는 다음과 같다.

a. 국가의 정책수립(Policy Commitment)
b. 약물 검사(Drug testing)
c. 국제 협력(International Cooperation)
d. 연구 조사(Research)
e. 교육, 홍보(Education)
f. 불법 약물 유통 규제(Reducing the flow of illicit Drugs)

2) 「시드니 공동 성명」(Sidney Communique) 내용

각 정부 장관 및 정부 대표로서 해당 국가의 Doping 관련 책임자들은 호주 정부가 개최한 국제 정상 회의에 참석하였다.

정상 회의는 호주정부 체육/관광부장관이며 2000년 「시드니」올림픽을 위한 호주 수상 보좌역인 Jackie Kelly 장관 초청이었으며 회의 진행은 호주 연방 정부 법무/세관 장관이며 상원의원인 Amanda Vanstone에 의해서 진행되었고, 회의 주제는 「Doping 문제 해결에 대한 정부의 역할과 책임」이었다.

정상 회의 참석자들은

(1) 「윤리적으로 건전한 스포츠」(Ethical Sport)가 지역 사회의 행복과 안녕을 위해서 중대한 역할을 한다는 믿음(Belief)을 확인함과 동시에 스포츠에서의 Doping 금지 투쟁(Fighting Against Doping)에 대해서는 정부의 강력한 지도력과 행동이 필요하다는데 대해서 모두의 신념을 확인했다.

(2) 국가 차원의 Doping 금지 전쟁에서의 정부 역할에 대해서 다음과 같은 기능과 역할이 있어야 됨이 확인됐다.

즉, 유관 스포츠기구(Sporting Organization)와의 긴밀한 협력하에 국가 차원의 포괄적인 「Doping 금지 프로그램」(Comprehensive National Anti-Doping Program)이 이루어져야 하며 이 프로그램은 독립적(Independence)으로 투명 행정(Transparency) 속에 성실(Integrity)하고 책임 있는(Accountability) 운영, 그리고 과학적으로 확실한 원칙 하에 이루어져야 하고 그리고 이 계획은 젊은 스포츠인의 건강 유지와 Doping 없는 스포츠의 가치와 윤리적 근거 및 운동 선수의 권리 존중 측면 등에 기초한 정책이 반영된 「Doping 금지 전쟁」 Program이어야 함이 강조되었다.

(3) 스포츠에서의 Doping을 근절하기 위한 노력으로 정부의 책임 및 권한하의 모든 분야에서 정부는 개별 및 공동적인 책임수행 노력(Commitment)하에 다음과 같은 수행을 할 것이며 즉,

① 효과적인 국가 차원의 「Doping 금지 법규」와 「정책」의 개발
② 국가 차원의 약물 검사 실시(National Drug Testing Program)
③ Doping 예방과 약물검출 기술개발 연구지원
④ Doping 금지 교육 및 정부 서비스 확대, 금지 약물 유통 방지책 강구 등의 노력이 있어야 함이 확인되었다.

(4) 정부는 또한 Doping 금지 전쟁에 있어서, 국제적인 투쟁을 효과적으로 수행하기 위하여 다른 국가 정부, 국제 스포츠 기구, 국제 올림픽 위원회(IOC) 등과 효과적인 협력을 통해 개발, 노력할 책임이 있음을 확인했다.

(5) 각국 정부는 「세계 반도핑 기구」(World Anti-Doping Agency) (WADA)와의 공약(Commitment)을 확인했으며 각 정부는 독립적인 투명성 있고 책임 있는 「도핑 반대 기구」를 발전시키고 그

기구를 통해 정부간, 국제 스포츠 기구 및 선수간의 지지와 존중을 위한 개발을 위해 노력함을, 특히 이 방면의 그 동안의 IOC와 7~8개 정부간 협력 기구의 노력에 대해서 확인, 인정하였다.

(5) 각국 정부는 정상회의에 그들 정부의 경험과 기능(능력)을 발표하였고 스포츠 개발(Sport development) 및 「Doping 금지 투쟁」에 대한 연대책임 수행의 필요성을 채택하고 기록하였다.

(6) 정상 회의 소집을 위한 「호주」 정부의 지도적 역할에 감사함을 표시하였다.

3) 회의에서 거론된 6가지 주제

(1) 국가의 정책 수립(Policy Commitment)

참석자들은 Doping 반대에 대한 강력하고도 확실한 정책의 채택하에 국가 유관 스포츠 기관과의 긴밀한 협력의 필요성을 인정했다.

젊은 스포츠인의 건강 유지와 Doping 없는 스포츠의 가치와 윤리적 근거 및 운동 선수의 권리 존중 측면 등에 기초한 정책이 반영된 「Doping 금지 전쟁」 program이어야함이 강조되었다.

1.1 국가의 「Doping 금지 정책(체제)을 개발하며, Doping 없는 스포츠에의 윤리 확립, 선수의 권리 존중, 선수와 젊은이 대상의 교육 등에 노력한다.」

1.2 정부, 올림픽 운동, 스포츠 기구 등 여러 기관이 함께 참여한 공동 노력 하에 Doping 금지 정책을 채택, 시행 해야한다.

1.3 스포츠에서의 공평성(Equity)원칙이 Doping금지 정책의 기본 토대가 되어야 한다. (예: 선수의 권리 보호)

1.4 정책은 「Doping 금지 Program」의 모든 요소를 포함한 포괄적인 내용이어야 하고 약물 검사, 예방교육, 국가 및 국제간의 일관성 있는 정책, 협동, 연구, 제재(Sanction), 항의(항소)(Appeal) 등이 포함된다.

1.5 Doping제재를 증강시키기 위해서 첫 번째 위반 행위에서 최소 2년간의 출전 금지 같은, 모든 스포츠에서 동등한 제재(Sanction)를 준다던가, 국제간에 적용할 수 있는 System의 필요성이 있다.

1.6 정책은 금지 약물 종류 중에서 질병치료 목적으로 사용되어야 할 약사용의 사전 승인(인준)을 위한 「독립 기구 운영 system」을 포함해야 하며 다른 치료대안이 없고 판정능력 적격에 근거한 인준, 책임 있는 확인(인준)과정, system 남용 방지를 위한 방지책 등을 포함해야 한다.

1.7 중요 스포츠 행사를 주최하는 국가나 정부는 후원자(회)나 조직위원회가 효과적인 「Doping 금지 program」을 시행하게끔 거기에 필요한 기준(standard)을 채택하여야 한다.

1.8 정부는 필요하면 Doping 금지 정책 및 program을 위한 입법을 해야 할 것이다.

(2) 약물 검사(Drug Testing)

참석자들은 높은 수준의 약물검사 program이 포괄적인 국가 Doping 금지 조치(접근)에 필수 요건이라는 데에 인식을 같이 했다.

2.1 정부는 그들의 국립 스포츠기관 등과의 협동으로 수준 높은 약물 검사 program을 이룩해야 한

다.

2.2 정부는 높은 수준의 국립 약물 검사 program을 수행할 수 있도록 국립 스포츠기관과 협동으로 재원 조달이나 기능 부여를 주선해야 한다.

2.3 높은 수준의 국립 약물검사 program의 요소는 다음을 포함해야 한다.

2.3.1 년중 실시되고 사전 통고 없는 「경기 기간외 검사」(Out-of-Competition test)

2.3.2 제지 효과를 능률적이고도 효과적으로 최대화 하기 위하여 약물 검사의 자원과 기술(Resources) 개발에 전략적 적용(Strategic Application).

2.3.3 검사물 채취 과정, 분석 및 결과 처리, 항소, 중재 재판 과정에서의 「선수의 권리 보호」.

참석자들은 높은 수준의 약물 검사 program을 이룩하는 것의 중요성에 대해 인식을 같이했으며 이 약물검사 program은 세계 최고의 수준이어야 한다.

2.4 약물검사 과정은 국제적으로 인정된 표준 방법에 의해 실시되어야 하며 특히 Doping 검사 국제표준(ISO PAS 18873)에 따라야 한다.

2.5 스포츠 약물 검사실은 독립된 기관에 의해서 인증되어야 한다.

2.6 검사실 인증기준(표준)은 과학적 분석 능력, 고수준의 경영 관리 및 윤리적 표준에 근거해서 평가되어야 한다.

(3) 국제 협력(International Collaboration)

참석자들은 각국 정부, 올림픽 운동 및 스포츠기구간의 국제 협력이 「스포츠에서의 Doping 금지 투쟁」에서 필수 요건이라는데 의견을 같이 했으며, 다음과 같은 점에 합의했다.

선수들에게 수준 높은 Doping 금지 교육 program을 시작하는 것의 중요성과 Doping을 단념시키게 하는 교육의 중요성에 대해서 참석자들은 의견을 같이 했다.

3.1 국제 협력은 기존에 있는 합의 또는 양측/다각적(Bilateral/Multilateral)으로 각국간에 「Doping 금지 합의」를 도출해 냄으로서 이룩될 수 있으며 이를 통해 Doping 금지 정책의 일치(조화)와 연구 분야에서의 협조 증진, 약물 검사 교육, 제재(Sanction), 재정(Adjudication) 등의 증진을 위해 협조한다. 동시에 각국 정부는 「Doping 금지 협약」(ETS NO.135. Strasbourg 16. November 1989)을 따르도록 독려 할 것이며, 이 협약(Convention)이 그들의 국가적 Doping 금지 정책의 시행 수단이 된다.

3.2 참석자들은 WADA의 결성에 지지를 표명했으며, WADA는 Doping 금지 활동에 있어서 국제적 선도역할(Leadership)과 조정 역할(Coordination)을 하며, WADA가 효과적으로 기능하기 위하여 세계 전지역의 선수, 모든 스포츠 및 정부와의 긴밀한 관계를 포함하게 된다.

3.3 WADA는 그의 기능과 책임을 수행함에 있어서 언제나 독립적이고, 책임감 있고 투명하고 전문성에 입각한 운영원칙하에 있음이 필수 조건이다.

3.4 WADA의 기능은 다음과 같아야 한다.

3.4.1 Doping 금지 전쟁의 촉진(Promotion)과 조정(Coordination)

3.4.2 Doping 금지 조치의 윤리적 근거를 보강(강화)하고 선수의 건강을 보호한다.

3.4.3 금지 약물 목록을 작성하고 지속 유지한다.
3.4.4 경기 기간외 검사를 조정한다.
3.4.5 검사(분석) 방법을 표준화시킨다.
3.4.6 제재(Sanction) 수준의 일치를 촉진한다.
3.4.7 교육 program을 개발한다.
3.4.8 재심 조사(Peer Reviewed Research)의 촉진(증진) 및 조정

3.5 WADA의 지역적, 남녀별, 선수측 대표성 및 그 관리측면을 다루게 된다는 점에 특별한 관심이 주어진다.

3.6 정상회의에서 제시된「캐나다」제의에 따라「Doping 금지. 임시 국제정부간 자문단」을 구성하기로 합의했다.

3.7 또한 상기 자문단은 WADA 정상회의 선언에 거론된 문제에 대하여 책임 있는 기능을 다할 것을 합의했다.

(4) 연구, 조사(Research)

효과적인 Doping 금지계획의 신빙성을 위하여 분석학적, 심리적, 윤리적 측면의 연구조사의 중요성을 인식하면서 참석자들은 다음과 같이 합의했다.

4.1 우선 순위(Priority)는 금지약물 색출방법 개선을 위한 연구에 초점을 둔 분석학적 조사와 그 재심조사연구(Peer Reviewed Research)에 둘 것이며, EPO, 인체성장 Hormone, 그리고 생리적 측면상(Physiologic profile)의 문제 등 아직은 검출 안 되는 물질 등이 그 예가 된다.

4.2 연구조사 노력은 약물 검사의 필요성과 교육 program 효과를 더하기 위해서 사회학적 및 행동과학적 연구 조사가 포함되어야 한다.

4.3 자격 있는 전문가에 의해서 확실한 과학적 원리에 의거해서 적용되는 연구 노력

4.4 정부는 연구 계획에 대한 정부교류를 장려할 것이며 목적 달성을 위해「국제 등록」기구를 구성하는 것도 조사한다.

4.5 연구의 더욱 효과적인 자원과 수단(Resources) 확보를 위한 조사 기획의 조정과 협력이 필요하다.

4.6 정부는 연구조사를 지원하기 위한 재원의 확보에 힘쓸 것이며 국제연맹(International Federation)이나 민간기구를 포함한 여타 단체에서의 기부금을 찾아야 한다.

(5) 교육, 홍보(Education)

선수들에게 수준 높은 Doping 금지 교육 program을 시작하는 것의 중요성과 Doping을 단념시키게 하는 교육의 중요성에 대해서 참석자들은 의견을 같이 했으며 다음과 같이 동의했다.

5.1 정부의 Doping 금지 정책에 대해서 정부 중요 요인 대상으로 인지도를 높인다.

5.2 정부의 스포츠 Doping 금지 정책(예를 들어 금지약물의 종류, 검사 과정, 제재, 스포츠 윤리 등), 약물 검사 program, 선수의 권리 등에 대해서 선수, 코치, 팀닥터, 본부 요원 등에게 정보 전달이 되어 있나의 확인이 필요.

5.3 사회학적연구 결과에 근거한 모든 수준의 스포츠를 대상으로 장기적인 예방 교육 프로그램을 개발할 것이며 이 프로그램은 윤리적 측면과 스포츠의 Doping으로 나타나는 결과에 대해서도 포함되어 있어야 한다.

(6) 불법 약물 유통 규제

참석자들은 Doping 약제 불법 유통과 불법 유용의 법적 규제가 중요하다는데 의견을 같이 했으며 동시에 정부 규제가 이들 약품의 합법적인 사용이나 교역을 과도하게 억제하지는 말아야 한다는 데도 인식을 같이 했다.

참석자들은 그들의 정부에게, 불법 약물 유통의 관리(통제)를 강화하기 위한 목적으로 인간 생체 및 동물 생체 산물의 수급을 규제하는 법령의 적정성 여부를 재검토 할 것을 추천하자는데 합의했고 여기에 포함되는 것으로:

6.1 이들 산물의 처방 및 공급 규제
6.2 식품 첨가물 규제와 설명서 부착
6.3 Anabolic Steroid와 Peptide Hormones 수입을 억제하는 방침이 포함된 국경 관리
6.4 유관 법규 위반자에 대한 적정 처벌 부여

참석자들은 효과적인 시행을 위해서 다음과 같은 사항이 필요하다는데도 합의하였다.

6.5 정부가 마련하는 적정 수준의 자원(Resources) 확보
6.6 스포츠 기구, 세관, 법집행관(경찰) 및 관계 규제 기관간의 긴밀한 협조
6.7 국제(수준)간의 관리 기관과 집행 기관간의 협조적 관계유지와 정보교환

4) 우리 나라의 경우

우리 나라는「 86 아시안 게임」,「88 올림픽」을 치룬 스포츠 강국으로서 이제는「세계 10대 스포츠 강국」의 면모를 과시하고 있는 나라이다. 그 뿐만 아니라「동계 아시안게임」,「동계 U 대회」,「동아시안게임」등 유수의 대규모 국제대회를 치룬 나라인데도 국내 Doping 문제에 관한 한 많은 취약점을 가지고 있음을 부인할 수 없다. 또한 앞으로 치러지게 될「인천아시안게임」이나 장차의 올림픽 대회 유치국으로 국가대표 선수의 관리면에서 보다 철저한 관리가 필요함을 인식하고 있다. 또한 IOC 인준 Doping 검사실인 KIST 검사실의 내실을 위해서라도 계속 노력해야 할 것이며 주기적으로 반복되는 격하 판정(Downgrade to Phase II)의 수모를 하루 빨리 면해서 앞으로의 대규모 국제 대회에 대비해야 할 것이다.

전국체육대회에서 국내기록 갱신선수에 대한 Doping 검사는 필수이며 경기 기간 이외에 수시로 실시되는「경기기간 외 Doping 검사」(Out of Competition)에 대해서도 대비해야 할 것이며 우리 나라는 이미 육상스타 이진일 선수가 감수했던 뼈 아픈 경험을 가지고 있다. 그 밖에도 국내 대표 선수 대상의 주기적인 약물 검사, 교육, 홍보, 체계적인 관리에 획기적인 노력을 경주해야 하며 황영조 선수나 전병관 선수, '86 아시안 게임의 영웅인 장(육상), 박(사격) 두 선수 등 국가 대표급 대형 선수가 이 Doping 문제에 대해서 결코 자유롭지 않았다는 필자의 경험을 고백하지 않을 수 없다.

금번 WADA 기구의 발족을 계기로 정부 차원의 긴밀한 협조와 지원 아래 스포츠에서의 Doping 문제에 대해서 획기적인 변화가 있어야 하리라고 굳게 믿고 있다.

5) 맺음말

호주정부가 주관이 되어 금번 발족한 WADA는 앞으로 세계의 Doping 문제에 관하여 주도적 역할

을 할 것이며 동시에 세계 각국 정부의 적극적인 지원 참여를 전제로 하고 있다. 올림픽 경기기간의 Doping 문제는 종전과 같이 IOC에서 주관하지만 경기기간 이외의 모든 Doping 문제는 WADA에서 주관하게 되었다. 우리 나라도 이번 WADA 발족과 정부 참여를 계기로 획기적인 Doping 문제 해결에 전환점을 맞이해야 할 것이라 믿고 있다.

2. 도핑 관리 (Doping Control)의 윤리적 입지

세계 "반도핑" 기구 "윤리검열위원회"(WADA' s Ethical Issue Review Panel) 위원장 '토마스 머레이' 박사 (Thomas Murray, Ph.D.)는 현재 미국 Think Tank인 Hastings Center의 수장이며, Ohio주 Cleveland에 있는 Case Western Reserve University 의과대학의 Biomedical Ethics Center의 책임자를 겸했던 Bioethics (생명윤리학) 분야의 세계적 선두 대가이다.

최근 (2008) Murray 박사는 WADA의 공식 경로를 통해, 경기력 향상 목적의 "도핑" 행위에 대한 윤리적 관점을 발표한 바 있으며, 왜 "도핑" 이 "스포츠 윤리" 에 어긋난다는 것을 명백히 천명한바 있다. 여기에 전문 번역문(저자 번역)을 소개 한다.

스포츠 정신의 추구(追究)

미국 뉴욕 헤스팅 센타연구소

토마스 머레이

In search of the Spirit of Sport

Thomas H. Murray, PhD.

The Hastings Center, Garrison, NY, USA

"스포츠의 장래" 전망에 대한 고심, 어쩌면 "스포츠 정신" 에 대한 고심은, 계속되는 서로간의 상충(相衝) 의견이 되고 있고, "도핑" 관리에 반대하는 사람들에 의해서 주장되는 논거(論據)는, 내가 스포츠 경기력 향상에 대한 윤리적 연구를 시작한 지난 25년간 크게 변화되지 않고 있다.

다섯 (5) 종류의 논거가 변이(變異)를 보이며 계속 제기되고 있는데, 이들 각 주장은 처음에는 그럴듯하게 생각되지만 결국 각 주장들이 심각한 결함(약점)을 가지고 있다.

■ 논거(論據) 1: 모든 수단(방법)이 같다고 할 수 있는가?

"도핑" 관리에 대한 첫 번째 반대의 논거는, 스포츠는 뚜렷한 경기력 향상을 계속 추구하고 발전시키는데 있다는 것을 감안하면, 장대높이뛰기에서 목제 장대를 유리섬유 (fiberglass)장대로 대치해 장비(裝備)개선에 의한 경기력 향상을 얻고, 또한 과학적 훈련에 의한 경기력 향상등을 얻는데, 결국에서는 싸이클 선수가 power meter와 인터벌 훈련 방법에 의해서 지구력이 향상 되는거나 혹은 EPO 주사를 맞아 향상되는 것이 무엇이 다른가? 이들 모든 것이 모두 더 빠르게 더높게 되려는 방법의 하나이지 않겠는가? 가정하건대 뉴욕 마라톤에 출전하는 어떤 사람이 선수등록을 했다고 할 때 다른 선수와 같지만 그 선수의 운동화 바닥에 바퀴가 부착 되이 있디고 한다면 보통 운동화를 신고 뛰는 선수에 비해 26 마일 이상 빠르게 뛸 수 있을 것이라는 것에 놀라지는 않을 것이다. 이런 경우 그 선수가 승리자로서의 영예를 지닐 자격이 있는지에 대한 나의 질문에 답한 모든 사람들은 자격이 없다고 말 할 것이다.

마라톤경기에서 빠르게 달리는 방법들은 모두 같지는 않다. 어떤 선수는 바퀴달린 운동화를 사용하고 또는 EPO를 사용하고, anabolic steroid (남성홀몬제)나 다른 종류의 약물 사용을 선호 할 것이다. 바퀴달린 운동화를 신고 우승한 선수가 승리자의 영예를 얻지 못한다는데에 동의 한다면, 경기력을 향상시키는 여러가지 방법이 같지 않다는 것에 대해 이해하고 동의 할 것이다.

■ 논거 2: 어디에(어느 부분에) 경계선을 그을 것이냐?

"도핑" 회의론자들은, 이상의 논점에 대해서는 양보하지만 그러나 절망적이고 치명적인 변덕성(arbitrariness)을 보이지 않는 상황에 대해 경계선을 긋는 일이 불가능하다고 주장 한다. 예를 들어 선수들이 똑 같은 일을 하고, 한 사람은 벌을 받고 또 한 사람은 상을 받는 것 같은 변덕의 다양성은 도의적으로 받아들일 수 없다는 것이다. 스포츠는 계속 경계선을 긋는 일을 지속하지만, 변호의 여지가 없는 방법으로 변덕성을 보이고 있지는 않다.

농구경기는 한 팀에 5명의 선수가 참가 한다. 왜 다섯(5)이라는 선에 줄을 그었느냐?

왜 넷(4)이나 여섯(6)이 아니냐 ? 나는 젊었을 때 5 대 5 또는 2 대 2, 심지어 1대 1 의 농구경기도 했다. 물론 경기는 참가 팀 선수 수에 따라 달라진다. 그러나 왜 5명인가? 회의론자들의 비평을 진심으로 생각해 보자. 그렇다. 다섯이라는 수자는 다른 어떤 수자와 마찬가지로 임의적으로 정한 수에 경계선을 그은 것이다. 만일 농구코트에 원하는 모든 수의 선수를 포함시킨다면, 농구의 정밀함, 속도, 패스 그리고 농구의 기품이 그 많은 수자의 선수에 의해서 무너지고 럭비 경기 같이 될 것이다.

이와 같이 일정한 선을 긋는 것은 허용될 수 있을 뿐만 아니라 각종 스포츠의 취지를 유지하기 위해서 필수적인 것이 된다. 변덕성(arbitrariness)(임의로 결정함)은, 이와 같이 선을 긋는 것이 필요할 때는 치명적인 결함이 아니며, 이런 특별한 요청이 있는 합당한 경우에는, 선을 그을 수 있다.

따라서, 단백질 식품보조물질과 특별 식이(食餌)(diet) 등은 임의로 그은 줄의 허용 되는 쪽에 속하지만, 스테로이드남성홀몬제 (Anabolic steroids)와 성장홀몬(Growth hormones)등은 금지되는 쪽에 속해 있다.

줄은 긋는 것은 상당한 신중함이 필요하며, 이 결정에 항상 도전이 있을 수 있으며, 이 경우 사려 깊은 재검토(재평가)를 통해 정확히 어디에 줄을 그을 것인가를 신속히 다시 결정해야 한다. 그러나 어려운 경우라고 해서 경계선에 줄을 긋는 일을 절대로 포기해서는 아니 된다.

■ 논거 3: 당신의 눈을 밖으로 돌려 보시오("You will put your eye out !")

- 가부장적 간섭주의로의 우회(迂回) -

그렇다면, 왜 우리는 경기력향상 약제 쪽에 줄을 그어야 하는가?

가장 보편적인 답은, 선수들이 스테로이드, EPO, 또는 기타 다른 약을 사용하는 경우 선수의 건강을 해칠 수 있다는 것이다. 그러나 이 논거는 철학자들이 "Paternalism (파터널리즘)(가부장적 간섭주의)"라고 부르는 두가지 문제가 있다. 대개 "파터널리즘"이라고 하면 다른 사람의 잘되는 것을 돕기 위해서, 받는 사람의 희망이나 선택에 관계없이 무엇인가를 해주는 것을 의미한다. "파터널리즘"은 좋은 부모역할의 기본이 된다고 할 수 있다(나는 나의 세 살 된 손자가 큰 길에서 놀고 싶다고 해서 그 들이 그런데서 놀게 허락하지는 않을 것이다. 그 들은 큰 거리에서 노는 것이 얼마나 위험한가를 알기에는 너무 어리고 나는 그 애들 보다 더 잘 알고 있고 그 애들의 안전을 책임져야 할 의무가 있는 것이다). 그래서 "파터널리즘"은 청년기 선수가 고도의 위험성 있는 행위를 하려는 자유를 제한하게 할 수 있으며, 그러나 이런 인습은 선수가 성인이 되면서 차츰 없어지게 된다.

Hasting Center에서 수행된 지난 30년 전의 연구 조사에서 나는 많은 정예선수(elite athletes)들과 이야기를 나눈바 있다. 이들 "엘리트" 선수들은 압도적으로, 그들 개인자유의 영예로운 표현으로서 경기력향상목적의 약물을 사용하는 것은 아니라고 생각하고 있다. 대부분의 선수들은 경기장에서 상대하는 서로 겨루는 경쟁자가 약을 섭취함으로서 유리할 것이라고 불안해(걱정) 하고 있다. 다시 말해서 다른 선수가 약을 섭취하고 있다는 생각이 상당한 강압적인 압력(스트레스)을 유도하고, 또한 단지 남 같이 유지하기 위해서 약물을 사용하게 된다고 하고 있다.

성공적인 도핑관리는 경기장을 모두 대등하게 해, 모든 선수가 약물 섭취 없이 공정한 경기를 할 수 있게 한다. 그러므로, "파터널리즘"이 선수가 성인이 되면서 약해지지만, 스포츠경기에서 약물에 대한 강압적인 압력으로부터 선수를 보호함으로서, 효과적인 "도핑"관리의 윤리적 정당성을 확고히 해주고 있다.

■ 논거 4: "저항하는 것은 무익한 일이다"("Resistance is futile")

효과적인 "도핑"관리의 네 번째의 거론에서, 텔레비젼 연속방송 Star trek의 Borg의 말을 인용하면, "저항하는 것은 무익한 일이다" 라고 했다.

여기에서 회의론자들은 도핑에서 금지약물 금지를 집행하기는 어렵다고 하고 있다.

그러나 우리들의 질문은 완전한 성취는 이룰 수 없다고 하더라도, 다른 중요한 사회 정책에서도 어느 수준의 성취가 가능하고 그런 수준의 성취에도 어려움의 값어치가 있다는 것이 아니냐?는 것이 된다. "도핑"관리 시스템의 시료채취나 검사실 지침 같은 분야는 오랜 시일에 걸쳐 자리매김 되어 있다. 그러나 다른 분야에서는 취약하고 이들 중에는 스포츠지도체계에서의 진정한 참여(열정)의식 부족, 도핑관리 위임에 대한 독립성 유지책, 도핑 옹호(지지)자 보다 앞서기 위해 필요한 연구를 지원하는 기금 등 분야에서 근년에 이르기 까지 취약한 면이 있어왔다.

세계 "반도핑" 기구(WADA)와 국가 "반도핑" 기구의 창설 그리고 수 많은 스포츠관련 기구들의 이 분야의 재 활성화는, "저항하는 것이 무익한 일이다" 라는 것으로, 이런 경우에는, 희망을 가질 수 있는 이유로 주어지고 있다.

■ 논거 5: 변형인본주의와 재 제조된 선수 (Transhumanism and the re-manufactured athletes)

회의론자들의 다섯 번째 그리고 마지막 논거는, 스포츠의 장래에 가장 큰 도전이 될 수 있는 것이 된다. 올림픽에 참가하는 선수들은 인간의 신체를 그 기능의 한계까지 밀어붙이고 있다. 스포츠과학은 신체가 훈련에 어떻게 반응하는가, 피로 회복 방법의 발견, 생화학적 분석 및 여러 가지 기술에 의해 과거의 한계수치를 넘는 기록을 위한 지속적인 발견을 계속하고 있다. 지식과 기술의 탐구는 인간사회의 극히 중대한 부분이다. 회의론자들은, 어째서 과학 지식과 여러 가지 기술을 이용해서 경기력을 향상 시키는 것을 허용하고 독려하면서 인간선수신체를 약물, 생체조직이식술 및 유전공학적으로 변형시키는 방법에 대해서는 후퇴(뒤로 물러섬) 하느냐고 묻고 있다. 일부의 주석자(註釋者)는 기술적으로 재 제조된 선수는 스포츠의 숭배자로서 받아들여져야 한다고까지 주장하고 있다.

인간의 독창력(발명의 재주)(ingenuity)은 인체기능을 바꿔 놓는 생합성홀몬(biosynthetic hormone)같은 것을 만들어내고, 그에 속발되는 위험성에 대해서는 불확실하게 알고 있음에도, 인간은 이와 같은 기술과 방법을 사용할 결정(결심)을 하고 있다. 그리고는 회의론자들은, 재 제조된(manufactured) 선수는 인간정신의 최고의 표현이 된다고 결론을 내리고 있다.

이런 견해가 대충, 인간의 유한(有限)하고 불완전한 신체기능의 한계를 무시하고 초월하기를 원하는 일부 변형인본주의자(transhumanist)들의 견해인 것이다.

나는 스포츠정신은 올림픽경기에서 구현(俱現)될 뿐만 아니라, 공을 차는 사람, 시골길을 달리는 사람, 혹은 언덕길을 자전거의 페달을 밟으며 오르는 모든 아마튜어 선수들에게서도 구현되어야 한다고 이해 하고 있다.

스포츠의 영광(영예)은 우리가 가진 타고난 재능(natural talent)으로 할 수 있는 것을 지속적이고도 칭찬할 만한 노력으로 습득하는 것이다.

그렇다, 내가 EPO를 사용하면, 내 집 근처에 있는 Fahnestock Park를 4 마일이나 쉽게 등정할 수 있을 것이다. 내가 오토바이를 이용하면 더 빠르고 쉽게 할 수 있다.

그러나 그렇게 했다면, 어디에 만족감이 있게 될 것인가?

인간은 원하면 cyber-athletes(인공-선수)를 위해 변형인본주의자경기(transhumanist competition)를 발명해낼 것이다. 이런 것에 대해서 나는 결코 놀라지 않는다. 그러나, 사람들이 인간의 우수성 (human excellence), 타고나는 재능, 그리고 이런 재능을 완전하게 하기 위한 헌신과 지혜(총명) 등에 대해서 관심을 갖는 한, 나는 스포츠정신(the spirit of sport)과 올림픽(Olympic)은 살아남을 수 있고 그리고 살아남아야 한다고 믿고 있다.

제 4 장
WADA Code의 법적 권한(權限)
(Legal Authority)

1. WADA Code의 국제법적 위치와 스포츠중재재판소(CAS)

1) WADA Code의 국제법적 위치와 권위(Authority)

2003년 3월 3일, "덴마크"국 "코펜하겐"에서, 세계 200개국 정부대표 및 해당 국가올림픽위원회 대표, 수십개의 국제연맹 대표, 국제올림픽위원회(IOC) 대표 및 국제장애인올림픽위원회 대표 등등이 참석한 대형 세계 대회가 개최 되어, WADA Code의 "선언문"(Declaration)과 "결의문"(Resolution) 채택의 무대가 되었던 "세계스포츠도핑대회"(World Conference on Doping in Sport)의 개회 연설에서, WADA의 수장인 Pound 회장은 다음과 같은 내용을 밝힌바 있다. 즉:

인용 이번 "반 도핑" 국제회의에 참여한 우리들 모두들의 상호 목적은:

(a) 스포츠에서 "도핑"과의 전쟁을 위해, 그 근간으로 관련기관 및 관련인 모두가 WADA Code를 수용하고,

(b) 이 세계 "반 도핑" 국제회의에 참여한 각계의 스포츠 기구, 정부 및 관련기관 및 관련인 등등이, 그들 소관의 관련 법규등간의 이견을 해결하고, WADA Code를 수용하는데 필요한 수순을 조정하며,

(c) WADA Code가 2004년 "아테네" 올림픽대회에서 전면 적용됨을 확인하며,

(d) 모든 스포츠에서의 "도핑"과의 전쟁에서, 우리들 관련 책임의 증대(intensification) 촉진(acceleration) 조화(harmonization) 그리고 통일성(unification)을 강화 한다.

필자는 대한올림픽위원회의 요청으로 이번 "코펜하겐"대회에 참석하여, WADA Code 탄생의 열기와 세계적 응집력을 직접 느끼고 경험한 바 있으며, 귀국하여 그 참관기를 써서 대한체육회 발행 體育지에 발표한 바 있으며, 이어서 WADA에서 발행된 2003 WADA Code의 중요성을 감안하여, 영문판 WADA Code를 전문 국역(한글)하여 600부를 최신의학사(출판사)에 의뢰 자비 출판하여 국내에 보급한 바 있다.

이런 일련의 WADA 국제회의 참가와 WADA Code 번역의 과정을 겪으면서, 그리고 오랫동안 (18년 동안), 국제올림픽위원회(IOC) 의무위원으로서 직접 "도핑"관리 현장에 참여해 왔던 "도핑"전문 의료인(醫療人)으로서의 느낌은, 앞으로의 WADA 관리하의 세계 "도핑" 문제는 지금까지 과학인(科學人) 의료인(醫療人)의 의견에 의존해서 결정 되어 오던 "도핑"위반 결정 문제가, 앞으로는 법적 측면의 관점에서 법률문제를 중심으로 처리 될 것이라는 강한 인상을 받았으며, 이런 생각은 2003년 WADA Code를 우리나라 말로 번역하는 과정에서 더욱 절실하게 느끼게 했다.

나는 의료인으로서 그동안 "도핑"관련 분야에서 일해 온 것을 바탕으로 WADA Code를 번역하면서 법률 용어와 법적 해석 견해를 반영하는 직설적인 아닌 문구와 문장이 많이 있어, 고생한 경험을 가지고 있으며, 수십년 의료인으로 일 해온 사람의 주저 없는 의견으로는 WADA Code는 완전히 법률 문서에 속한다는 생각이었다.

실지로 WADA의 간부급 구성 요원으로는, IOC에서 보다 훨씬 많은 수의 법률가들이 위원장 사무총장을 비롯한 중요 부서에 자리를 하고 있으며, 이들이 만들어 내는 그 많은 종류의 서류를 놓치지 않고 면밀히 따라가야 한다는 어려움이 따르고 있다.

2003년에 WADA의 첫 작품인 WADA Code가 세계에 선포되고 했지만, 그 시점에서의 하나의 취약점은, WADA Code는 "스위스" 법에 근거해 만들어진 지역법의 출발이었지 국제법적 적법성 합법

성(Legitimacy in International Law)을 갖추지 못한 법률 문서였다고 할 수 있다. 따라서 전 세계 정부와 국가올림픽위원회 그리고, 그에 속한 선수들에 대한 관리 위반자에 대한 처리를 위해서는 국제 법적 권력 권한 (authority)이 필요했음은 물론이다.

따라서 WADA는 2003년 이후 UN 기구인 UNESCO (United Nations Educational, Scientific and Cultural Organization)와의 협의를 계속했으며, 많은 노력 끝에, 2005년 10월 19일 UNESCO 제 33차 전체 회의에서, WADA의 "International Convention against Doping in Sport" 문서가 정식으로 채택됨으로서, UN 기구의 UNESCO의 국제법적 합법성을 뒷 받침 받게 되었다. 여기에는 물론 WADA Code에 속하는 금지약물 목록이나 검사실 기준 및 TUE 지침 등이 포함된다.

이어서, 2007년 2월 5-7일간에 프랑스 파리에서 개최 되었던, "유네스코 스포츠도핑 국제협약 당사국회의" (UNESCO Conference of Parties to the International Convention against Doping in Sport)가 개최 되어, WADA Code 실행에 대한 경과 및 점검, "2007년도 국제표준 금지목록"의 인준 그리고 각 국가간 쉽지 않은 논제였던 "스포츠에서의 도핑 근절을 위한 기금관리" 등의 논제가 심도 있게 논의된 바 있다.

(한국 도핑방지위원회 위원장 자격으로 이 회의에 참가했던 참가 보고서는) [IV-2. 3.]

2) 스포츠중재 재판소(CAS, Court of Arbitration in Sports)

"스위스"국 "로잔"에 본부를 두고 새로이 IOC 등이 중심이 되어 발족한 CAS (스포츠중재법정, 혹은 스포츠중재재판소)는 "올림픽"대회 기간동안의 "도핑"위반 판정등에 대한 선수측의 이의(異意)가 있을 때, 일반 정식 재판에 제소하는 대신에, 경기 기간 동안에 마무리 지을 수 있는 CAS에 제소하게끔 참가선수의 편의를 위해서 마련된 새로운 제도로서 1996년 "아틀란타"올림픽대회부터 가동되었었다. 당시 CAS 본부는 IOC 본부와 동일한 호텔 내에 설치 되었으며, 그 구성은 12명의 국제 조정인, 판사, 변호사 등으로 이들 12명은 모두 독립적이고 IOC나 국제경기연맹(IFs)과 무관한 스포츠에 견식이 깊은 150명의 명단 중에서 선출한다고 되어 있었다.

CAS에 제소된 안건은 24시간 내에 처리하게 되어 있고 가능한 한 선수에게 유리하게 하고 선수를 보호 하자는데에 그 취지가 설정되어 있다.

CAS 발족 후 첫 예로서 제소된 "러시아"국 측 Bromantan 건은 CAS로서도 아주 어렵게 처리한 첫 사건으로, 보도자료로서 발표한 공식 결정문을 보더라도 CAS의 결정이 그들에게도 난제였으며 판정과 조치에 모순을 드러내고 있음을 나타내주고 있다.

(1) 사건의 개요:

"아틀란타" 올림픽대회의 "러시아"국 메달리스트 중 3명과 비 메달리스트 2명 등 5명의 "러시아" 선수에서, 경기후 채집된 검사 시료(소변)에서 Bromantan이라는 새로운 약이 검출 되어, IOC 의무위원회에 보고 되었다.

약리학상 Bromantan은 아주 새로운 약으로서 세계 학계에 통용되는 약물학 사전 Martindale에도 등재 되지 않은 새로운, 흥분제에 속하는 신약(新藥)이었다. "러시아"에서는 이 신약을 당시 세계의 선두를 달리던 "러시아"의 우주 개발계획하의 우주 항공사들을 위해서 "면역자극제(Immune stimulant)"로 사용하고 있었고, 국가 올림픽위원회는 국가 대표 급 선수들에게 면역자극제로 Bromantan 사용을 공식으로 허가 하고 "아틀란타" 올림픽 출전 국가대표 선수들에게도 이 약의 복용을 허락하고 있었다. 따라서 IOC 의무위원회가 결정한 5명의 "러시아" 선수들의 도핑검사 양성 판정은 선수단 측으로는 심각한 사건임에는 틀림이 없었다.

(2) "러시아" 선수단은 이 문제를 처음으로 운영되는 CAS에 제소했고, CAS의 2일간의 진지한 논의 끝에 Bromantan이 "도핑" 약제에 속한다는 증거가 부족하다는 이유로 "러시아" 선수들의 "도핑" 혐의를 무혐의로 판정한 판례를 남겼고, 그 당시 CAS가 공식 발표한 보도 자료는 다음과 같은 이론과 배경을 설명하고 있다.

(3) "아틀란타" 올림픽대회, CAS(스포츠중재재판소) 보도자료:

인용 CAS는 "도핑" 금지 노력과 "도핑" 위반에 대해서 엄격하게 책임 지운다는 것에 대해서 재차 천명 한다. 그러나, "러시아" 선수들에게는 불충분한 과학적 증거하에 "의심의 여지가 있다"는 법률 해석상의 이득을 인정해 준다.

올림픽 스포츠중재법정의 배심원은 1996년 7월 27일, "러시아" 동메달리스트인 "안드레이 콜니스"(수영)와 "자칼 쿨리에스"(레슬링)이 제출한 제소신청에 대해서 금일 결정을 발표 한다.

두 선수는 새로운 약으로써 IOC의무위원회가 흥분제로 규정한 Bromantan이라는 약의 양성으로 검사 되었고 따라서 IOC는 두 선수를 실격 처분했다. 이 결정에 대하여 두 선수는 스포츠중재법정에 제소했고, "러시아" 선수대표는 이 약은 고온 다습기후에서의 선수들의 면역기능강화 목적으로 사용한 것이지 경기력 향상 목적으로 사용한 것이 아니라고 논박했다.

CAS는 이번 주간동안 광범위한 청문과정을 갖었다. 이번 사건의 관계인과 증인으로부터의 청문이외에 CAS는 중립적인 전문과학자인 "아틀란타" "머서" 대학 "흘부룩" 교수를 전문가 증인으로 임명하여 Bromantan의 약리성격에 대한 자세한 증거를 얻었다. "흘부룩" 교수의 결론은 비록 적은수의 과학 문헌에 근거한 것이지만 Bromantan이 경기력향상을 일으킬 수 있는 흥분제일수도 있으나 다만 면역 계통의 기능증강의 목적으로 이 약을 사용 했을 가능성도 배제할수 없다고 결론지었다.

이런 결론에 근거하여 배심원은 Bromantan이 선수들의 메달을 박탈할 정도의 엄벌을 줄 만한 수준의 흥분제라는 증거가 부족하다는 결론하에 선수들에게 "의심의 여지가 있다"는 법률해석상의 "이득"을 인정해 준다. 그러나, 동시에 배심원은 "도핑"이 공정한 경기정신을 저해하고 선수의 건강을 해치는 주 위험인자라는 것을 인정하고 "도핑"반대운동에 적극 전념하고 있음을 재천명한다.

또한 "러시아" 올림픽위원회는 청문과정에서 제시한 "러시아" 선수들에게 Bromantan 사용을 즉시 중지하겠다는 제안을 즉시 받아들일 것을 촉구하는 바이다.

(4) 이상의 CAS 판결문을 읽고 음미해 보면, 아주 새로운 약인 Bromantan 사용에 대해서, IOC 의무위원회가 결정한 "도핑" 위반에 대해서, IOC가 금지하고 있는 흥분제일 수 있는 Bromantan 복용선수에게는 과학적근거가 부족하다는 이유로 면죄부(免罪符)를 주면서, "러시아" 당국에게는 앞으로는 이 약을 국가차원에서 사용금지 시키라는 모순된 결정을 내리는 한편, 그동안 이 방면의 최고결정기구였던 IOC의무위원회의 전문성을 전연 고려 안 해준 CAS 특유의 한 판례(判例)를 남겨 놓았다.

(5) 앞으로의 전망 (1996년에서의 전망)

이제 CAS 제도가 얼마나 활성화 되고 어떻게 전문성에 근거한 결정과 판례를 남기면서 "도핑" 금지운동에 기여하느냐에 따라, 전망이 달라질 수 있겠지만, 한 가지 확실한 것은 IOC "의무위원회" 나 각 경기 연맹 "의무위원회"가 "도핑" 위반 판정시 상당한 어려움과 도전을 받음으로서, "도핑" 과의 전쟁에 차질이 빚어지지 않을까 우려되는 목소리도 커지고 있다.

그것은 과거의 명백한 "도핑"사건으로, 독일의 "카더린 크라베"선수나 미국의 "부츠 레이놀드"선수들의 법정 투쟁과 그것을 주도하고 있는 변호사 등 법률전문가 법률해석자의 법정술책이 언제나 누구나가 수긍하는 상식선의 결정에 이르지 않는, 어렵고 복잡하고 경비가 많이 드는 결정으로 유도되고 있음을 알고 있기 때문이라고 할 수 있다.

이번 "아틀란타"에서의 CAS의 첫 판례도 판결문에 나타나 있듯이 애매한 문구와 구절이 있어 앞으로의 전망에, 특히 IOC의무위원회로서는 큰 우려를 갖게 하고 있다. 올림픽의 숭고한 정신을 지켜가는데 IOC와 CAS의 활동이 어느 정도 조화를 이루게 될 것인가 새로운 관건이 되고 있다.

2. UNESCO International Convention against Doping in Sport

UNESCO Meeting, 33rd Session in Paris, October 3-21, 2005.
(유네스코 스포츠 "반 도핑"국제회의, 유네스코 제33차 전체 회의, 2005, 10. 3.)

2005년 10월 3~21일 간에 걸쳐 프랑스 파리 UNESCO 본부에서 개최 되였 던 [유네스코 스포츠 "반 도핑" 국제협정회의]는, 2003년부터 국제적으로 효력을 발휘하기 시작한 WADA Code 로서는, 국제법상으로 적법성 / 합법성(legitimacy)을 확보할 수 있는, 중요한 계기가 마련되는 역사적인 회의(협약) 였다고 할 수 있다. UNESCO는 국제연합 (United Nation)의 교육 과학 및 문화 분야를 관장 하는 기구로서 United Nations Educational, Scientific and Cultural Organization의 약자이다.

2003년 11월에 개최 되었던 UN총회에서 채택된 결의문(Resolution) 58/5에 "스포츠"를 교육 건강 평화 정착의 수단으로 간주하고, 선수들의 "도핑" 행위가 선수 건강에 위해(危害)가 되고 공정한 경기 정신을 해치는 사취(詐取)와 사기행위(詐欺行爲)(Cheating Behavior)가 됨으로서, 스포츠에서 근절되어야 함을 확인하고 관심(염려)을 표시하였고,

또한, "도핑"은 "유네스코"의 체육 및 스포츠 국제 헌장에 구현된 윤리적 원칙과 교육적 가치 기준에도 저해됨을 염두에 둘 것이며,

또한, "반 도핑" 협정회의(Convention)와 유럽협의회(Council of Europe)의 체제 (Framework) 내에서 채택된 부가적 협약서(協約書)는 각 국가 "반 도핑" 정책과 각 정부간 협력에 근원이 되는, 국제적인 국제법(Public international)의 수단과 방편이 됨을 상기 시켰으며, 이 협정회의(Convention)의 부가 문서 (Annex)로서 다음과 같은 문서를 확인 하였다.

Annex I - The Prohibited List International Standard
Annex II - Standards for Granting Therapeutic use Exemptions
Appendix 1 - World Anti-Doping Code
Appendix 2 - International Standard for Laboratories
Appendix 3 - International Standard for Testing

또한, Moscow (1988), Runta del Este (1999) 그리고 Athens (2004)에서의 제 2, 3, 4차 체육 및 스포츠 분야 책임자 및 관련 장관들의 국제회의에서 채택된 ["도핑"에 대한 추천 (Recommendation on Doping)]을 상기하며 또한, 2003년 3월 5일 코펜하겐 [세계 "반 도핑"국제회의]에서 채택된 세계 "반 도핑 코드(Anti-Doping Code)"를 명심하며,

또한, "도핑" 검출 방법의 개선을 위한 계속적인 연구를 증진할 것이며,

또한, 선수와 선수 지원인 및 지역사회에 대한 지속적인 "반 도핑"교육의 중요성을 인식하며,

또한, 국가는 "반 도핑" 프로그램 실행을 위한 국가적 역량을 수립 하는 것에 대해서 유념해야 할 것이다. 〈이하 생략〉 등등을 천명하고 있다.

2005년 10월 19일 UNESCO "반 도핑" 국제회의에서 채택된 협약문서에는 다음과 같은 내용이 포함 되어 있어, 국제연합(UN)과 UNESCO가 스포츠의 "도핑"문제에 대해서 얼마나 구체적이고도 적극적으로 참여 지지하고 있는가를 예시하고 있다(번역상의 의견 차이를 피하기 위해 원문 제목 그대로 소개 함).

I. Scope

1: Purpose of Convention
2: Definition
3: Means to achieve the purpose of the Convention
4: Relationship of the Convention to the Code
5: Measures to achieve the objectives of the Convention
6: Relationship to other international instruments

II. Anti-doping activities at the national level

7: Domestic coordination
8: Restricting the availability and use in sports of prohibited substances and methods
9: Measures against athlete support personnel
10: Nutritional supplement
11: Financial measures
12: Measures to facilitate doping control

III. International cooperation

13: Cooperation between anti-doping organizations and sports organizations
14: Supporting the mission of the WADA
15: Equal funding of the WADA
16: International Cooperation in doping control
17: Voluntary Fund
18: Use and governance of the Voluntary Fund

IV. Education and training

19: General education and training principles
20: Professional codes of conduct
21: Involvement of athletes and athlete support personnel
22: Cooperation in education and training

V. Research

24: Promotion of research in anti-doping
25: Nature of anti-doping research

26: Sharing the results of anti-doping research
27: Sport Science research

VI. Monitoring of the Convention

28: Conference of Parties
29: Advisory organization and observers to the Conference of Parties
30: Functions of the Conference of Parties
31: National reports to the Conference of Parties
32: Secretariat of the Conference of Parties
33: Amendments
34: Specific amendment procedure for the Annexes to the Convention

VII. Final Clauses

35: Federal or non-unitary constitutional systems
36: Ratification, acceptance, approval or accession
37: Entry into force
38: Territorial extension of the Convention
39: Denunciation
40: Depositary
41: Registration
42: Authoritative texts
43: Reservations

3. UNESCO Conference of Parties to the International Convention against Doping in Sports

("유네스코 도핑방지 협약 당사국회의(2007년 2월 5~7일)" 참석 보고서)

1) 개 요

명칭: "유내스코 스포츠도핑방지 국제협약" 당사국회의 "UNESCO Conference of Parties to the International Convention against Doping in Sport"

일시/장소: 2007. 2. 5(월)~2. 7(수) / 프랑스 파리(유네스코 본부)

참가자격: 새로 발족된 "한국도핑방지위원회" 위원장으로서, Observer 자격으로 참석함.

출장목적:

- 세계 반도핑기구(WADA) / UNESCO "반도핑규약"의 대한민국 국내 비준을 계기로, 당사국(State Party / Signatory)의 도핑업무의 주관부서 책임자로서, "반 도핑"과 관련된 국제 업무 파악과 현재의 우리나라의 위치/위상, 그리고 앞으로 대비책을 모색하기 위한 것.

- 우리나라의 "반 도핑" 운동과 국내활동이, 2014 평창동계올림픽 유치에 긍정적 영향 및 홍보에 도움이 되고자 하는 것.

"당사국회의" 본회 개회 시간에 앞서, 한국대표단과 담당 UNESCO 대표 간의 공식회동 및 "약정서 전달" 식이 있었음.

■ 한국측 참석자:
이보경 차관보 (문화관광부)
김건열 (한국도핑방지위원회 위원장)
윤강로 (2014평창동계올림픽유치위원회 국제사무총장)
박소정 (체육국 국제체육팀 행정사무관)
최은옥 (주 UNESCO 대한민국 대표부 일등서기관)
문동환 (2014평창동계올림픽유치위원회 국제팀장)
■ UNESCO 측 참석자:
- 유네스코 사무국 P. Shane 사회과학문화 담당 사무총장보
- Wataru IWAMOTO: Director, Division of Social Sciences, Research and Policy, Sector of Social and Human Science.
- Paul MARRIOT-LLOYD: Programme Specialist: Anti-Doping Unit for Physical Education and Sport Social and Human Science Sector.

2) 안 건 (잠정적인)(Provisional Agenda) (개회전 작성된)

(1) "당사국회의" (Conference of Parties) 개회
  1.1 Director-General에 의한 제 1세션 개회;
    참석 주빈 (Guests of honor) 연설
    당사국 대표 연설 (5 분 이내로 제한)
  1.2 의장, 부의장, Rapporteur (회의기록 진행인) 선출
(2) 회의 안건 및 시간배정 채택
(3) "스포츠 반도핑 당사국 국제회의" (The Conference of Parties to the International Convention against Doping in Sport) 진행에 대한 진행 절차 규정 (Rules of Procedure) 채택
(4) 세계 "반도핑 규약" (WADA Code) 실행에 대한 WADA 보고
(5) "2007 년도 국제표준 금지목록" Approve(찬성 인준)
(6) "스포츠 반도핑 당사국 국제회의" monitor 체제(Monitoring Frame work)에 대한 고려 (consideration)
(7) 스포츠에서의 도핑 근절을 위한 기금 관리 (Administration of the Fund)
(8) 회의 의장에 의한 제 1세션 폐회

3) 회의 시간표 (Time table) 및 간단한 결과 첨부

2007 년 2월 5일 (월요일)
8:45 a.m. 등록
10:00 a.m.~1:00 p.m. "당사국 회의" 개회
10:00 a.m. UNESCO Director General, Koichiro MATSUURA 개막연설
(개막 연설내용 요약은 뒤에 첨부 함.)

10:15 참석 귀빈의 축사

11:00 커피 휴식 기간

11:20 당사국 대표 발표 (각 5 분 제한)

스페인, 중국, 일본, 그리스 등 국가대표의 발표 연설이 있었음.

그리고 이어서, 바베이도, 볼리비아, 아르젠티나, 룩셈부르크, 말레이지아, 모리시아, 투니시아 등 국가대표의 발표가 이어짐.

(주: 대한민국은 정식 회원국가가 되지 못해서, 당사국 대표 발언에 포함 되어 있지 않았음. 세계 10대 스포츠 강국, 아시아의 3대 스포츠 강국인 대한민국의 위상에 맞지 않는 위치라고 할 수 있음.)

1:00 p.m. 점심 휴식 시간

3:00 당사국 대표의 오전발표에 이어서, 오후에도 다음 국가대표의 발표가 있은 후, 집행부의 선거가 있었음.

카나다, 자메이카, 남 아프리카, 알제리아, 러시아, 리투아니아, 스웨덴, 덴마크, 오스트레일리아, 네덜란드, 모나코, 알바니아, 루마니아, 나이지리아 등 국가대표의 발표가 있었음,

3:00~4:30 의장(Chairperson), 부의장 (Vice-Chairperson) 및 회의진행보고자(Rapporteur), 집행위원(Executive Board Member) 등의 선거가 있었음.

- 새 의장에는 Mr. Vyacheslav Fetisov 러시아 대표가 선출 되었으며, 부의장에는 자마이카 대표가 선출됨.

(참고: 새의장으로 선출된 소련대표는 구소련의 올림픽국가대표선수 출신의 스포츠 행정가로, 영어가 달인 수준은 아니지만, 소련국가의 강력한 지지와 주변국가의 지원의 힘을 얻어 의장으로 선출된 것으로 보이며, 우리나라의 2014 평창 유치위원회의 입지로서는 유리한 선거 결과는 아닌 것으로 해석됨.)

- Rapporteur에는 알제리아 대표,
- 집행위원회 (Executive Board) 위원국으로는, 다음 국가 대표가 선출됨.
  스페인, 러시아, 자메이카, 중국, 모잠비크 및 알제리아 대표가 호선됨.

4:30~6:30 Adoption of the Rules of Procedure of the Conference of Parties to the International Convention against Doping in Sport.

([스포츠 "반 도핑" 당사국국제회의] 진행 절차에 대한 규정 채택)

Summary:

Document: International Convention against Doping in Sport.

Background: The 33rd session of the UNESCO General Conference adopted on 19 October 2005 The international Convention against Doping in Sport which enters into force on 1 February 2007.

This document provides a set of provisional Rules of Procedure for adoption by the Conference of Parties to the International Convention against Doping in Sport, preceded by an introduction on their preparation.

Decision Required: Paragraph 5

본 안건의 회의 진행은 새로 선출된 의장단에 의해서 회의가 진행되었으며, 새 의장단의 원만하지 못한 회의 진행과 중구난방격의 각국 대표의 발언과 의장의 발언권 부여의 차별, 및 회원 자격국가

등의 원천적인 문제를 대상으로 결과 없는 발언/토론으로 회의 시간을 초과하면서 진행되었으며, 결론 없는 토론 끝에 안건 처리를 성급하게 마감하는 가운데에, 7시경에 UNESCO Director General 주최 각테일파티장으로 이동했음.

(1) 토의 논점의 개요 (김건열의 perception):

- 2005년 채택된 문서(Document)인 "International Convention against Doping in Sport"의 효력과, 본 회기에서 채택될 2007 Prohibited List International Standard 간의 법률적 효력시기와 2005년 문서와 2007년 문서상의 개정의 필요성과 개정이 있는 경우의 문서의 법적 해석문제. (주: 실지로 많은 차이가 있음)
- 2007년 문서상에 반드시 필요한 개정 항목이 있을 때의 당사국의 대처, (그런 항목에 대한 개정 없이 그대로 Approve 할 것인가? 해야 되나?)
- Negative Approval / Positive Approval 등에 대한 해석과 대처.
- 주로 스포츠행정가 (Sports Administrator), 각국정부 대표 및 Lawyer(법률담당인)들이 발언하고 있으며, 금지목록상의 의과학적 분야의 불확실 항목(gray area medico-scientifically)에 대한 토론과 여러 불분명 항목에 대한 과학자들의 토론은 들을 수가 없었음.
- 결론을 내지 못하고, 다음 날의 회기로 연기하고 산회했음.

(2) UNESCO Director-General, Koichiro MATSUURA, 연설문(요약):

- "First Session of the Conference of Parties to the International Convention against Doping in Sport" 회의를 개회하게 됨을 감사.
- 본 국제회의는 사상 처음으로 세계의 정부들이 스포츠에서의 도핑에 관한 국제법 시행을 적용하기로 결정하는 대표회의에 상당하며, WADA Code와 전세계 반도핑의 규칙, 정책 및 지침 등 수행에 필요한 실행체계를 제공해 주어 도핑없는 스포츠를 만들기 위한 전쟁에서의 큰 진전이라고 할수 있다.
- 이런 성취를 가능하게 해준 분들에게의 감사로서 나의 말씀을 시작 하며, 무엇보다도 먼저, 이 회의(Convention)를 신속하게 비준(Ratify) 해준 각국 정부 당국에게 감사한다.
- 이 Convention이 효력을 발휘하려면, 30개국 (30 States Parties)이 필요.
- 이 수자가 이룩된 것은 2006년 12월 11일이고,
- 실로, 이렇게 빠른 발전 속도와 신속한 실행은, UNESCO의 긴 역사상 가장 성공적인 성취이다.
- 비준 과정은 계속 빨리 진행되고 있다.
- 세계 각 지역의 40개국 대표가 본 회의에 참석하고 있고, 또 다른 6 개국이 곧 가입하게 되어 있다.
- 이런 현상은 각국 정부가 스포츠의 "반 도핑"에 깊은 참여를 하고 있음을 나타낸다. 이런 측면에서 많은 각국 관계 장관들이 손수 이 회의에 참석해 주셨음에 UNESCO를 대표해서 환영하며 지지 표시에 감사한다.
- 특히 나 개인의 더 큰 감사를 다음 분에게 표시하고 싶다.
  - WADA Vice-President, Mr. Jean-Francois Lamour
  - 전 WADA Vice-President, Mr. Brian Mikkelsen
  - WADA Director-General, Mr. David Howman.
  - Mr. Adolf Ogi, Special Adviser to the United Nation Secret. General
  - Mr. Jacques Rogge, IOC President.
  - Sir Philip Craven, President, IPC.

- Mr. Vyacheslav Fetisov, Head of the Russian Federal Agency for Physical Culture and Sports.
- Ambassador, Mr Musa Bin Jaafar Bin Hassan, President of UNESCO General Conference.

■ 본 Conference는, WADA Code에 근거해 WADA가 작성한, 2007 년도 "금지약물 목록 국제표준" (2007 Prohibited List International Standard) 인준을 제안할 것이다.

■ 금지목록내용과 치료목적사용면책(Therapeutic Use Exemption) 신청과정에 대해서, 모든 관계인에게 알려져 숙지하고 수용하는 것은 대단히 중요하다.

■ 본 Conference는 이 Convention의 Monitoring을 위한 정책결정을 할 것임.

■ 또한 다른 관계 규정기구(normative instruments), 특히 Council of Europe의 Anti-Doping Convention과의 조화 (Harmonization)를 확보함이 중요하다. 이런 면에서 Director-General at the Council of Europe for Education, Culture and Heritage, Youth and Sport인 Ms. Gabriella Battaini Dragoni께서 참석해 주심에 감사한다.

■ 본 Conference of Parties는 스포츠에서의 도핑문제를 근절하기 위한 "the resources of the Voluntary Fund(자원적인 기금) 조성"의 재원을 요청받고 있음. 이런 목적을 위해서 UNESCO의 재무 규칙에 의거한 Special account가 마련 되어 있음.

■ 더욱이, 각국 정부는 "카나다"국의 선도를 따르기를 권고 하며, 우리들이 새로운 차원의 전 세계적인 "반 도핑" 능력을 구축하기 위한 재정적 지원(financial contribution)을 기대하고 있다.

■ 교육분야가 특히 중요하며, 다음 세대 선수들을 대상으로 우리들의 노력을 경주하는 것이 성공이 될 수 있다.

■ 젊은 세대 선수들에게 도핑의 건강상의 해로움과 스포츠에서의 해로움에 대해서 교육시켜야 하며, 또한 도핑행위의 윤리적, 법률적 및 건강위해에 대해서 잘 알도록 전달해야 한다.

■ UNESCO는 젊은 시절부터 지속적인 교육을 통해 정당한 경기(fair play)와 정직성(완전성)의 가치에 대한 개념을 주입해 줄 때, 도핑 방지에 대한 효과가 오래 지속될 수 있다고 믿고 있다. 학교 환경은 이런 측면에서 아주 훌륭한 교육장소를 제공해 줄 수가 있다.

■ 나는 우리들이 이런 노력의 일환으로 Mrs. Justine Heinin-Hardenne씨를 UNESCO Champion으로 최근 임명했음을 알리게 됨을 큰 기쁨으로 생각하며, 특히 젊은 선수들을 대상으로 스포츠의 윤리와 "반도핑" 메시지 전달에 특수한 역할을 기대하고 있다.

■ "International Convention against Doping in Sport"의 효력 발생은, "반 도핑" 운동의 새로운 국면을 맞이하게 하며, 세계의 모든 정부가 그들의 영역의 도핑 근절에 상당한 영향을 갖게 되는 시기에 돌입하는 새로운 국면을 나타낸다.

■ 이 Convention은 이런 국면이 발생할 수 있는 구조체계 (framework)를 제공한다. 그러나 이런 모든 국면이 행동이 없는 말에 끝이지 않기 위해서는, 각국 정부에 의한 강력한 적용/시행(forceful application)이 필요하다.

■ 이런 과업의 수행을 위해 귀하들께서 할 수 있는 모든 것을 해주기를 나는 간청한다.

■ 우리는, 우리가 채택한 이러한 지속적인 진도로 계속 노력할 때, 우리들의 다음세대는 도핑 없는 스포츠를 즐기고 능가하게 될 것이다.
감사합니다.

(주: 본 UNESCO Director-General, Koichiro MATSUURA의 개막연설문은, 스포츠의 도핑문제에 어떻게 UNESCO가 관여하게 되었고, 앞으로의 유네스코 담당부서의 행동 정책이 잘 표현 되어

있고, 참가한 세계 각국 정부의 역할과 책임에 대해서 자세히 기술하고 있어, 각국 정부 대표들에게는 많은 참고자료가 될 수 있을 것으로 판단됨.)

(기록자: 김건열)

2007년 2월 6일 (화요일)

10:00~13:00 2월 5일 마지막 세션에 진통을 겪었던 안건 "Adoption of the Rules of Procedure of the Conference of Parties to the International Convention against Doping in Sport"의 재 상정에서, 이번에는 칵테일 리셉션이나 전날 밤사이의 막후 절충과 토론이 충분히 이뤄졌는지 아무 이의 없이 원안대로 통과 되었음.

※ 세계 "반도핑 기구"(World Anti-Doping Agency, WADA) 대표 연설(David Howman, Director General, WADA)

"세계 반도핑 기구"(World Anti-Doping Agency)의 Director General인 Mr. David Howman (뉴질랜드 출신 변호사이고 수준급 정구 선수임)의 최근의 WADA의 정책과 지금까지의 성과 및 앞으로 수행해야 할 업무에 대해서, 잘 정리된 최신 version의 슬라이드와 내용으로서 훌륭한 발표를 하였음.

발표 내용 중 정부측에 강조된 중요 부분의 요약은 다음과 같음.

■ 스포츠측 역할과 정부측 역할의 Equal Partnership이 필요함을 강조:

스포츠: 검사, 징계, 선수 교육, Athlete Outreach, Trends & risks.

정부측: 검사, Supplement(보조음식, 음식첨가물), 재정지원, 약품생산물 및 그의 유통 관리, 실행규정(Code of Conduct), 교육/연구

■ WADA 관리 영역의 도표는 다음과 같은 분야를 표시하고 있음.

- Code Acceptance, Implementation & Compliance
  [WADA Code (규약)의 수용, 실행개시 및 준수]
- Out-of-Competition Testing (경기기간 외 검사)
- Athlete Outreach (선수 면접 지도)
- Education (교육)
- Anti-Doping Development (반 도핑 전개)
- Science & Medicine (과학과 의학)
- Anti-Doping Coordination (ADAMS) [반 도핑 조화(조정)]

■ ADAMS의 역할:

- Centralized, highly secured database management system
- Coordinates anti-doping activities worldwide
  (which includes Athlete whereabout Information, Clearinghouse, Doping Control platform, TUE Management)
- 2005: Pilot & Launch
- 2006: Training, adaption & Major Games

■ 각국 정부와 WADA CODE: 누 단계 과정임

- Copenhagen Declaration (Political commitment)
  "코펜하겐 선언"(정치적 수행)

- International Convention against Doping in Sport
  "UNESCO 반 도핑 국제회의"(실질적인 실행수단)

※ Challenges (도전)

- Develop a global anti-doping science (multicompetence)
  [전 세계의 "반 도핑" 과학 전개 (유능한 다 방면과학분야의)]
- Stimulate anti-doping research by government agencies and by sport movement.
  [정부나 스포츠 기구의 "반 도핑" 연구 촉진]
- Early involvement of drug agencies and Pharma/biothech companies.
  [정부 약품관리기구나 제약/생명공학 관련 회사와의 초기 관여(involve)]
- New tools(새로운 방법):
  - More sensitive analytical chemistry(더 예민한 분석화학 방법의 개발)
  - New detection tools (humanized cells, purified receptors)
    [새로운 검출방법 (인체세포이용, 순화된 수용체발견)]
  - Genomic/Transcriptomic/Proteomic/Metabonomic signatures
    [유전체학/유전자복사/단백체학/대사물학적 지표(기호)]
  - Longitudinal follow-up (descriminant criteria)

(주) 이상 기록자(정리자)의 지각(perception)으로, 새로운 내용이라고 생각되고 정부측에도 참고 가 될 것으로 생각되는 부분을 요약했음.

(추기): 발표자의 slide presentation 이후, 의장 주재 하에 질문응답 시간이 있었음.

- 한국 도핑방지위원회 위원장이며, 아시아올림픽평위원회 의무위원 및 아시아올림픽평위원회 TUE 분과위원회 위원장으로 봉사하고 있는 "김건열" 위원이 다음과 같은 질문을 하여 참석자 등의 호응과 WADA 책임자로부터의 긍정적인 답변을 받은바 있음.

> Q: 나는 한국 KADA의 Dr.김건열이며 귀하의 충실하고 수준 높은 발표에 많은 회원국대표가 도움을 받았으리라고 확신하며, 감사하며 질문한다.

• 최근 2006년 12월에 "카타르"국 "도하"에서 개최된 하계 아세안게임과 2007년 1월말과 2월초에 걸쳐 개최되고 있는 중국 "장춘"에서의 동계아세안게임에서, OCA TUE Subcommission의 위원장으로 일하면서 느낀 점에 대해서 질문 드리고, WADA의 도움을 받았으면 한다.

• 아시아 대륙에서 개최된 위의 두개의 대형 국제대회기간 중 수 많은 TUE/ATUE에 관한 질문과 문제가 발생했으며, 특히 "도하" 경기에서는 Actovegin 이라는 새로운 약(산소운반능력을 향상시킨다고 알려진 혈액 제재), "장춘"경기에서는 중증 감염환자에게 항생제를 투여하기 위한 150 ml 량의 항생제 용해용 수액과 이 수액의 정맥주사에 대한 도핑규정위반 여부에 대한 해석에 대해서 관련 전문가들 간에도 많은 토론과 이론이 결론 없이 제시되어 어려움을 당한 바 있다.

이런 어려움은 비단 아시아 대륙 뿐만 아니라, 다른 대륙에서 행해지는 대형 국제대회에서도 마찬가지 어려움이라고 생각된다.

따라서, 이런 중요 국제대회(아시아대륙에서는 하계/동계 아세안게임)기간만이라도 (하계대회는 3 주일간, 동계대회는 2주일간) WADA 당국과 직접 통해서 자문을 받을 수 있는 Hot line (직접 통화선)을 마련해 주었으면 감사 하겠다.

A: WADA도 경기현장의 어려움을 인식해 가고 있다. 지난번 "도하" 아시안 게임 기간 중 독일 Bonn에서 WADA 주관의 TUE/ATUE workshop이 있었으나, 아시아 대륙에서는 아시안 게임 기간이어서 유감스럽게도 많은 인원이 참석을 하지 못했었다. 앞으로 이 분야의 전문가들과 구체적으로 상의하여 WADA 로서 할 수 있는 대책을 마련하겠다. 중요한 질문에 감사한다.

3:00~6:00

안건: Consideration of the Monitoring Framework for the International Convention against Doping in Sport

- International Convention against Doping in Sport 문서의 31항에 의거 당사국은 매 2년마다 보고서를 제출하도록 규정 되어 있고,
- 30.1 (d) 항목에 의하면, 당사국에서 제출한 보고서를 " 당사국회의 "(Conference of Parties)가 감사(examine)하는 기능을 나타내고 있다.
- 여기 제출하는 본 안건 문서에서는, 당사국의 보고체계를 촉진하기 위해서, Secretariat가 특정 항목 질문에 대한 질문서(Questionaire)를 포함한 대체안이 제시 되어 있음.
- 필요한 결정: Paragraph 16

안건: Adminstration of the Fund for the Elimination of Doping in Sport(토의 항목: Item 7).

- 본 안건 토의에서는 첨부된 문서 ICDS/1CP/Doc. 6에 10 매 분량의 내용설명으로서 첨부 되어 있으며, 각국 정부의 기금 헌금, 국제연합기구의 프로그램 등과 관련하여, 그리고 기금의 사용계획 및 분배 등에 대해서 매우 장시간의 제안과 토의가 끝도 없이 이어졌으며, 결국 결론 없이 오전 셋션은 마치고 오후 셋션으로 밀기로 하고 정회 함.
- 오후 3시에 속개된 미결되었던 안건은, 점심 휴식 시간의 막후 절충과 조정으로 오후 세션 개회 후 첫 안건으로 이의 없이 원안대로 통과됨.

마지막 안건(8 항목)

- 다음 회의(Second Session of the Conference of Parties) 시기
  2009년 유네스코 제35차 총회(General Conference)직후 개최 하기로 함.
- Rapporteur(정리보고자)의 First Session 정리 보고.
- 대회장의 폐막 연설.

작성자: 김건열 (한국 도핑방지위원회 위원장)
2007년 2월 8일 파리에서

4. 국제법적 입지에서의 WADA Code

WADA Code가 국제법적 원칙에 얼마나 일치되는가 여부에 대한 WADA 측 질문에 스위스 국제법의 권위 기관인 Geneva Schellenberg Wittmer의 Prof. Gabrielle Kaufmann-Köer와 Antionio Rigozi 교수, Geneva 법과대학의 Giogio Malinverni 교수는 다음과 같은 결론을 WADA에 제출해 그 내용이 공개된 바 있다.

이에 필자의 번역으로 70쪽 분량 문서의 결론 부분만을 소개하면 다음과 같다.

Summary Opinion on the Conformity of Certain Provisions of the Draft World Anti-Doping CODE with Commonly Accepted Principles of International Law
(WADA Code의 규정이 국제법 원칙에 일치하는지 여부에 대한 요약 의견)

(1) 서론 (Introduction)

본 요약 의견서는 WADA(세계 "반도핑" 기구) 요청 하에 아래 서명자들로부터 제출된 광범위한 법률보고서의 요약서이고, 주어진 질문을 다시 설정하고 결론을 제시 했다.

저자들의 자격은 부록에 수록했다.

(2) 질문

우리들은 세계 "반 도핑" 기구(WADA) Code(초안)의 다음 조항들이 국제법과 인권법 원칙에 일치하고 수용되는지 여부에 대한 의견 제시를 요청 받은바 있다.

- 선수에서 채취된 시료 내 금지약물의 존재에 따른 선수책임 조항이, 선수 과실 여부에 불문하고 "반 도핑" 규칙위반의 엄한 법적 책임(strict liability)의 구성요소.
- 경기와 관련된 시료에서 금지약물이 검출된 경우, 그 경기 결과가 자동 실격여부.
- 선수가 금지약물 양성판정인 경우, 선수의 전체 경기의 모든 경기결과 (예:올림픽 경기)의 실격 가능성에 대한 조항.
- "반 도핑" 규칙위반에 대한 징계 조항.

(3) 답변:

"도핑" 관련 분쟁에서 인권(선수의 인권) 문제가 적용되는지 여부에 대해서 많은 토론이 있었다. 그리고 논거(論據)는 적용해야 한다는 의견이 우세하고 앞으로도, 법정은 스포츠 관련 문제에 있어서 인권 보증(human right guarantees) 원칙을 집행할 것이다. 그러므로 WADA Code는 인권과 법의 일반 원칙을 준수해야 한다.

법정이 전적으로 적용할 경우 "도핑" 문제에 있어 인권보증의 전체 범위가 포함되어 역할하게 된다. 일반적으로 수용되고 있는 국제법 인권법의 원칙은, 여러 가지 다른 국제 및 지역 및 국가 헌법 등의 문서에 구체화 되어 있는데, 어떤 근거이던 스포츠 관련 인권의 일반 원칙은 대체적으로 동일하다.

이들 중 "범죄를 저지르지 않았다면 형벌은 없다 (nulla poena sine culpa)" 원칙과 "범죄가 증명되지 않는 한 무죄(the presumption of innocence)" 원칙이 Code에서 제출된 중대한 본무(本務)가 되고 있다.

법과 인권의 일반 원칙은 절대적(완전무결)인 것은 아니며(not absolute). 어떤 요구 조건이 생기면 제한(restriction)을 받을 수 있다. 이런 요구 조건 중 가장 중요한 것이 "기본적 권한의 제한"의 균형 잡힘(proportionate) 원칙에의 위임이다.

"인권문제"와 "제한 가능성"의 타당성에 대한 철저한 검토에 근거해, Code 조항에 대해 다음과 같은 결론에 이르렀다.

① 선수에서 채취된 시료내 금지약물의 존재에 따른 선수책임에 대한 Code 조항이, 선수 과실 여부에 불문하고 "반도핑" 규칙위반의 엄한 법적책임의 구성요소가 된다는 것은, 인권(선수 인권) 표준과 일치한다.

② 경기와 관련된 검사시료에서 금지약물이 검출된 경우, 그 경기 결과가 자동실격 된다는 Code

조항은, 인권과 국제법의 원칙에 준하고 있다.

③ 선수가 금지약물 양성판정인 경우, 선수의 전체 경기의 모든 경기결과의 실격 가능성에 대한 Code 조항은, 국제법과 인권 표준에 적합하다. 그 이유로서 선수에게는 "도핑" 위반이 선수의 잘못이나 태만에 의한 결과가 아니라는 것을 증명할 기회가 선수에게 주어졌기 때문이다.

④ 선수의 "도핑" 위반에 대한 자격정지기간 부과에 대한 Code 조항은, 국제법과 인권표준에 준하고 있다. 그 이유로서 선수에게는 뚜렷한 잘못이나 태만에 의한 것이 아니므로 자격정지를 취소하거나 그 기간을 감소해야 한다는 것을 증명할 기회가 주어 졌기 때문이다.

⑤ 첫 번째 "도핑" 위반에 대한 2년 징계를 명기한 Code조항은, 국제법과 인권조건에 모순되지 않으며, 그 이유로서 뚜렷한 잘못이나 태만에 의한 것이 아니므로 자격정지를 취소하거나 그 기간을 감소해야 한다는 것을 증명할 기회가 선수에게 주어 졌기 때문이다.

⑥ 두 번째 "도핑" 위반에 대한 평생 자격정지(금지)를 규정한 Code조항은, 인권과 국제법 표준에 모순되지 않으며, 그 이유로서 만일 선수가 첫 번째 위반이나 두 번째 위반에서 잘못이나 태만이 없다는 것을 증명할 경우 징계가 주어지지 않으며, 또한 뚜렷한 잘못이나 태만이 없었다는 것을 증명할 경우 징계 감량의 융통성(탄력성)이 있을 수 있기 때문이다.

Code의 규정 (version 3.0 , Working Draft #7)은 전술의 항목에 기술한 바와 같이 인권(선수의 권리)과 국제법의 필요조건에 준하고 있다.

작성일: 2003년 2월 14일 Geneva.
Gabrielle Kaufmann-Kohler 교수. Giorgio Malinverni 교수. Antonio Rigozzi.

제 5 장

WADA Code와 올림픽대회를 위시한 국제 대회

1. WADA Code에 속한 문서들과 WADA 프로그램들

WADA Code(와다 규약, 規約)은 세계 단 하나 밖에 없는, 스포츠에서의 "도핑" 관리 규정집(規定集)(Rule Books)이며, 세계 "아마추어" 및 "프로"(Professional leagues) 스포츠 모든 분야가 수용하고 따르게 되어 있는 도핑 법전(法典)에 해당 되고, 국제법적 뒷받침은 UNESCO 가 담당하고 있다.

WADA 프로그램은, 국내 및 국제적 "반 도핑" 프로그램 실행에서 최선의 조화와 효과적 실행을 보장하기 위해 필요한 모든 사항을 포괄적으로 규정하고 있고, 3 단계로 구성 되어 있다.

제 1 단계는 세계 "반 도핑" 규약 (WADA Code), 제 2 단계는 국제표준 (International Standards), 제 3 단계는 최상의 실행 모델 및 각종 지침서이다.

1) 세계"반 도핑"규약 (WADA Code) (제 1 단계):

WADA Code (2003년 제정 공포)는 세계 "반 도핑" 프로그램의 기초를 이루는 기본적이고 보편적인 규정으로, 전문 본문 4장 24조 및 부록으로 구성되어 있다.

2) 국제표준 (International Standard) (제 2 단계):

국제표준은 "반 도핑" 프로그램의 특정 기술 및 운영분야에 책임을 지는 "반도핑" 기구간의 조화를 목적으로 하며, 각 "반 도핑" 기구들이 국제표준을 준수하는 것은 WADA Code의 준수를 위해서도 필수적이다. 현재 시행되고 있는 국제표준은 다음과 같이 4 개 부분으로 구성되어 있다.

(1) 금지목록의 국제표준 (International Standard for Prohibited List)
(2) 치료목적사용면책 국제표준(International Standard for TUE)
(3) 검사 국제표준 (International Standard for Testing)
(4) 검사실 국제표준 (International Standard for Laboratories)

금지목록 국제표준은 매년 개정 공포되고 있으며, 현재 2008년도의 새로운 금지목록 국제표준이 2009년 1월 1일 부로 효력을 발휘 실시되고 있다. 따라서 관련인들은 항상 WADA 인터넷 사이트에 접속하여 새로운 정보와 규정 변경 사항에 대해서 예의 주시하고 정보를 새롭게 할 필요가 있고, WADA의 접속 싸이트는 다음과 같다. 〈 http://www.wada-ama.org 〉

3) 실행모델, 지침, 서식 (Model Rules, Guidelines & Forms) (제 3 단계)

제3단계의 문서는 여러 "반 도핑" 분야에서 실무적인 해결책을 제공하기 위한 것으로 각 가맹기구(Signatories)들의 요청에 부응하여 개발 되나, WADA Code와 국제표준의 준수를 위하여 필수적인 부분을 제외하고는 그 준수가 강제되지 않는 문서이다.

현재 1개의 실행모델과 11개의 지침, 6개의 서식이 발표 되어 있지만, 앞으로 계속 WADA에서 발행될 전망으로 있으며, 그 예로서 최근 계속 발표되고 있는 "치료목적사용면책(TUE)" 에 대한 지침은, 그 분야의 전문가인 필자로서도 추적하기에 바쁠 정도로 많은 지침이 발행되고 있어서 상당한 주의를 요구하고 있다.

2. WADA Code를 이행하지 못 했을 때의 결과 (불이익);

WADA Code는 어떤 국가 또는 국가올림픽위원회(NOCs)가 WADA Code를 준수하지 않을 경우, 그에 따른 결과는, "올림픽경기대회, 장애인올림픽경기대회, 세계선수권대회 및 세계 주요대회 조직위원회의 주관기구(Ruling Body)가 결정하는 바에 따른다" 라고 규정하고 있고, 각 주관 기구들은 WADA 가맹기구가 되어 이들이 주관하는 대회에 참가 할 수 없도록 하고 있고, 결국 WADA Code를 준수하지 않고서는 올림픽대회 장애인 올림픽 등 국제대회에 참가할 수 없게 되어 있다.

이러한 약정은 1999년 WADA 발족 당시부터 IOC와 WADA 간의 약정서(約定書)에 규정되어 있는 항목으로서, WADA가 국제 스포츠계에서 "도핑" 분야에 관해 전권을 행사할 수 있는 뒷받침이 되고 있다.

3. "올림픽"(장애인올림픽) 경기대회 및 "아시안게임"(장애인아시안게임)등 대형 국제대회 때의 WADA Code;

"스위스" 국 "로잔" 시에 본부를 두고 있는 국제올림픽위원회(International Olympic Committee)는, 2년을 주기로 개최하는 동 하계 올림픽대회를 주관하는 스포츠국제기구로서 자타가 공인하는 스포츠의 최대 "메카(Mecca)" 이고, 올림픽경기대회에서의 금메달 획득은 선수 일생을 바꿔주는 영광과 부(富)의 기회를 제공해 주고 있다. 따라서 많은 올림픽 선수들이 가능하면(무슨 방법을 써서라도) 올림픽 금메달의 영광을 획득하려고 모든 가능한 노력을 하고 있고, 이런 노력의 한 가지 방법이 도핑검사에 검출 안 되는 약물과 방법을 찾는 일이 되고 있기도 하다.

세계 5 대륙 중 가장 많은 인구와 국가를 포괄하고 있는 아시아 대륙의 스포츠 축제인 "아시안게임"은 이미 올림픽대회 다음가는 세계 최대의 스포츠행사로 자리 잡고 있으며, 그 열기에 못지 않는 "도핑"과의 전쟁이 계속되고 있다.

장애인 "올림픽" 경기대회(Paralympic Game)도 마찬가지로, 동 하계로 2차에 걸쳐서 개최되는 세계 규모의 장애인올림픽대회와 아시아대륙의 아시안게임은 그 규모나 열정에 있어 정규 올림픽대회에 결코 뒤지지 않으며, 참가하는 장애 선수들의 경기 수준이나 우승 메달에 대한 열망은 어느 국제대회에 뒤지지 않고 있고 그 만큼 "도핑" 관리면에서도 철저하게 시행 되고 있다.

"올림픽" 경기 기간의 "도핑" 관리 (Doping Control)는, 올림픽경기를 주관하는 IOC와 IOC가 지정한 조직위원회간의 합의와 협의 과정을 거쳐, IOC 감독하에 조직위원회 "도핑" 관리 팀이 수행하고 있으며, 보통은 조직위원회 의무위원회가 모든 책임을 가지고 WADA Code에 준해서 작성된 IOC Doping Rule (IOC 도핑 규칙)에 따라서 계획 및 관리를 한다.

장애인올림픽대회때도 마찬가지로, 장애인올림픽대회를 주관하는 "국제장애인 올림픽위원회(International Paralympic Committee, IPC)" 와 IPC가 지정한 조직위원회간의 합의와 협의 과정을 거쳐, IPC 감독하에 조직위원회 "도핑" 관리팀이 수행하고 있으며, IPC 의무위원회가 모든 책임을 가지고 WADA Code에 준해서 작성된 IPC Doping Rule에 따라서 계획 및 관리를 한다.

WADA Code (규약) 제 3 장 20.1. 및 20.2. 항에는: "각 관련기구의 역할과 책임" 의 첫 항목으로, WADA Code 하에서의 국제올림픽위원회(IOC)(20.1.)와 장애인올림픽위원회(IPC)(20.2.)의 역할과 책임이 명시 되어 있고, IOC / IPC 주관 하에 개최되는 동 · 하계 올림픽경기대회 기간의 "도핑" 관리지침이 설명 되어 있으며, WADA Code를 수렴하고 지키지 않으면 올림픽경기(장애인올림픽경기)대회에 참가 할 수 없음을 분명히 설명하고 있다. 즉

20.1.1. 올림픽(장애올림픽)경기에서 WADA Code에 준하는 "반 도핑" 정책을 채택 시행.

20.1.2. IOC는 올림픽운동(장애인올림픽)(경기)에 속(참가)하는 국제연맹(IFs)을, WADA Code를 준수하는 조건으로 인정.

20.1.3. WADA Code를 준수하지 않는 스포츠 기구에 대한 올림픽기금 지원의 일부 및 전부를 보류.

20.1.4. 23.5항(정부나 국가올림픽위원회가 Code를 준수하지 않는 경우의 조치 사항)에 규정된 바와 같이, Code를 준수하지 않는 것에 대한 적절한 조치를 취하는 것.

20.1.5. WADA의 "독립적 감시프로그램 (WADA I. O. Program)" 의 인정 및 추진.

참고 23.5.1. 항에 명시된 "Code를 준수하지 않는 경우의 조치"는 다음과 같이 규정하고 있다. 즉 "정부나 국가올림픽위원회가 Code 준수를 하지 않는 경우 → 올림픽경기, 장애인올림픽경기, 세계선수권대회 및 세계 중요 국제경기등의 각 조직위원회의 결과 조치가 따를 것이며," (註: 이 조치는 물론 상기 대회에 참가를 하지 못한다는 의미), 이런 결과 조치에 대한 해당 정부나 국가올림픽위원회의 항소는 13.4항에 의거 스포츠중재재판소 (CAS, Court of Arbitration in Sport)에 항소 할 수 있다.

그러므로, 올림픽 경기기간의 모든 도핑관리(Doping Control) 및 결과처리 (Result Management)는 IOC 의무위원회(Medical Commission)에 의해서 WADA Code에 준해서 작성된 IOC Rule에 의거해서 집행되고 있으며, 올림픽경기기간 동안은 WADA는 직접 관여하지 않고, 다만 WADA Code에 근거한(Code 20.1.5.) WADA의 Independent Observer Program (I. O. Program)(독립적인 WADA 감시프로그램)을 통해서 WADA Code가 충실히 실행되고 있는가를 관찰하기 위해서 10 명 내외의 관찰 팀(Observer team)을 파견해서 세부 부분까지 참여하여 종합적인 보고서를 WADA 본부에 제출하게 제도화 되어 있다.

이런 제도는 Kuwait에 본부를 두고 있는 "아시아올림픽평위원회" (Olympic Council of Asia, OCA)가 주관하는 동 하계 "아시안게임" (Asian Games)에서도 같은 제도로 운영되고 있으며, "아시안게임" 기간의 "도핑" 관리는 "OCA 의무위원회"가 WADA Code에 근거해서 작성된 "OCA Anti-Doping Rule" (OCA "반 도핑" 규칙)에 의거해서 주관하여 수행하고 있다.

따라서 2006년 12월과 2007년 2월에 개최 되었던 하계 및 동계 아시아경기대회에 WADA I.O. team이 참가하여, 모든 분야의 관찰을 통해 보고서를 작성 제출중인 것으로 알고 있다. (2007년 5월의 시점에서)

그러나, 여기에서 문제가 될 수 있는 것은, 경기 기간내의 "도핑" 관리는 IOC나 OCA가 해당 조직위원회와 협의하여 관리하지만, "경기 기간 외 도핑관리" (Out of Competition Test)는 WADA의 책임 하에 관리 되고 있어, "올림픽" 대회나 "아시안 게임"의 대회 기간이 어느 시점을 경기 시작 시점과 종료 시점으로 정의 하느냐에 따라 조직위원회와 WADA 간에 관리 책임의 소재가 문제시 될 수 있다. 따라서 이런 점은 대회 개최 전에, 조직위원회와 WADA 간에 확실한 계획과 통보 및 사전 홍보 등을 수립함으로서 피할 수 있는 어려움의 하나라고 할 수 있다.

註: 2006년도 "도하" 아시안게임의 시작 시점은 "개회식날 한 달 전부터", "개회식이 있는 날부터", 혹은 "선수촌 개촌식이 있는 날부터" 공식 대회 기간이라는 다양한 해석이 있어, 관련인 모두가 확실하게 이해하고 있을 필요가 있었다.

4. "경기기간 외 검사"(Out of Competition Test)와 WADA Code

전술한 바와 같이 "경기기간 외 검사"는 WADA의 책임 하에 수행되고 있으며, WADA는 이 세계 규모의 검사 계획을 위해서 많은 인력과 비용을 쓰고 있는데에 반해, 앞으로의 과제는 이런 검사 과정의 정도관리(精度管理)(Quality Control)라고 할 수 있으며, 관련 요원의 훈련 및 시료 수송 Chain of Custody(운송 관리) 분야의 좀더 완전을 기해야 할 것으로 믿고 있다.

우리나라에서도 이미 국가 대표 급 선수에게서 이 "경기기간 외 검사"가 사전 예고 없이 입국해 시료채취를 해 감으로서, 그 시료에서 검출된 감기약 성분인 Clenbuterol 이라는 금지약물의 검출로 국제연맹의 징계를 받은 사례를 경험하고 있다.

따라서, 국가 대표 급 선수는 국내외 경기 참가 기간에 불구하고, 언제나 국제연맹과 WADA의 "경기기간 외 검사"의 대상이 될 수 있음을 유념하고, 평소에도 금지약물에 대한 깊은 관심과 지식을 유지해야 할 것으로 믿고 있다.

1) WADA의 "경기기간 외 검사" (Out of Competition Test, OOT Test)

우리나라에서 있었던 중요한 "경기기간 외 검사"와 그 결과에 따른 큰 불이익을 받았던 선수는, 국가 대표 급 육상 선수 L 선수로서, 2000년 8월에 저자가 출간한 책 "우리나라 대표선수의 건강관리(도핑을 중심으로)" (대동문화사 비매품) 26쪽에 기록했던 사건의 경과를 전재(轉載)하면 다음과 같다.

인용

국제육상경기연맹(IAAF)에서는 선수의 약물복용 인습을 근절하기 위한 노력으로 경기기간 외의 "도핑"검사제도 (Out of Competition Doping Test: OCT)를 2~3년 전부터 실시하고 있어 올림픽이나 아시안게임 세계선수권대회 등 이름있는 대회기간이 아닌 훈련시기에 불시에 대상선수 훈련장에 나타나 "도핑"검사 목적의 소변을 채취해 가는 제도를 실시하고 있다. 지역적으로나 세계적으로 이름난 선수는 모두 대상선수로 여기에 포함시키고 있다.

우리나라 L 선수의 경우는 태릉선수촌에서 훈련 중 지난 3월초에 감기증상이 있어 선수촌 의무실을 방문하여 감기약을 받아먹었으나 증세의 호전이 없어 3월 9일 저녁에 선수촌 근처 약국을 방문하여 강한 감기약을 청해 약국에서 주는 6개의 Pectrol(펙트롤)이라는 감기약을 사왔다. 그리고는 9일 밤에 한개, 그리고 10일 아침 저녁에 한개씩 두개, 11일 아침에 다시 한개, 합해서 4개를 3일간에 결쳐 복용하고 난 상태에서, 3월 12일, 오후 2시에 "도핑" 경기기간 외 검사 (OCT)를 국제육상경기연맹(IAAF) 파견관 입회하에 A, B 두병에 소변을 받아주었고, 그리고는 OCT 검사 서류(Form)에 지나간 3일 사이에 복용한 약이 없느냐는 질문에 Pectrol을 먹었다고 분명히 기술하고 제출했다.

이 소변은 IAAF Doping 위원회의 지시에 따라 "Norway"국 수도인 Oslo에 있는 IOC 공인 "도핑"검사실로 보내졌고, A, B 두개 체뇨병 중 B병은 안전한 곳에 보관하고 A 병이 먼저 검사 되었고, 여기에서 Clenbuterol 이라는 금지약물이 검출되어 5월 초에 대한육상경기연맹(KAAF)에 통고가 되었다. 그리고는 5월 5일에 Oslo검사실에서 실시된 B 병 검사에서도 Clenbuterol이 A 병에서와 같이 검출됨이 KAAF 대표 (김건열 당시 IOC 의무위원) 입회하에 확인되었다.

이제 남은 수순은 6월 15일 이글을 쓰는 시점에서 볼 때 KAAF에서의 선수 코치 대상 청문회(Hearing)과정을 거쳐 KAAF 자체의 L 선수에 대한 "징계"가 결정되고 이것이 IAAF에 보고 되어 KAAF의 징계량이 그대로 IAAF에서 받아들여지느냐 아니면 더 무거운 징계가 IAAF에서 내려질 것인지 그때가 되어야 알 수 있게 되는 초미의 관심사가 되고 있다.

이런 일련의 과정에서 반드시 언급하고 강조 되어야 할 것은:

(1) L 선수가 외부 감기약을 사서 섭취할 때, 약을 구매해 와서는 반드시 태릉 선수촌 의무담당관에게 문의하고 "먹어도 되는지의 확인과정"이 L 선수 수준의 국가 대표 급 선수에게는 꼭 필요하며,

(2) L 선수정도의 대형 국가 대표 선수의 건강 관리면이 허술한 점이 있으며,

(3) Pectrol 이라는 감기약을 Clenbuterol이라는 금지약물이 포함되어 있는지 모르고 먹었다는 것이 절대로 변명이 될 수 없다는 것이 현존하는 IOC나 IAAF의 엄격한 "도핑" 규칙으로 되어 있다.

참고로 우리나라 시중에서 판매되고 있는 감기약 중 IOC 금지약물인 Clenbuterol이 포함된 약품은 수십종류가 있으며, 우리나라 대표급 선수를 관리하는 모든 분들이 이번 일을 계기로 절대로 제 2의 L 선수가 나오지 않도록 특별한 관심을 쏟아야 할 것으로 믿고 있다.

〈추기: L 선수는 본 OCT 검사로 IAAF로부터 2년간의 출전 정지 징계를 받았음.〉

(인용 끝)

L 선수 사건이후에도, WADA로 "도핑" 관리의 책임이 이전된 후, 우리나라 태릉 선수촌에 WADA "경기기간 외 검사" 팀 3명이 예고 없이 도착하여 훈련중인 대표급 선수의 소변을 채취해 간 경우가 있으며, 그 때의 WADA 팀은 중국인 도핑 전문가로 구성 되어 있었다.

이렇게, WADA는 국가 대표급 이름 있는 선수의 검사명단(Registered Test Pool)을 가지고 있으며, 년 중 수시로 근처 국가 도핑 전문가를 해당 국가에 파견하여 "경기기간 외 검사" 시료를 채취해 가는 적극적인 "도핑" 검사 계획을 많은 비용을 들여가며 실시하고 있어, 국내 훈련중인 대표 급 선수들의 각별한 관심과 주의를 필요로 하고 있다.

2) 2006년 "도하(Doha) 아시안게임" 에서의 어려움:

원칙적으로 "올림픽" 대회기간은 IOC가, "아시안" 게임 기간은 OCA 의무위원회가 해당조직위원회와 같이 "도핑" 관리를 하게 되어 있고, WADA는 "경기기간 외 검사" (Out of Competition Test)를 관할(管轄) 하는 것으로 WADA Code에는 규정되어 있다. 그런데 문제가 될 수 있는 것이 올림픽 대회나 아시안게임의 시작과 종료 시점을 언제로 하느냐에 따라서, "도핑" 관리 책임의 소재가 IOC / OCA인지 WADA인지가 결정될 수 있으므로, 관계 기관이나 참가선수단간에 언제가 경기 시작/종료 시점인가를 확실하게 해 둘 필요가 있다. 또한 최근에는 Doha 대회의 경우, 경기와 무관하게 선수 숙소에 무작위로 침입해 사전 통고 없는 시료 채취 행위까지 자행(恣行)하고 있어 (때로는 혈액 채취 까지도 계획된바 있음), 선수의 인권문제와 관련해서 문제가 될 수 있으며, 선수를 근거 없이 범죄시 해 순수한 스포츠 정신을 손상 시킬 수 있는 우려가 되고 있기도 하다. "도핑" 관리는 100명중 많아야 5~6명 정도의 Cheater(속이는 선수)를 색출해야 하는 어려움도 있지만 5% 이하의 나쁜 사람들 때문에 95%의 선량하고 정직한 선수를 죄인시(罪人視) 하고 매도(罵倒)해서는 아니 될 것으로 굳게 믿고 있다. 그러나 이런 규제를 받아야 하는 입장의 국가 대표 급 선수나 선수를 돕는 선수지원요원들(Athlete Supporting Personnel)은 "도핑" 관리가 이런 정도까지 엄하게 진행되고 있음을 인지하고, 불이익과 오해 및 선수 처신에 차질이 없게끔 사전 대비를 할 필요가 있다.

제 6 장

WADA Code와 국제(IFs) 및 국내 스포츠 연맹(NFs)

1. WADA Code와 국제연맹 (IFs, International Sports Federations)

WADA Code 20.3 항 "국제연맹의 역할과 책임" 에는 세계의 스포츠 관련 국제연맹(IFs: International Federation)의 역할과 책임이 명시 되어 있다. 즉:

20.3.1. Code에 준하는 "반 도핑" 정책과 규칙을 채택하고 시행함.

20.3.2. 국가연맹(National Federation)의 회원국 자격의 조건으로서 Code를 준수함.

20.3.3. 국제연맹 관할하에 있는 모든 선수와 선수지원 요원은, Code에 준하는 "반 도핑" 규칙을 인정하고 준수할 의무가 있음.

20.3.4. 국제연맹(IFs)의 정식회원이 아닌 선수 혹은 국가연맹(NFs) 회원은, 국제연맹과 중요 국제경기대회 조직위원회에 의해서 수립한 자격기준에 따라, 시료 채취에 응해야 하고, 선수소재신고(whereabout information)를 제공해야 함.

註: 이에는 프로 경기연맹(Professional Leagues)도 포함 된다.

20.3.5. 국가연맹 (NFs)의 "반 도핑" 프로그램의 감시.

20.3.6. Code 준수를 하지 않는 경우의 조치(23.5항)를 방지하기 위한 적절한 조치.

20.3.7. 국제경기에서의 WADA의 I.O.Program (WADA의 독립적 감시프로그램)을 인정하고 촉진함.

20.3.8. Code를 준수하지 않는 국가연맹 회원에게 지원금의 일부 또는 전부를 지급 보류할 것.

이상 WADA Code 관리하에 국제연맹(IFs)의 역할과 임무에 대해서 WADA Code에 명시 되어 있는 부분을 인용 한바, 실재 현장 관리 운영면에서의 몇 가지 추가해설을 WADA 발행 "Best Practice Model Rules, Guideline & Forms"과 필자의 20년에 걸친 "올림픽" 및 "아시아경기대회" 참가 및 현지 "도핑" 관리 경험에 의거 첨가하면 다음과 같다.

(1) 국제연맹은 WADA Code에 의거 국제연맹 자체의 "반 도핑" 규칙을 만들어 시행해야 하며, IOC가 WADA Code에 의거한 IOC Anti-Doping Rule (IOC "반 도핑" 규정)에 의해서 올림픽경기대회의 "도핑" 관리를 하며, OCA가 WADA Code에 준한 OCA Anti-Doping Rule (OCA "반 도핑" 규정)에 의해서 아시아경기대회 도핑 관리를 하듯, 각 국제연맹은 WADA Code에 근거한 그들 국제연맹 자체의 ["국제연맹 "반 도핑" 규정"]을 만들어 해당 국제경기의 "도핑" 관리를 해야 한다.

예를 들어 국제축구연맹(FIFA)의 "도핑" 관리 체제는 WADA와 연계 되어 모범적인 실행 모델을 실시하고 있다.

(2) 국제연맹은 연맹 자체의 의무위원회, "도핑" 관리 위원회, TUE 위원회, 및 "도핑" 규칙 위반자(ADRV=Anti-Doping Rule Violation)관리를 위한 청문위원회(Hearing Committee) 및 징계위원회(Disciplinary Commission)를 구성하여 "도핑" 관리를 해야 하며, 그 결과를 WADA에 보고해야 한다.

(3) 국제연맹은 관할 국가연맹(National Federation= NFs)에 속한 선수들에 대한 관리를 하며, NFs 에 속한 선수의 도핑규칙위반(ADRV)에 대한 처리 감독 및 최종 결정 권한을 갖는다.

(4) "올림픽" 경기대회나 "아시아" 경기대회 같은 중요 국제경기대회 기간의 해당 연맹 선수의 "도핑" 관리는, 조직위원회 의무위원회와의 연계 협력하에 계획 진행하며 경기 시작전(최소 수개월 전)에, 조직위원회와 국제연맹과의, "경기기간의 검사분배계획(Test Distribution Plan=TDP)" 에 대해 사전 협의를 통해, " 도핑 "검사 대상 선수의 전체 수와 검사의 규모(혈액검사 여부) 및 대상 선수 선정 방법 등에 대해서 협의하는 단계가 필수이며, 국제 연맹 특유의 사항 및 요구 조건 등의 협의 과정이

필요하다.

(5) 경기 기간 중 "도핑"규칙 위반 선수 (ADRV)가 생긴 경우, 국제 연맹 대표는 선수 청문 징계 위원회에 초청되어 의견 제시 및 국제연맹의 의견을 제시 할 수 있으며, 해당 연맹에 특유하게 있을 수 있는 "반 도핑" 정책에 대해서 진술 해명 할 수 있다.

(6) "올림픽대회"나 "아시아경기대회" 등의 대형 국제경기 기간 동안 발생한 ADRV 선수(도핑 규칙 위반 선수)에 대한 징계권한은 IOC나 OCA 집행위원회의 권한이며, "도핑"위반 여부에 대한 청문회(Hearing) 및 징계위원회(Disciplinary Commiss.)의 결정을 거쳐, 집행위원회(Executive Committee)가 결정 발표하게 되어 있다.

* 우리나라 선수(보디 빌딩 협회 소속)가 2006년 "도하"아시안게임 경기기간에 실시된 "도핑" 검사에서 ADRV 판정을 받은 경우가 있으며, 이 경우 경기가 끝난 후 2개월이 가까운 시점에서, OCA 징계위원회(Disciplinary Commission)의 징계 결정을 받았다.

(7) 국제연맹(IFs) 관할의 국제대회 (선수권대회 등)에서는 국제연맹 자체의 의무위원회 및 "도핑" 관리 기구 또는 청문, 징계위원회의 결정을 거쳐 집행위원회의 최종 결정으로 징계가 결정된다.

(8) 해당 국제경기연맹 소속 선수에 대한 "경기기간 외 검사" (Out of Competition Test)는 국제연맹이 수시로 시행 할 수 있으며, WADA의 "경기기간 외 검사" 계획과 별도로 시행하거나 연계해서 시행할 수도 있다.

(9) 국제연맹은 관할 국가연맹(NFs)의 "도핑"관리를 감독 할 책임이 있으며, 관할 국가연맹의 "도핑"관련 ADRV의 결정에 대해서 번복 조정할 권한이 있고, 국가연맹(NFs)은 국제연맹(IFs)의 지시 감독을 받는다

(10) 국가연맹(NFs)과 국제연맹(IFs)간의 "도핑"관리 정책에 대해서, 국가 "반도핑"기구는 직접 관여할 권한이 없으며, 해당 국가연맹(NFs)을 통해서 국가연맹의 "도핑"정책을 지원 할 수 있다.

2. WADA Code와 국내 연맹 (NFs, National Federations)

WADA Code에는 국내(NFs) 연맹의 역할에 대해서 별도로 명시 아니 되어 있지만, 국가연맹(NFs)은 모든 규칙을 국제 대회에 참가하는 모든 선수 관리에 대해 해당 국제연맹(IFs)의 정관(定款)과 규칙에 따라야 하고 국제연맹의 관리를 받아야 함으로, 국제연맹의 규칙을 인용 수용하고 있고, 국내 연맹의 정관 (定款)도 소속 국제연맹 (IFs)의 정관에 순응해서 작성 되어야 할 것이다.

그러나 국제경기대회에 참가하는 국제연맹 소속 국내연맹으로서 자격을 갖추고 국제수준에 맞는 역할을 하기 위해서는, 국내 연맹 자체의 "도핑"관리 체계가 구비 되어 있어야 함은 물론, 관할 선수의 국제수준에 맞는 "도핑"관리를 위해 의무위원회, "도핑"관리위원회 및 ADRV에 대한 청문위원회 및 징계위원회 등의 기능이 구비 되어야 하며, 해당 선수에 대한 결정을 국제연맹에 보고 인준을 받는 절차가 필요하다.

이 시점에서 2006년 발족된 "한국도핑방지위원회 (KADA, Korea Anti-Doping Agency)"와의 연계, 협조 및 ADRV 선수에 대한 징계 책임과 권한 등에 대해서 WADA Code하 서로의 입지를 명확히 인식 할 필요가 있어 약술하면 다음과 같다.

(1) 국제대회에 참가 하는 국제 수준의 선수에 대한 ADRV의 관리 처리는, 국제연맹(IFs)의 규칙에 의해서 처리 되며, 국내연맹의 "반 도핑"규칙에 의해서 처리 되어 국제 연맹에 보고 되며, 국내 선수

의 ADRV의 관리 처리 문제임으로 KADA와 협의 할 수 있으며, 사전 협의가 없었더라도 처리 결과를 KADA에 보고 해야 한다.

(2) 국내대회에 참가 하는 국내 수준의 선수에 대한 ADRV의 관리 처리는, KADA와 국내연맹(NFs) 협의 하에 관리 처리 되며, KADA의 청문회 및 "제재결정위원회(制裁決定委員會)"의 결정을 통고 받은 국내연맹의 "징계위원회(懲戒委員會) (Disciplinary Committee)" 및 "집행위원회(執行委員會)(Executive Committee)"의 최종 결정으로 선수 징계가 집행 된다.

(3) 국내연맹은 원활한 "도핑"관리를 위하여 의무위원회 및 "도핑"관리위원회 및 "치료목적사용면책"(TUE) 위원회 등의 기능 활성화 및 소속 선수에 대한 "반 도핑" 교육 및 WADA Code 이행에 만전을 기해야 한다.

(4) 국내 연맹이 열악한 조건하에 있어, 현재는 아직 그러한 (3)의 기능을 갖추지 못하고 있다고 해도, 이는 앞으로 개선되어야 할 사항이며, 국제연맹과 연계해서 국제수준에 맞는 "도핑" 관리를 시행하기 위해서 한국도핑방지위원회(KADA)와 함께 "시스템" 구축을 서둘러야 한다고 믿고 있다.

(5) 이는 특히 국제대회를 개최하는 국내연맹에 더욱 해당이 되며, 앞으로 계속 증가 추세를 보이는 국내 개최 국제대회에서의 WADA Code에 순응하고 만족되는 "도핑" 관리를 위해서, 많은 개선과 KADA와 함께 "시스템" 구축을 서둘러야 할 필요가 있다.

3. WADA Code 에서의 ADAMS의 역할

ADAMS는 Anti-Doping Administratin & Management System의 약자로서, WADA가 개발해 전 세계적으로 유용하게 통용 시키려고 2005년 말부터 크게 노력하고 있는 컴퓨터를 통한 "도핑"관리 행정 "시스템" 이다. 이 ADAMS 가 완전 통용되게 되면, 스포츠 관련 기구와 WADA 가맹국 및 관계 선수와 선수 지원 요원 간에, 하나의 보안(保安)된 전산 시스템 속에서 모든 정보를 교환하고 선수 관련 보고와 "도핑"검사 관련 모든 정보를 교환하고 보고 할 수 있게 되어 있어, 지구촌 전 스포츠인들 간에 아주 유용한 매체로 "도핑"관리의 큰 발전의 밑거름이 될 전망이다.

ADAMS에는 네 가지 중요 요소가 포함되며, (a) 선수의 소재 보고(Whereabout information) (b) "도핑"관리의 강령 및 기준 (Doping Control Platform)과 계획 (c) 치료목적사용면책(TUE)의 관리 (보고 및 인준 절차 관리) (d) "도핑"관련 정보처리센터(Information Clearing Center) 등의 역할이 포함 된다.

지난 2년 동안 세계 각처의 스포츠 기구 및 연맹 대표들의 참석하에 세계 여러 나라에서 ADAMS 교육이 WADA 전산전문가의 주도아래 실시되고 있으며, 조만간(早晩間) 해당 관련 기구에서의 "도핑"관리에 ADAMS 수행을 의무화(義務化) 시킬 전망이어서, 우리나라 스포츠 관련 기구(機構)들의 담당자도 ADAMS 교육에 적극 참여하여 WADA 보고체계에 뒤처지지 않고 차질이 없게 준비를 서둘러야 할 것이다.

2006년 WADA 통계로서 세계 85개의 "반 도핑"기구(ADO)와 세계 모든 "도핑"검사실이 ADAMS 훈련과정에 참여 했으며, 필자는 2006년 2월에 OCA TUEC(치료목적사용면책위원회) 위원장 자격으로 OCA의 지원을 얻어, 스위스 "로잔"에서 개최된 제 1 회 ADAMS 교육과정에 참석 한 바 있어, ADAMS에 대해서 적은 경험이나마 가지고 있어 ADAMS의 강점과 약점을 이해하고 있으며, 하루 속히 국내 스포츠 기구(국내 연맹 및 국제연맹)에서의 ADAMS 숙달이 이뤄지기를 기원하고 있다.

ADAMS를 이용하기 위한 첫 조치로서는, 우선 소속 "반 도핑"기구(ADO,Anti-Doping Organization) 이름으로 (예: 국내 스포츠연맹, 대형 국제대회 국내 조직위위원회 등) WADA가 실시하는 ADAMS 교육과정에 선발된 전산 요원을 파견해 훈련과정을 이수케 한 후에, WADA나 IOC (OCA)에 "반 도핑" 기구로서 등록을 하고 ADAMS를 위한 등록된 사용자 이름(Users Name)과 Password를 수령하여 ADAMS에 접속해 들어갈 수가 있다. ADAMS 내용에 접속하기 전까지의 ADAMS의 인터넷 주소는 다음과 같다. 〈https://adams.wada-ama.org〉

(1) ADAMS 의 보안(保安) 개요(槪要)

① 선수의 기록을 작성하는 기관(Organization)이 관리인(Custodian)이 된다.
② 기타의 다른 기관(Organization)은 ADAMS에서, 명백하게 허락이 되지 않는 한 선수 기록에의 접근이 허락되지 않는다.
③ WADA도 Code에 명시된 각 선수의 일부 관련 요소에만 접속이 가능하다.
④ ADAMS 에서의 관련 기관(Organizations) 들은, 국제연맹(IF), 국내연맹(NF), ADO(반 도핑 기구), NADO (국가 "반도핑" 기구), LAB (도핑검사실), WADA.

(2) 관리인 (Custodian)

① ADAMS에서 관리인(Custodian)은 두 가지 특전(혜택)이 있다.
- 다른 기관에 대해서 소속 선수의 기록에 접속을 허락할 수 있다.
- 선수의 관리인 자격(Custodianship)을 다른 기관에 양도할 수 있다.

(3) 선수는

① 선수의 인적(인구학적) 정보(주소, 전화번호 기타 등등)를 변경할 수 있다.
② 선수소재보고 (Whereabout information)를 입력하거나 변경할 수 있다.
③ TUE 신청의 작성, 열람 및 인쇄를 할 수 있다.
④ 완료된 "도핑" 검사 결과를 열람 할 수 있다(결과가 공식 발표된 이후).

(4) 선수 대리인(Athlete Representative)는

① 선수의 인적(인구학적) 정보(주소, 전화 번호 기타 등등)를 변경할 수 있다.
② 선수소재보고(Whereabout information)를 입력/수정 할 수 있다.

(5) 기관(Organization)들은 ;

① 선수소재정보(Whereabout information)의 열람 / 작성 / 수정 할 수 있다.
② TUE 신청의 작성 / 수정 / 발행 / 거부 통지 등을 할 수 있다.
③ "도핑" 관련 임무 명령을 작성 전달 할 수 있다.
④ "도핑" 검사 및 서류 양식의 작성 및 수정을 할 수 있다.
⑤ 검사 결과 보고
⑥ "도핑" 관련 법규위반서류 및 징계 등에 관해 서류 작성 및 수정을 할 수 있다.
⑦ 선수소재정보(Whereabout information)가 일치하지 않는 경우의 재작성 / 수정.

(6) WADA는

① ADAMS에서 TUE의 경과와 과정을 검열할 수 있다.
② ADAMS에 게시된 "도핑" 검사 결과를 열람할 수 있다.

③ ADAMS 하의 "징계" 상황을 열람할 수 있다.

4. 치료목적사용 면책 (TUE, Therapeutic Use Exemption) 제도:

운동선수도 일반 사람과 마찬가지로 질병에 이환 될 수 있고, 특히 운동 중 발생하는 관절과 팔 다리의 각종 부상으로 인한 긴급 치료를 요할 때가 많으며, 내과적 질환 중 "운동유발성천식(Exercise Induced Asthma, EIA)"은 운동선수 인구중 약 10~15%의 발생률을 보이고 있고, 그 발병률은 계속 증가한다고 알려져 있다.

따라서 국가 대표급 선수나 일반 선수층을 막론하고 일반 환자와 마찬가지의 치료 및 응급치료를 받을 선수의 권리가 있음은 물론이다.

이런 경우를 위해서, WADA는 "치료목적사용면책 (TUE)" 제도를 운영하고 있으며, 2005년에 발표된 WADA의 "TUE 국제표준(International Standard)"에 의거해서, 금지약물 목록에 포함된 약이라도 선수의 질병치료에 필수이고, 다른 대체(代替)약물이 없고 그 약이 경기력 향상을 시킨다는 증거가 없는 경우, 그 해당 약품 사용의 사전 허가 과정인 TUE, ATUE 신청 심사 및 허락 과정을 거쳐 치료에 사용토록 마련해 주는 제도를 운영하고 있다.

■ TUE는 Therapeutic Use Exemption (치료목적사용면책) / ATUE는 Abbreviated Therapeutic Use Exemption (약식치료목적사용면책)의 약자이며, TUE 제출 및 허가를 신청 할 때는 사용하는 약품에 따라 "TUE 신청서"가 되기도 하고 "ATUE 신청서"가 되기도 하는 두 가지 다른 종류가 있으며, 이 신청은 질병을 치료하는 담당의사(Team doctor)가 작성하게 되어 있고, 서류 양식은 WADA, OCA 및 KADA 인터넷 사이트에 접속하면 쉽게 얻을 수 있다.

■ TUE 신청을 사전에 필요로 하는 약품은, 다음에 기술하는 ATUE 신청 대상의 두 가지 약품을 제외한 모든 금지약물에 대해서는 TUE 신청을 해야 하며, 신청에 대한 자세한 과정과 법칙이 있으므로 그 양식과 절차를 따라야 한다.

■ ATUE 신청을 할 수 있는 두 가지 약은:

(a) 스포츠 외상치료에 급히 요구되는 Corticosteroid 주사제이며, 이 주사를 "비 전신적(Non-systemic)"으로 투약했을 때만 사용허가가 되며, "비 전신적"이라고 하면 경구(經口, Oral), 항문, 정맥, 근육주사 등의 투약 경로를 제외한 모든 투약이 포함된다. 이 경우 많이 사용하는 약이 "코치손" "덱사메타손" 등류의 약이며, 관절내 또는 인대(靭帶) 주위에 주사를 해 응급치료에 대처하는 경우가 많다.

(b) ATUE 신청에 해당하는 또 다른 약은 "운동유발성천식" (Exercise-Induced Asthma, EIA)의 치료 목적으로 흡입 "베타 촉진제(Beta-Agonist)"를 많이 사용하며, 여기에 속하는 약으로는 Salbutamol, Salmeterol, Formoterol, Terbutaline 등이 많이 사용되고, 이들과 "코티코스테로이드(Corticosteroid) 흡입제와 복합적으로 또는 복합흡입제 (예: Seretide 등)로 많이 사용되고 있다.

■ ATUE 신청 절차에서 중요한 것은, ATUE 신청은 치료를 담당하는 "팀 닥터"에 의해서 완전한 (규정상 하자 없는) 서류가 작성되어, 제출 요구 시일 전에 책임부서에 접수가 되면, 그 접수 자체로서 효력을 발생하는, 접수 절차와 과정이 아주 중요한 절차(법적)라고 할 수 있고, TUE 신청은 접수 시킨 후, 담당 위원회 (TUEC)의 심사를 받아 별도 허가서를 받아야만 약물 사용이 허가되는 한 단계 더 복잡한 수순을 필요로 하고 있다. 따라서 WADA Code의 TUE 국제표준에 명시 되어 있는 TUE 신청 서류의 접수 기한을 명확히 인지하고 규칙에 충실히 따를 필요가 있다.

참고 VI-4

(1) TUE /ATUE에 관한 네(4)가지 법규:

- 선수는 관련 "반 도핑" 기구(ADO)에 경기 참가 전에 그들의 TUE/ATUE에 관한 사항을 보고하여야 한다. (국제연맹과 NADO 에는 3 주일 전 까지 보고해야 함)
- 늦어도 선수촌 개촌 전 까지는 제출해야 한다.
- 대회 개최 조직위원회 (예: IOC-TUEC 나 OCA-TUEC)에 제출 할 수 있는 것은 경기 기간 중에 필요한 응급환자 시술(투약)에 대한 경우만을 TUEC에 제출하여 허가를 받아야 한다.
- 소급 인정은 없다. (No Retroactive Approval)

(2) TUE / ATUE 제출 절차:

- 국내대표급 선수 -> 소속 국내연맹(NF)을 통해서 국가 "반도핑" 기구 (예:KADA)로 신청
- 국제수준 대표선수급 -> 소속 국내연맹(NF)을 통해서 국제연맹(IFs)에 신청.
- 팀닥터 (담당의사)가 지정서류양식(Form)에 작성, 서명해서 제출하며, 모든 항목을 기록하고, 공식 신청 양식에서 요구하는 증빙서류를 빠짐없이 구비해 "완비된 신청서" (Complete Application)를 제출해야 하며, 불완전한 서류(Incomplete Application)는 심사도 않고 신청인에게 되돌려주게 되어 있다.
- 국제연맹(IFs)이나 국가 "반도핑" 기구는 신청된 TUE/ATUE를 조속히 회신해 주어야 하고, 국제경기 참가 21일전에 이 수순을 마쳐야 한다.
- 선수(측): 신청 TUE/ATUE가 불허(거부) 되었을 때는, 그리고 그 신청한 약이 선수 치료에 꼭 필요한 약이면, WADA의 TUEC에 항소할 수 있고 (Code 4.4), 또는 CAS(스포츠중재재판소)에 제소할 수 있다(Code 13.3.).
- WADA는 국제연맹(IFs)이나 국가 "반도핑" 기구가 취급한 TUE/ATUE를 검열할 수 있는 권리가 있다.

(3) ATUE (Abbreviated TUE, 약식치료목적면책) 신청 절차에 대한 꼭 필요한 사항:

- 선수에게 자주 발생하는 질병 치료에 필요한 두 가지 약 만이 대상이 된다.
- "운동유발성천식" 치료 흡입 약제인 Beta-2 Agonist (베타-2 촉진제) 흡입만이 허가되고 있으며, 여기에 속하는 Beta-2 촉진제 종류로는, Salbutamol, Salmeterol, Formoterol, Terbutaline 등의 흡입제 약이 있다.
- ATUE 제출에 속하는 또 다른 한 가지 약은, Corticosteroid 버전신적 투약

(4) 운동유발성천식(EIA)치료를 위한 ATUE

- Beta-2 촉진제(Beta-2 Agonist) 흡입제로서만 허용된다.
- 진단을 증명해줄 관련 검사 서류를 반드시 첨부해야 한다. 즉 환자의 병력, 투약 기록, 의사의 진단서, 최소한의 검사소견, 예를 들면 기관지확장제흡입후의 폐환기기능검사성적(FEV1.0의 변화 소견)등의 첨부가 필수임.
- 신청서류는 구비서류를 첨부한 완전한 신청서(Complete Application)라야 한다.
  (불완전한 신청서류, Incomplete Application은 심사하지 않고 되돌려 보냄)
- 대회(경기)중 제출(접수)시킬 장소는, TUEC 위원회이며, 보통은 선수촌 병원내에 있음.
- 신청서류는 접수 시킨 후, 반드시 접수 확인을 받아야 된다. 약식 TUE (ATUE)는 신청 서류 접수와 함께, 유효한 신청이 됨으로, 접수 확인이 필요하다.
- TUE/ATUE 허가를 받은 약을 사용하고 있는 선수는 그 허가서의 사본을 "도핑" 검사시에 도

핑검사관(DCO)에게 제출하면 도움이 된다.

5. 2007 Madrid 세계 "반도핑" 대회와 채택된 "2007 WADA 결의문" (2007 Madrid World Conference of Doping in Sports & 2007 Resolution)

2007년 11월15일부터 17일 까지 3일간에 걸쳐, 스페인 Madrid에서 세계 "반도핑" 대회 (World Conference on Doping in Sport)가 개최 되었었다.

이번 세계 "반도핑" 대회는 다음과 같은 세 가지 점에서 어느 세계대회보다도 중요한 대회였으며, 우리나라에서도 정부(문화체육관광부) 대표 2명과 한국도핑방지위원회(KADA) 대표 2명이 참석하여, 변화하는 세계 "도핑" 정책과 인적 구성의 변화를 입회 했었다.

1) 2003-2005년부터 시행해 오던 WADA Code의 개정 심의:
2) WADA 위원장(Richard Dick Pound)의 임기만료에 따른 후임 위원장 선거:
3) 세계 "반도핑" 결의문 채택:
(Adoption of Resolution of World Conference on Doping in Sport)

(1) 2009년부터 전면 시행될 예정인 개정 WADA Code의 개정 작업은 그 동안 website를 통해서 18개월간의 3 단계에 걸친 세계 각국 및 각 연맹과 stakesholder(가맹기구) 의견을 수집해 오던 수정 초안을 대상으로 심의하는 장시간에 걸친 논의를 했으며, WADA 법률담당관인 Richard Young의 주재하에 심도 있게 그 많은 참석자들 참여의 대형 공회장에서 무난히 심의를 마친 바 있다. 2004년부터 통용되여온 기존의 WADA Code에 비해서 자구 문장의 수정까지 하면 1800 곳의 수정이 가해진 대 수술 같이 보이지만 WADA Code의 근본 취지와 원칙에는 큰 변화가 없다는 Richard Young의 설명이 달변인 변호사 답게 회의장을 부드럽게 투명함을 내세우며 회의진행을 유도하고 있는 것이 인상적이었다. 주로 언급된 사항들은, "도핑" 약의 possession(소지 所持), multiple violation(여러번의 도핑 위반), whereabout information(선수소재보고), atypical findings(비정상인 검사결과), specific substances(특수 도핑 약), sanction(징계)의 정도, provisional suspension(잠정적 자격정지), TUE(치료목적사용면책), ATUE(약식치료목적사용면책), International Federation(국제연맹)의 역할 등 등 조항들에 대한 표현, 자구 수정, 내용 조정 등으로 많은 토의 시간을 보냈었다.

각국 대표, "반 도핑" 기구[ADO (Anti-Doping Organization)] 및 국제연맹 등이 발언한 이런 토의 내용 등은 Richard Young에 의해서 기록 되어, 2009년도부터 발효 될 수정안에 반영할 수 있게 회의 진행이 되었었고, 2008년 2월 27일에 WADA website에 수정된 2009년 1월 1일 발효의 "개정 2009년 WADA Code"가 발표 되었다.

실질적으로는 새로운 Code에는 많은 부분에 걸친 개정이 이뤄져 있으며, 관계 있는 분들의 정독을 권하고 있다.

우리나라 정부 대표로 참석했던 문화체육관광부 국제체육팀장은, Code의 "도핑" 규칙 위반(ADRV)에 대한 징계 수위에 관한 조정이 필요하다는 발언을 하여 많은 참석자들의 동의를 이끌어 냈었다.

국제연맹측 발언 중 여러 참석자들의 관심을 이끌었던 것은, WADA Code의 효과적인 시행(집행)은 이론상으로는 각 연맹 (국제 및 국내)을 통해서 실행 되어야 하지만, 실질적으로는 연맹들의 취약성으로 WADA Code의 충실한 수임(受任)을 하기에는 역부족하다는 것과, 특히 TUE / ATUE (치료

목적사용면책신청) 분야와 선수소재보고 (whereabout information report) 분야의 복잡한 신청 및 보고 체계에 대한 발언이 많아 주목을 받았다.

(2) 금번 2007년 세계대회의 관심은 WADA의 수장인 Richard D. Pound의 임기가 끝남에 따라 (WADA가 1999년에 발족된 이후 세 임기를 연임해 규정이 정한 한계가 됨) 차기 위원장을 선출하는 것이 큰 관심의 대상이었다. 그 동안 부위원장이었던 프랑스 체육부장관의 후임설이 예견 되었었으나, 의외의 인물로 호주 경제부장관 출신의 John Fahey가 강력한 후보로 부각 되면서, 잡음 없는 차기 위원장 선출이 모든 관련인들의 소망 사항이였다. 다행히 회의 종반에 치러진 이사회에서의 선거에서 John Fahey가 무난히 선출됨으로서, 국제연합(UN, United Nations)과 같은 거대한 기구를 갖춘 WADA의 2대 수장으로서 취임하게 되었다.

(3) 회의의 마지막은 [세계 "반도핑" 결의문(Resolution of World Conference on Doping in Sport)]을 채택하는 수순으로서, 전문위원이 먼저 선출 된 후, 그 분들이 작성한 결의문을 전체회의에서 추인하는 형식으로 진행 채택된 결의문으로서, 원문과 번역문(저자 번역)을 소개하면 다음과 같다.

World Conference on Doping in Sport RESOLUTION

Adopted by the World Conference on Doping in Sport

Madrid, Spain, 17 November 2007

Deeply concerned about doping in sport and its negative impact on the spirit of sport, the health and wellbeing of athletes, and the future of sport;

Mindful that doping in sport puts at risk the ethical principles and education values embodied in the Olympic Charter and the UNESCO International Charter of Physical Education and Sport;

Alarmed by the use of a wide variety of drugs in society for non therapeutic purpose and its public health consequences in particular for young people;

Bearing in mind the influence that athletes may have as role models on young people;

Fully aware of the need to preserve fair and equitable competition and to eliminate doping from sport;

Reiterating that Governments, the Olympic and Sport Movement, together with WADA have complementary roles and responsibilities to combat and prevent doping in sport and that this cooperation has proven to be very strong and effective;

Emphasizing the importance of capacity building and ongoing education of athletes, athletes support personnel, sporting organizations and sharing information with communities at large in preventing doping;

Acknowledging the advances that have been made in the fight against doping in sport, particularly since 1999, and the important role that WADA has played in these developments;

Recognizing that the World anti-Doping Code (2003 Code) has proven to be a just, effective and practical instrument for the harmonization of global efforts against doping in sport;

Congratulating the Olympic and Sport Movement for implementing the Code before the first day of the XXVIII Olympiad in Athens, Greece;

Welcoming the prompt adherence by many Governments allowing the entry into force of the International Convention against Doping in Sport on 1 Feb. 2007, following its unanimous adoption by the 33rd session of the UNESCO General Conference on 19 October 2005, and the binding obligations that it contains for all States Parties;

Stressing that the fight against doping in sport should be intensified through greater international harmonization and reinforcement of the united approach between Governments and the Olympic and Sport Movement, as well as WADA, international, intergovernmental, regional and non governmental organizations;

The World Conference on Doping in Sport (World Conference) held in Madrid Spain from 15 to 17 November 2007, met with participation of athletes, Ministers and other international or non-governmental organizations, as well as representatives of the International Olympic Committee, International Paralympic Committee, International Sports Federations, National Olympic Committees, National Paralympic Committees, National and Regional Anti-Doping Organizations and all other signatories;

The World Conference:

Review and Amendment of the World anti-Doping Code

1. **Recognize** that the support, adoption, implementation and ongoing evolution and review of the World Anti-Doping Code are fundamental and crucial steps for an efficient fight against doping in sport;

2. **Expresses** satisfaction that the Foundation Board of WADA has adopted the revised World Anti-Doping Code (2007 Code) after an open and transparent consultation process throughout the world;

The World Anti-Doping Agency

3. **Commends** WADA for its excellent work, reconfirms its full support to WADA, and invites all stakeholders to intensify their support;

4. **Endorses** the reiterated commitment by the Olympic Movement and Governments to pro-

vide equal funding (50% each) of WADA's approved annual core budget in accordance with a formula they themselves determine;

Harmonization, Consolidation and Development of the Fight against Doping in Sport

5. **Recognizes** the urgent need for more effective harmonization in the fight against doping in all countries throughout the world and for all sports, including professional leagues, and to that effect, all stakesholders are urged to further consolidate and develop their anti-doping efforts and programs;

Olympic and Sport Movement and other interested Parties

6. **Urges** the International Olympic Committee, International Paralympic Committee, International Sports Federations, National Olympic Committees, National Paralympic Committees, National and Regional Anti-Doping Organizations, Major event organizers and all other signatories to implement and be fully compliant with 2007 Code on 1 January 2009.

Governments

7. **Welcomes** the commitment of Governments to increase cooperation at intergovernmental, regional and global level, to reinforce the involvement of all public authorities within the work of WADA; and

8. **Urges** all Governments to adhere the UNESCO International Convention against Doping in Sport no later than 1 January 2009.

Madrid, Spain
17 November 2007

(번역문)

스포츠의 "도핑"에 대한 세계 대회 결의문

2007년 11월 17일 스페인 마드리드

〔세계 "반 도핑" 대회〕에서 채택됨

스포츠의 "도핑" 문제와, "도핑"이 스포츠 정신, 선수의 건강과 복리(福利), 그리고 스포츠의 장래에 미치는 부정적인 영향에 대해서 **깊이 우려(憂慮)하며;**

스포츠의 "도핑"이, 올림픽헌장과 유네스코 "체육과 스포츠" 국제헌장에 담겨 있는 윤리적 원칙과

교육적 가치 유지를 위태롭게 하고 있는 것을 **염두(念頭)에 두며;**

항간에서 여러 종류의 약물이 비(非) 치료목적으로 광범위하게 사용되고 있으며 그에 따른 공중 보건적 위해(危害) 특히 청소년층에 미치는 영향에 대해 **경보(警報) 되며;**

선수가 청소년층의 역할 모델 (Role model)이 됨을 **명심하며;**

공평하고 정당한 경기를 유지하고 스포츠에서의 "도핑" 제거가 필요함을 **충분히 인식하고;**

각국 정부, 올림픽 및 스포츠 활동 기구 등과 WADA는 함께, 이미 이런 협력관계가 강력한 효과를 나타내고 있음이 증명된 바와 같이, 스포츠 "도핑"과의 투쟁과 방지 노력에, 역할과 책임의 상호 보완적(補完的)인 임무가 있음을 **재 천명(闡明)하며;**

선수, 선수 지원요원, 스포츠 기구 등의 역량확보(力量確保)(capacity building)와 지속적인 교육의 중요성과, 지역사회에서의 "도핑"방지에 대한 정보 교환의 중요성 등을 **강조하면서;**

"도핑"과의 전쟁에서 이룩한 진전(進展), 특히 1999년 이후 이런 진전 성취에 WADA가 중요한 역할을 담당한 점을 **인정하면서;**

세계 "반도핑" Code (2003년 Code)가, 스포츠 "도핑" 방지의 세계 규모 조화 일치에 아주 효과적이고도 실질적인 매개(媒介)방법임이 증명 되었음을 **인식하면서:**

올림픽 기구와 스포츠 활동 기구가, 그리스 아테네 28차 올림픽대회 개최 첫 날 이전부터 WADA Code 집행을 시작함을 **축하 하며;**

2005년 10월 19일 UNESCO 33차 총회에서 만장일치로 채택된 "도핑방지국제협약"(International Convention against Doping in Sport)을 , 많은 정부가 2007년 2월 1일 개최된 "스포츠도핑의 국제회의" 에서 신속히 지지(支持)해 줌으로서, 그의 효력으로서, 그 협약을 모든 대상 국가의 의무적인 책무(責務)로 인정 할 수 있게 되었음을 **환영하며;**

스포츠 "도핑"과의 전쟁은, 각국 정부와 올림픽 및 스포츠 활동 기구 간의, 또한 WADA와, 국제간, 각국 정부간, 지역 및 비정부간의, 일치된 국제 협조와 증진을 통해서 강화 되어야 한다는 것을 **강조하면서;**

2007년 11월 15-17 스페인 마드리드에서 개최 되었던 [스포츠 세계 "반도핑"대회] (세계대회)에는, 선수, 정부 장관과 선임 정부요인, 유네스코 대표, WADA와 여타 국제 및 비정부기구와 국제올림픽위원회 국제장애올림픽위원회, 국제스포츠연맹, 국가올림픽위원회, 국가 및 지역 "반도핑"기구와 모든 가맹(加盟)기구 등 내표들이 참식하여 회합하였다.

세계대회:

세계 "반도핑" 규약 (WADA Code)의 검열 및 개정

1. 진행 중인, "세계 반도핑 규약"의 지지, 채택, 검열과 진전 과정은 스포츠의 "도핑"과의 전쟁에서, 기본적이고도 중요한 것임을 **인식하며;**

2. WADA 창설이사회가, 세계 도처에의 개방적이고 투명한 자문 과정을 통해 개정한 [세계 "반도핑" 규약 (2007 규약)]을 채택한데 대하여 **만족함을 표시하며;**

세계 "반도핑" 기구 (WADA)

3. WADA의 훌륭했던 업적에 대해서 칭찬하며, WADA에 대한 전폭적인 지지를 재확인하며, 모든 가맹기구의 지지 강화를 **권장 한다.**

4. 올림픽기구와 정부들이, WADA의 인준된 년 간 핵심예산(각 각 50%)을 각자의 방안에 따른 기금 제공 책임의 재확인을 **보증하며;**

스포츠 도핑과의 전쟁에서의 조화 통합과 진전

5. "도핑"과의 전쟁에서, 세계의 각국 정부와 "프로"경기연맹(Professional leagues)을 포함한 모든 스포츠기구에서, 보다 효율적인"도핑"관리의 조화가 긴급히 요구됨과, 그에 따른 모든 가맹기구의 "반 도핑"계획과 노력의 강화 발전을 촉구해야 함을 **인식하고;**

올림픽과 스포츠 활동기구와 기타 관련 기구들

6. 국제올림픽위원회, 국제장애올림픽위원회, 국제스포츠연맹, 국가올림픽위원회, 국가장애올림픽위원회, 국가 및 지역 "반도핑"기구, 주요 국제대회조직위원회, 그리고 모든 가맹기구들은, 2009년 1월 1일 발효의 2008 Code를 전적으로 준수할 것을 **촉구하고;**

각국 정부

7. 각국 정부가, 정부간 지역간 그리고 세계 규모에서의 정부간의 협조를 증진하고, 모든 공공(公共) 당국이 WADA 업무에 관계되어짐을 **환영하며;**

8. 각국 정부가, [유네스코 국제"반도핑"협약(UNESCO International Convention against Doping in Sport)]을 2009년 1월 1일 이전에 지지할 것을 **촉구한다.**

마드리드, 스페인
2007년 11월 17일

제 7 장

계속되는 도전, "도핑" 검사의 한계와 함정(陷穽, Pitfall)

1. "혈액 도핑" (Blood Doping):

혈액"도핑" (Blood Doping)은 혈액(전 혈액), 적혈구 또는 혈액 관련 제제(製劑)를, 앞서 혈액을 뺀 상태에서 훈련 중인 같은 선수에게 주사하여, 선수 신체내 적혈구의 증가로 이어질수 있는 경기력 향상을 얻고자 하는 "도핑"행위를 말하고, 그 효과는 고지 훈련 (High Altitude Training) 효과와 유사 할 것으로 기대하고 있다.

혈액 "도핑"은 실지 경기 현장에서 경기력 향상 효과가 있는지 여부에 대한 논란이 계속되면서, 그 부작용의 위험이 더 널리 알려진 오래 된 "도핑"방법의 하나로서, 운동선수 신체내 산소운반능력의 향상을 목적으로 하는 "도핑"방법의 하나이다.

인체 내 산소 운반능력 제고의 방법으로는, Blood Doping 이외에,

(1) Artificial Oxygen Carriers(인공산소운반매개체)와 Plasma Expanders(혈장확장제) 등이 포함되는데 "인공산소운반매개체"로는 Perflurocarbons, Hemoglobinbased Oxygen carriers, Liposome encapsulated hemoglobins 등의 제제가 거명 되고 있으며, 이런 제품들은 아직 연구 개발 단계의 제품으로서, 실지 임상이나 환자(선수)에게 이용되기에는 많은 연구와 연구결과의 검증이 필요한 제품들이다.

(2) 혈장확장제(血漿擴張劑)(Plasam Expander)는 혈류내 혈장의 용적을 늘리기 위해서 사용되는 약제로서 Haemacel 등이 여기에 속한다. 의료 현장에서는 심한 순환부전이나 Shock환자 또는 수술 중 혈액 손실에 대한 수액(輸液) 대치목적으로 사용된다.

"도핑" 선수들 간에는 EPO를 사용하고 이를 은폐하려는 목적으로 혈장확장제를 사용하는 경우가 있다.

(3) 이런 혈액 제제의 사용을 금지하는 이유는, 물론 "도핑"이 스포츠 정신에 위배되고 불법인 점도 있지만, 혈액제제의 사용은 특히 의료적으로 심각한 부작용을 초래해 선수의 생명을 위협하는 응급상황으로 진전되는 알레르기성 쇽(Shock)의 원인이 되므로 특히 관심과 주의와 절대 접근을 금하고 있다.

혈액제제의 부작용은 다음과 같은 여러 가지의 심각한 부작용을 나타낸다.

- 급성 알레르기 반응(발진, 발열 등)
- 급성용혈성반응 (급성신장부전증 동반)
- 지연성 수혈반응 (발열 및 황달 심하면 사망)
- 전염성질환의 감염경로가 됨 (예: 간염, AIDS 등)
- 순환기계의 과부하(過負荷)로 순환부전증
- 혈전증(血栓症)
- 순환성 쇽(Shock)

(4) 혈액"도핑"의 색출 방법으로는, 적혈구의 형태학적 검색방법 (RBC morphology)등 여러 가지가 거론 연구 되고 있지만, 경기기간 현장에서 실용될 만한 유용한 방법이 없어, 쉽지 않은 과업이 되고 있으며, 선수 숙소의 현장 검증으로 혈액 보관 시설의 유무 및 선수의 신체 부위 검색으로서 혈액제제 수혈을 위해 사용 됐었을 주사바늘 자국(needle mark)등의 검색 등의 기초적인 방법이 동원 되어 왔다.

과거 IOC 의무위원회가 "도핑"관리 업무를 책임지고 있을 때는 많은 연구비를 사용하여 혈액 "도핑" 색출의 방법을 연구 지원해 왔으나, 아직 현장에서 유용한 방법을 찾지 못한 것으로 알고 있다. WADA로 세계 "도핑"문제가 이관된 후로는 유전자 (Gene) "도핑"문제와 함께, 앞으로의 "도핑"관

리의 성공 여부와 관련 되어 중요한 도전이 될 전망이다.

2. 유전자 "도핑" (Gene Doping)

"유전자(Gene) 도핑"은 유전자 성분이나 세포 성분을 질병 치료 목적이 아닌 스포츠에서의 경기력 향상 목적으로 선수들에게 사용하는 것을 의미하고, 최신의 의과학(醫科學) 및 치료의학적(治療醫學的) 지식을 총 동원한 최첨단 과학 도핑의 방법이다.

WADA는 이미 2003년 금지목록에 Gene Doping을 포함시켜 금지하고 있으며, 다만 Gene Doping 선수를 색출하는 방법에 대한 연구와 결과를 정리하는 단계에 와 있다.

유전자 치료 (Gene Therapy)는, 원래는 불치의 암(癌)환자들의 견딜 수 없는 동통 관리의 목적이나, 불치의 Muscular Dystrophy(筋異營養症) 치료를 위한 실험으로 다국적 기업의 제약회사에 의해서 개발 되어, 불치의 진행성 암(癌) 환자들에게 한시적인 대증요법의 일환으로 시작 되었으나, 현재는 경기력 향상 목적의 수단으로 세계 정상급 선수들이 불법적으로 이 방법을 이용하는 것으로 알려져 있어, 스포츠계 와 "도핑"을 규제하는 규제 당국의 비상한 관심 연구 투자가 진행되고 있는 분야이다.

그러나 다른 "도핑" 약제와 마찬가지로, "유전자" "도핑"에 대해서는 아직 밝혀져야 할 많은 문제가 있는 실험단계에 있는 새로운 시도로서, 아직 그 부작용에 대한 종합적인 평가도 내려지지 않고 있어, 그 부작용의 크기와 범위조차 규명되지 않은 아주 위험한 방법임을 명심할 필요가 있으며, 스포츠에서의 남용은 절대로 선수 보호 차원에서 금지되어야 한다.

■ Gene Doping의 실체 (Reality of Gene Doping):

건강한 선수에게, 정상세포의 기능을 항상 시키기 위해서 정상 유전인자(Gene)를 주사하며, 인체실험으로 Insulin-growth Factor-1 (IGF-1)을 생산하는 gene을 주사해 근육의 성장 및 손상근육 재생 능력의 향상을 관찰한 과학자가 있기도 하고(L.S.), 이런 기능을 가진 Gene의 인체 내 운송은 세균인 Virus(인체에 해가 없는)에 의존하고 있다.

현재 한참 문제가 되고 있는 "에리스로포이에틴, EPO (Erythropoietin)"은, 2000년 "시드니" "올림픽" 때부터 이미 심각하게 문제가 되어 선수의 소변 시료에서 EPO 검출이 시도 되었고, 혈액검사의 현지 실험도 수행된 바 있지만, 계속 다음 세대 EPO로 이어지는 새로운 약의 개발 (예: Aranesp)이 계속 되고 있어, 아직도 검출 방법에 어려움과 문제가 되고 있는, 적혈구(赤血球) 생산 능력을 촉진하는 "도핑" 약제이다(적혈구의 수가 증가하면 산소운반능력이 증가하고 경기력이 증강된다고 믿고 있다).

그러나 Gene Doping 문제에서는, 현재의 "도핑" 검사실의 검출 방법이 EPO나 성장홀몬(Growth Hormone)검출의 방법에서도 난제인데, 그 전 단계인 EPO나 성장홀몬(Growth Hormone)등의 생산을 증가 시켜주는 유전자를 주사해 EPO나 성장 홀몬의 내인성 분비 증가 (Endogenous Hormone Production) 효과를 기대하는 "도핑"을 하고 있어, 현재의 검출 기법이 유전자 "도핑"을 색출하는 뚜렷한 공인된 방법이 없는 단계에서 "도핑" 검사의 한계를 드러내고 있는 현실이기도 하다.

현재 WADA의 연구진이 멀지 않은 장래에 Gene Doping 검출 방법을 연구해 내리라는 큰 기대속에 2008년 "Beijing" 올림픽을 맞고 있으며, 많은 사람들이 2008년 북경 올림픽에서의 Gene Doping 선수(선수 뒤에 있는 지하 "도핑"과학의 선두제약회사)와 WADA(WADA의 Gene Doping Panel)의 색출 방법개발 팀의 과학 두뇌 경쟁이 있을 것이라고 전망하고 그 귀추가 주목 되고 있다.

3. 성장홀몬 (Growth Hormone) (hGH)

"인체성장호르몬(hGH: Human Growth Hormone)"은 뇌기저부(腦基底部)에 위치한 뇌하수체(腦下垂體)에서 합성되고 분비되는 홀몬이다. 성장홀몬은 세포대사(細胞代謝)의 여러 가지 측면에 작용하고 또한 인체의 골격계 성장에 필수 "홀몬"이 되고 있다.

인체의 각 부분 신체성장에서의 HGH의 중요 역할은, 간장(肝臟)을 위시한 다른 내장에서의 "인슈린" 양태(樣態)성장인자 (IGF-1: Insulin like Growth Factor-1)의 분비를 촉진시키고, IGF-1은 연골조직(軟骨組織)의 생성을 촉진해 골조직(骨組織)성장을 조장하고 동시에 근육(筋肉)과 장기성장(臟器成長)에 중심역할을 한다.

성장홀몬은 질병치료목적의 의료적 적응증이 있는 경우 합법적으로 의사의 처방하에 사용할 수 있는 약물이지만, 잘못된 상업용 및 경기력 향상 목적의, 특히 "항노화제(Anti-aging), 근육(筋肉)과시(誇示) 미용(美容)용 및 "도핑" 목적의 불법 사용이 증가하고 있어 문제가 되고 있다.

미국 FDA(연방 식약청)에서 사용 허가되고 있는 질병의 종류는, 질환에 의한 단구(短軀)어린이, 병적 성장호르몬 결핍증, 만성신장질환, "터너증후군(Turner syndrome)", 원인불명단구증, HIV/AIDs 등 소모성질환에 의한 근육상실증 환자, 등등에서 의료적 적응이 되고 있다.

성장"홀몬"은 현재 우리 사회에 널리 보급되고 있는 "홀몬"제로서 비교적 일반 대중에게 쉽게 구입된다는 점에서, 그리고 아직은 "도핑"검사에서 확실하게 검출되지 않고 공인된 검출검사법이 없다는 약점(함정) 때문에 운동선수 간에 많이 사용 되고 있는 "도핑" 약이다.

성장홀몬(HGH) 불법사용의 검출은 현재로는 혈액검사로 시행되며, 현재까지의 많은 연구비와 투자(IOC와 WADA 로부터 거대한 액수의 연구비기 투입되고 있음)하에 2004년 "아테네" 올림픽대회부터 실험적으로 검사가 도입되고 있으며, 주로 OOT (경기기간 외 검사)에 사용되고 있고, 좀더 광범위한 검사결과의 축적 후, 일반적인 "도핑"검사에 신빙성 있는 검사기법으로 적용될 전망에 있다 (2007년 말 시점).

2007년 년말에 발표 되어 미국 뿐만 아니라 전 세계 스포츠계에 충격을 준 미국 상원 의원 George J. Mitchell의 유명한 "Mitchell Report"에서도 성장홀몬(HGH:Human Growth Hormone)의 사용이 증가추세를 보이고 있음을 다음과 같이 보고하고 있다.

인용 미국 프로야구(MLB)에서 2002년에 채택된 "의무적인 무작위 약물검사(mandatory random drug testing program)"의 시작으로 "도핑"관리의 전기와 추진이 마련 되었고, 이를 계기로 "도핑" 검사에 검출되는 "도핑"약제의 사용은 감소 되는 경향을 보였으나, 그러나 성장홀몬(HGH)의 사용은 오히려 증가 추세를 보였으며, 이는 성장홀몬의 사용은 소변검사에서 검출이 불가능하기 때문이였다.

전 New York Mets 클럽 하우스 종업원이었던 Kirk Radomski 는 2005년까지 많은 선수들에게 다량의 성상홀몬을 판매한 인물이있다.

(인용 끝)

2000년 "시드니" 하계 올림픽대회때는 경기가 시작도 하기 전, 각 국 선수들이 입국하는 공항 검색

대에서 다량의 "성장 홀몬"이 적발 되어 문제가 된바 있으며, 선수촌 숙소에서 성장 "홀몬" 주사용으로 사용된 주사기와 바늘이 많이 발견 되어 규제 당국의 긴장을 일으킨 바 있고, "시드니"올림픽 경기기간의 개최국 일간지의 일면 기사로 문제가 제시되기도 했지만, 아직도, 성장"홀몬" 주사의 현장을 발견하지 못하는 한 ADRV(도핑규칙 위반)(Anti-Doping Rule Violation)으로 징계할 수 없었던 한계를 가지고 있는 유명한 "도핑" 약제로 남아 있다.

성장"홀몬"은, IGF-1과 Testosterone 등 많은 종류의 근력강화 남성홀몬의 분비를 내인성으로 (endogenously) 증가 시켜, "도핑" 규제 당사자의 판정을 어렵게 해주고 있으며, 특히 인종과 년령 및 성별을 달리 하는 지구 5 대륙 한 가족 선수 집단간에 정상 범위의 홀몬 수치를 달리하고 있어, 경기력 향상 목적으로 외부의 성장 "홀몬"을 취한 "도핑" 규칙 위반 선수를 판 가름 하기가 쉽지 않다는 취약점을 가지고 있다.

"성장홀몬"은 WADA의 금지목록, 경기기간(In-Competition) 및 경기기간 외(Out of competition) 검사 모두에서 금지약물로 되어 있다.

HGH 사용에 의한 잘 알려진 부작용으로는 당뇨병과 심장혈관질환의 유발 및 악화, 근육관절골격계 동통, 골관절염, 고혈압과 심장부전, 그리고 내장(內臟)의 과도 성장, 말단비대증(末端肥大症), 암성질환(癌性疾患), 그리고 치명적인 "Creutzfeldt-Jacob병" 등 수 많은 종류의 부작용이 알려져 있고 앞으로 더 많은 종류의 심각한 부작용이 알려질 전망이다.

인체조직을 이용해 제조된 HGH은 이 Creutzfeldt-Jacob 질환 유발의 가능성 때문에 유통시장에서 현재는 완전 제거 되고 있으며, 다만 지하 암시장(暗市場)에서만 유통 되고 있어, 정확한 지식이 없는 불법 사용자에게는 대단한 위험 요소가 되고 있다.

HGH의 제조는 현재는 인체조직을 사용하지 않으며 유전자 재결합기법(Recombinant DNA technique)을 사용하여 제조 되고 있다.

성장 "홀몬"은 시중에서 "항 노화(抗老化)"제나 신체 미용용 목적의 하나로 남용되고 있고(현재는 주사제 만이 유통되고 있음), 큰 규모의 지하 시장이 국내외에 형성 되어 있어, 스포츠계의 성장 "홀몬"의 남용 문제는 심각한 수준에 와 있다고 할 수 있다.

4. "도핑" 선수 색출을 위한 "혈액 검사"의 문제점과 한계:

지나간 "올림픽"경기대회에서 오랜 동안 논의 되어 오던 "도핑"검사 목적의 혈액 체취 문제는, 2000년 호주 "시드니" 하계 "올림픽"대회가 하나의 전환점이 되어 본격적으로 혈액 채취과정이 도입되기 시작했다.

2000년부터 본격적으로 색출 작업을 시작한 EPO의 검출을 위해서 313 건의 혈액 및 소변 시료의 동시 채취가 이루어 졌고, 이때 까지도 EPO 색출방법의 확인을 위한 실험단계의 검사였다. 그리고 문제가 되었던 성장"홀몬"(Growth Hormone)의 검사 측정은 혈액이나 소변 시료에서 검사 기법이 없어 측정하지 못했었다.

2000년 "시드니 올림픽"대회의 "도핑"검사 결과에는 남성 홀몬제로서 Stanazolone, Nandrolone, 흥분제로서 Pseudoephedrine, 이뇨제로서 Furosemide 등이 11명의 선수에서 검출되어 자격 정지 등의 징계를 받았으나, 단 한명의 EPO나 성장"홀몬" 사용 선수로서의 ADRV(도핑 규칙위반)은 기록되지 않았었고, 이는 물론 당시로서 이들 홀몬의 검출 방법이 없었다는데 기인하고 있다.

2000년부터 이렇게 시작된 "도핑" 검사 목적의 혈액 채취는 2002년 미국 "쏠트레이크" 동계올림픽 대회에서는 본격적으로 실시 되어, "크로스 컨츄리 스키"나 Biathlon 경기 같은 지구력을 필요로 하는 경기의 출전 선수들을 대상으로, 경기 현장 출발 지점에 임시로 설치된 혈액검사실에서 채혈후 현장에 마련된 검사기구를 이용하여 국제연맹에서 파견된 검사 요원에 의해서 혈액 검사가 이루어졌고, 그 결과에 따라서 일정 수준 이상의 측정치를 나타낸 선수에게는 경기 출발을 시키지 않는 "경기출발중지"(No Start) 명령을 Race Director가 선언하게 되어 있었다.

그리고 이때 적용한 "도핑" 가능성 선수 선별의 간접 혈액 지표는, 혈색소(Hemoglobin) (血色素)가 남자에서 17.5 gm 이상, 여자에서 16.0 gm 이상인 경우, 경기 출발을 허락하지 않았고 (No start announcement by Race Director), 거기에다 이들 선수에게는 추가적인 소변 EPO 검사를 위해서 소변 채취 의무를 부과하는 무거운 부담을 안겨주는 정책을 시행 했었다. 그리고 이렇게 경기 현장 혈액검사에 의거해 간접적인 "도핑"검사임에도, 선수에게 "경기출발중지" 명령을 선언하는 이유로서 "도핑"규칙위반(ADRV)이 아니고 참가선수의 건강위해(健康危害) 때문이라고 해명하고 있어, 선수의 권리 문제와 관계되어 많은 문제를 제시했었고, 급기야는 불이익을 받은 선수의 본국 대통령이 미국 영토에서 열리는 올림픽에 더 이상 참가할 수 없다는 선언하에 "선수단 철수"까지 공개적으로 거론 했던 사건의 실마리를 제공하기도 했었다.

(추기: 2002년 "쏠트레이크" 동계 올림픽은, 후일의 언론이나 평가에서 "도핑" 문제로 얼룩진 올림픽"으로 인용 되곤 했음.)

결국 "도핑"위반 색출 목적의 혈액검사는, 혈색소를 측정하는 간접적인 방법에 의존하는 것 보다는 의심되는 약이나 의심되는 "홀몬" 등의 양적(量的)측정인 직접적인 정량분석(定量分析)이 가능하고, 또 각 인종 및 연령 별 Data base(정상범위 기본 참고 수치자료)가 있어야만 "도핑" 규칙위반(ADRV)으로 결정할 수 있다고 믿어져 이렇게 되기까지는 아직 의과학(醫科學) 및 분석화학(分析化學) 분야에 많은 어려움과 한계점이 있다는 것이 오늘의 과학의 현실이 되고 있다.

앞으로 계속 현상 유지의 혈액검사 정책으로 "도핑"관리를 계속할 때에, 최소한도 관련 각 스포츠 연맹과 WADA 의무위원회간에 합의된 통합된 혈액 지표 개발이 필요하며, 서로 다른 간접적인 혈액 지표를 이용해 선수에게 불이익을 부담시키는 것은 선수의 권리 보호 및 스포츠 윤리 및 올림픽 정신 구현에 어긋날 수 있는 부조리(不條理)로, 마땅히 개선되어야 한다고 생각 된다.

최근의 일로서 2006년 "도하" 아시안게임의 "도핑"검사에서 혈액 채취를 200여 명의 선수에서 채혈한 후의 그 이송 과정의 미숙 및 부실로 다수의 혈액이 용혈 되어, 그렇게 선수의 개인 권리 까지 침해해 가며 채취한 혈액을 무용의 훼손품으로 만들어 버린 일이 발생 했었으며, 이런 무책임하고 무원칙의 "도핑"관련 업무가 지금도 횡행하고 있음을 우려하고 있다.

좀더 확실한 혈액관리 지침하에 좀더 확실한 검사 지표가 개발될 때 까지 무모하게 선수의 귀한 혈액을 낭비하고 선수의 권리 및 사생활을 침해하는 행위는 금지되어야 한다고 믿고 있다.

5. 운동유발성천식 흡입치료제(베타-2촉진제)의 남용과 TUE 제도:

기관지천식(氣管支喘息, Bronchial Asthma)은 일반 국민에게 흔한 호흡기 질환으로 숨이 차고, 숨쉴 때 색색 소리를 내는 급성 또는 만성 호흡기질환이고, 어린이를 비롯하여 청소년 성인 노인에 이르기 까지 전 연령층에 흔한 질환이며, 주거 환경오염 물질이 다양해지고 증가함에 따라 최근 전 세계적으로 점점 증가 추세를 나타내고 있는 근치가 잘 안되는(병의 뿌리가 잘 뽑히지 않는) 만성 질환이다.

일반 국민들 사이에서의 이환률(罹患率)은 대개 10% 내외로 추산하고 있으나, 운동선수 간에는 약간 높은 이환률을 나타내는 것으로 알려져 있고, 그것은 운동을 함으로서 천식이 유발되는 경우가 많아 이를 운동유발성천식(運動誘發性喘息)(Exercise Induced Asthma, EIA)이라고 부르고 있다.

운동선수 간에 이 병이 많은 것은, 운동을 함으로서 호흡하는 공기의 양이 많아지고 그 공기중의 여러 가지 자극물질 및 온도 (특히 찬 공기) 변화가 기도를 자극하여 기관지수축(收縮)(좁아지는 것)을 유발시켜, 숨이 차지는 현상이 발생하게 된다.

그런데 문제는 이 "운동유발성천식(EIA)" 치료제로서, 가장 속효성(速效性)이고 제일 많이 사용되고 있는 기관지확장제로서, 베타 촉진제(Beta-促進劑)(Beta-Agonist)에 속하는 흡입제(吸入劑)약제 중, 속효성이고 단기간 효과가 있는 Salbutamol 이라는 약과, 장기적 효과가 있는 약으로 Salmeterol 이라는 약이 있어, 이 두 가지 약이 가장 많이 사용 되고 있다. 특히 Salbutamol 흡입제는 그 작용이 속효성이고 흡입 후 곧 기관지 확장효과가 나타나, EIA 환자나 선수의 선호 약이 되고 있고, 심지어는 이름 있는 국제 스포츠 행사의 출발선에 선 많은 선수들이 이 Salbutamol을 들이 마시고 경기 출발을 했다는 일화도 전해지고 있다. 그러나 기관지 천식 치료 원칙상 이들 베타촉진제만이 사용되는 것은 추천되지 않고 있으며, 반드시 "코티코스테로이드(Corticosteroid)" 제를 함께 흡입해야 하게 되어 있어, 최근에는 기관지확장제와 스테로이드를 병합한 흡입제가 많이 보급 사용되기에 이르렀고, 그 대표적인 약이 Seretide (Salmeterol과 Corticosteroid의 병합)이고, 그 외 유사 약품으로 Symbicort 등등 여러 가지 상품명의 복합흡입약제가 시판되고 있다.

그러나 스포츠에서의 문제는, 운동선수 인구의 10%가 넘는 선수가 운동유발성천식(EIA)을 앓고 있어, 이런 약을 흡입 하며, 올림픽대회를 위시한 각종 국제선수권대회에서 우승을 하거나 세계 기록을 갱신하는 올림픽 선수가 속출하고 있을 뿐만 아니라 그 수가 오래전부터 날로 증가하고 있어, Salbutamol (Salmeterol)의 경기력 향상 효과에 대한 논란이 계속되고 있으며, 또 운동유발성천식(EIA)의 진단 기준에 대한 의학적 논란까지 합세하여, 국제 스포츠경기에서의 "도핑"관리의 어려움과 허점으로 지적되어 오고 있기도 하다.

한 예를 들어, 1984년 LA 올림픽대회때 한 국가 대표 선수의 11%가 EIA 환자가 되어서, 주기적으로 Salbutamol (Salmeterol)을 흡입하고 있었고, 그 나라의 메달 획득 선수의 61%가 EIA 환자로서 Salbutamol (Salmeterol)을 들이마셔 가며 올림픽 메달을 획득했다는 통계가 잡혀 있다.

참고 Keun-Youl KIM: Mis-use/Over-use of inhaled Beta-2 Agonist (Salbutamol) among World top class elite athletes. (It' s Ergogenic effects on performance & Hazardous effects), Report to IOC Medical Commission during Sidney Olympic Game 2000. Monograph, IOC Library Laussane Suisse.

2002년 미국 "쏠트레이크" 동계올림픽대회때는, 사전에 운동유발성천식(EIA)이 있어 Salbtamol / Salmeterol을 사용하겠다고 허락/신고된 올림픽선수가 332명에 달하며, 그 중 20%의 선수는 IOC 의무위원회의 담당책임자였던 호주의 Dr. Ken Fitch에 의해서 진단이 부정확(불확실)하다는 이유로 신청한 약의 사용이 거부 되었고, 나머지 흡입허용이 된 80%의 선수 중에서 금메달 획득 선수가 3명, 은메달이 3명, 동메달 선수가 1명, 세계 기록 갱신 선수도 두 명 포함 되어 있었다.

더욱이, Salbutamol 같은 "베타 촉진제"가 운동선수의 경기력 향상을 시킬 수 있다는 수많은 연구논문이 발표 되어 있는 상황 하에서, 과연 이렇게 많은 선수가 흡입하고 있는 세계 정상급 올림픽 선수의 제한 없는 Salbutamol (Salmeterol) 흡입 상황을, 그리고 세계 기록 갱신까지 하고 있는 Salbutamol / Salmeterol 흡입 천식 선수 관리를 방관하고 있으면서, 과연 공정한 경기(Fair play)를 강조하는 스포츠 경기에서 이것이 윤리적으로나 스포츠 정신에 흠이 없겠는가? 이를 어떻게 대처할 것인가? 하는 것 등이 오랜 숙제 과제였으며, 국제올림픽위원회에서 10년 이상 논의를 계속해 온 어려움의 함정의 하나였다고 볼 수 있다.

2003~2005년 이후, IOC로 부터, WADA(세계 "반 도핑" 기구)로 이관된 후에도, EIA 환자 선수에 대한 관리 방침은 변한 것이 없이, 다만 EIA 환자가 확실하다는 의사의 확진 과정과 증빙서류의 제출 요건이 강화 된 것 만이, 새롭게 "치료목적사용면책"(Therapeutic Use Exemption, TUE)제도 이름 하에 강화되고 있을 뿐이다.

필자(김건열)는 2000년 "시드니"올림픽대회 개회 전에 개최되는 국제올림픽위원회 의무위원회에서, 〈올림픽선수 간에 남(濫)오용(誤用) 되고 있는 Salbutamol 문제와 그에 따른 부작용〉에 대해서, 당시 IOC 의무위원회 위원장이었던, Alex de Merode 위원장의 권유로, 152쪽 상당의 연구보고서(Monograph)를 만들어 구두 보고와 함께 IOC에 제출한바 있으며 (현재 로잔 IOC 도서관에 진열되어 있음), 이 연구보고서를 작성하기 위해 200여편의 세계 스포츠의학계 논문을 검색 탐독 정리 했으며, 이런 모든 과정에서 확신하고 있는 것은, Salbutamol 흡입의 Ergogenic Effect (경기력 향상효과)에 대한 확신이었다.

참고 Keun-Youl KIM: Mis-Use / Over-Use of Inhaled Beta-2 Agonist (Salbutamol) among World top class elite athletes 1999

따라서, 필자는 기회가 있을 때마다, 기존의 Salbutamol (Salmeterol)같은 베타촉진제의 올림픽경기에서의 관리 체계가 변해야 한다고 주장해 왔으며, 최근에는 두 가지 측면에서 이 방면의 규제가 강화된 것으로 감지하고 있다. 즉: (1) 선수의 EIA 진단을 위한 추가 증빙서류의 제출을 의무화하는 한편, (2) 선수 소변에서의 Salbutamol 농도가 1000 ng/ml 이하라야 한다는 구체적인 상한계 수치를 규정으로 제정하고 있다.

기관지천식(Bronchial Asthma) 및 운동유발성천식(EIA)의 임상적 진단 기준은, 불행히도 그렇게 100만불의 가치가 있는 올림픽금메달 선수의 운동유발성천식 유무를 확연하게 구분해 줄만한 객관적 기준이 없고, 또 있다고 해도 올림픽선수를 대상으로 현장에서 서류심사나 해서 그 진단의 진위(眞僞)가 가려질 성질의 질병이 아니라는 것이 문제가 되고 있다.

이하 아직도 문제가 되고 있는, 세계 정상급 선수 간에, 왜 그렇게 많은 EIA 환자가 있고,

註: 1994년 Norway국 Lilihammer 동계올림픽대회 때는, 하도 많은 올림픽선수가 Salbutamol을 흡입하고 있고, 하도 많은 Salbutamol을 흡입하며 경기하는 EIA 환자 선수들이 메달을 획득 하고 있어, Norway 지역 신문은 조간 첫 면 머리기사에서 "천식환자 선수들의 올림픽" 대회라고 까지 비유 보도 했었다.

이런 EIA 환자가 경기를 거듭 할수록 증가하고 있는데 대한 현존하는 WADA 관리 규칙 (International Standard for TUE)에 대해서 살펴보면 다음과 같다.

(1) 운동선수도 질병이 발생하면, 적절한 치료를 받을 권리가 있으며, 치료에 꼭 필요한 약이 만일 금지약물목록에 포함 되어 있다면, 경기 전에 취하는 절차에 따라, 미리 TUE(치료목적사용면책)신청을 소속 연맹(IFs)에 제출해 허가를 얻은 후, 치료를 받을 수 있다. 만일 경기 중이라면, 경기조직위원회 "도핑"팀에 문의하여 해당 스포츠 기구의 의무위원회 또는 TUEC(치료목적사용면책 위원회)와 상의하면 된다.

(2) 사전 TUE 신청시 유념해야 할 것은, TUE에는 두 가지가 있으며,

- 정식 TUE 신청서류 양식(TUE 신청서)

■ 약식 TUE 신청서류 양식(ATUE 신청서)

약식 TUE 신청(ATUE=Abbreviated TUE)을 할 수 있는 약은 두 가지 약에 한정되어 있으며, ATUE 신청은 규제당국(TUEC)에 완비된 신청서류가 접수 확인이 되면 효력을 발휘 한다는데서 TUE 와 행정 절차상 많은 차이를 가지고 있다.

(3) ATUE 신청에 속하는 두 가지 약은:

■ 운동유발성천식(EIA) 치료를 위한 "베타-2 촉진제(Beta-2 Agonist) (Salbutamol, Salmeterol, Terbutaline 등)의 흡입 사용과,

■ Glucocorticosteroid의 전신적 투약 [全身的 投藥, Systemic 투약(경구, 피하주사 정맥주사, 직장 내 주입 등)]을 제외한 투약 즉 관절내 또는 인대 주변 등에 주사하는 경우에, ATUE 신청서를 제출해야 하며, 피부에 바르는 外用투약 등은 ATUE 신청을 할 필요가 없다.

(4) TUE 신청은 반드시 관련 국제연맹(International Federation, IF)으로 신청해야 하며, 심사기구 (TUEC: Therapeutic Use Exemption Committee)의 사전 허가서를 얻어야 복약할 수 있는 약으로서, (3)에 속하는 두 가지 약 이외의 금지약물 목록에 포함되는 모든 약의 사용이 여기에 해당된다.

(5) TUE / ATUE 관련 신청서류 접수 허가 관련 업무와 관련 되어, 국내연맹(NF, National Federation)과 국제연맹(IF, International Federation), 그리고 각 국가에 설립된 국가 "반도핑" 기구 (예: 국가 도핑방지위원회 등, 우리나라의 "한국도핑방지 위원회 등)간의 업무 및 결정사항 연계 문제가 현실적으로 원활하지 못한 상황이어서, 상호 인정(mutual recognition) 및 상호의 정보 교환등 면에서의 개선책이 강구되고 있는 시점이다(2007년 6월, 오늘의 시점에서).

2005년부터 WADA Code, "International Standard for TUE" 규칙하에 본격적으로 실시되고 있는 TUE/ATUE 제도는, 위에서 개술(概述)된 5가지 규칙 하에 운영되고 있으나, 신청 및 허가 과정이 복잡하고, 이용자/필요한 선수/선수관리인 들에게 교육 홍보가 되어 있지 않아 적지 않은 혼선을 겪고 있는 것도 사실이며, WADA 로서도 개선의 여지를 인정하고 국제 관련기구 및 관련인들의 의견수렴 및 조사 연구를 진행하고 있는 분야이다.

지난 18년간, 국제올림픽위원회(IOC) 의무위원회와 아시아올림픽위원회(OCA) 의무위원회에서 일하면서, 이 분야의 일선 실무자로서의 의견을 정리하면 다음과 같으며, 앞으로 규제당국인 WADA 에 의해서 어떤 방향으로 개선 보완 결정이 되던 간에, 이런 오랜 진통과정이 있었음을 기록해 참고에 대신 한다.

(1) Salbutamol 및 Salmeterol 등 "베타 촉진제" (Beta-Agnonit)를, "운동유발성천식(EIA)" 이라는 의사 진단하에 올림픽선수 등 세계 일급선수들에게 무제한 흡입 허용 하고 있는 현 제도는 문제가 있으며, 앞으로 제도 개선의 필요성이 요구된다.

(2) "베타 촉진제"는 경구적으로 복약시 경기력 향상 효과가 있음이 Clenbuterol의 경우, 과학적으로 입증 되어 있어, Clenbuterol은 금지약물 목록에 속해 있으며, 따라서 같은 부류의 "베타 촉진제" 인 Salbutamol / Salmeterol도 경구 투약은 경기력 향상 가능성이 있음을 감안하여 현존하는 규칙에서도 경구투약이 금지 되어 있으며, EIA라는 의사의 확진이 첨부된 천식환자 선수에게만 (완비된 ATUE 신청서를 사전에 제출해야 함), 흡입제로서의 사용만이 제한 없이 허용되고 있다.

(3) 그러나 Salbutamol / Salmeterol 의 흡입 치료시의 약동학적(pharmacokinetics) 및 약리학적 소견을 살펴 볼 때, 이 들 약의 제한 없는 흡입시에도, 경구 투여시와 유사하게 높은 혈중농도 를 나타낼수 있음이 연구 보고 되어 있으며, 경구 투여시와 같은 약리작용을 나타냄이 많은 연구 논문에 보고 되어 있음을 상기하며…

(4) Salbutamol / Salmeterol 등의 베타촉진체의 제한 없는 흡입 사용도 규제되어야 마땅하고 당연하다고 할 것이다.

(5) 따라서 현존하는 "도핑" 규칙에는, Salbutamol 뇨중농도(尿中濃度)가 1,000 ng/ml 이상일 경우 "비정상수치" 로 규정하고 있다.

(6) 그러나, 현존하는 베타촉진제 사용 허가 규칙에는 다음과 같은 어려움과 함정이 있어, 앞으로의 선수의 건강 및 권리 보호 및 관리상의 개선을 위해서 개선되어야 할 과제라고 제시 할 수 있다.

① 운동유발성천식(運動誘發性喘息)(Exercise Induced Asthma=EIA) 진단에 대한 "진단 기준" 이 국제적으로 통용되는 공인된 기준이 없다.

② Salbutamol / Salmeterol 같은 "베타촉진제" 도, 경구투여시와 마찬가지로, 흡입 치료하는 경우도 운동선수의 경기력 향상을 초래할 수 있는 가능성이, 아직도 많은 연구자에 의해서 보고 되고 있고, 앞으로도 계속 추적 연구되어야 한다.

③ 세계 정상급 선수 간에 EIA란 모호한 진단하에 남(濫) 오(誤)용 되고 있는 베타촉진제(Salbutamol / Salmeterol) 흡입치료제에 대하여, 현재의 규제 규칙은 선수에게 부담만 주는 비효율적인 행정 절차로, 개선 되어야 한다.

④ 현존하는 뇨중 Salbutamol 농도 1,000 ng/ml 이상이 "비정상수치" 라는 판정은 비현실적인 높은 수치이며, 규제수치로서 기능하려면, 더 이상 하향 조정해야 한다.

⑤ 지금까지의 경험상 현존하는 규칙으로서, EIA 이라는 허위 진단하에 경기력 향상 가능성이 있는 흡입용 Salbutamol / Salmeterol 사용을 계속하면서, 국제경기상의 이득을 취해오는 사기선수(詐欺選手)(Cheating Athletes)를 색출하는데, 그리고 그런 선수들이 세계기록을 갱신하고, 올림픽메달의 영광을 차지하는 것을 지켜보면서도, 역할 할 수 있는 것이 없고 역부족한 현 규칙이라면, 차라리 그 복잡하고 선수에게 부담만 주는 ATUE 과정을 생략하는 새로운 제도도 수용해 볼 만한 발전이라고 생각할 수 있다.

⑥ 다만 대형 경기의 "도핑" 검사를 담당하는 검사실에서, "도핑" 검사의 "스크린" 검사에 Salbutamol / Salmeterol 등 베타-2 촉진제를 추가 함으로서, 1000 ng/ml 이상의 선수를 색출하여, 추가 조사를 실시하는 방향으로 전환함이 바람직한 개선책이라고 보여지며, 이렇게 하는 경우, "도핑" 검사실의 검사부담이 증가할 가능성이 있어 이에 대한 대처가 필요하게 된다.

(7) WADA 와 ANADO (Association of National Anti-Doping Organization) 또는 ASADA (Australian Sports Anti-Doping Authority) 등에서는, 현재의 ATUE 체계의 많은 문제점을 인식하고, 그 개선 방법의 모색의 일환으로 각 가맹단체로부터 의견을 수집 중에 있으며, 필자는 ATUE 보고체계에서 다음과 같은 개선 방안을 제시한 바 있다.(98쪽)

워낙 큰 문제에 대해서 큰 변화가 필요하다는 구체적인 문제점과 개선 방안의 제시 등 큰 도전을 한 나의 제안에 대해서 WADA가 어떻게 반응할까에 대해서는 나로서는 확실하지는 않지만, 그 경과를 함께 추적한다는 의미에서; "Proposed Opinion about ATUE process of International Standard for TUE" 전문을 여기에 소개한다.

註: WADA Code가 처음으로 실시된 2003년 이래 내년(2008년)이면 5년이 되며, WADA의 TUE 국제표준(International Standard for TUE)이 2005년 실시부터 2~3년이 지나는 시점에서, WADA는 그동안의 경험과 문제점을 보완하려는 노력을 한참 진행 중이며, 2007년 11월에 개최되는 "스페인"국 "마드리드" 세계 WADA 대회에서 WADA Code의 개정안이 합의 통과될 전망으로 있다.

(2008년 1월 시점에서의 추기: 2007년 11월 Spain Madrid에서 개최 되였던 세계 "반도핑" 대회에서 WADA Code의 전면 개정작업이 진행 보고 된바 있으며, 현재까지 2009년부터 발효되는 개정

된 WADA Code, International Standard for TUE에는 ATUE 제도가 전면 없어지며, ATUE 제도하에 복잡한 보고 및 허가를 받아야 했던 천식치료제인 흡입 베타-2촉진제(Salbutamol)의 사용과 Glucocorticosteroid 의 국소 사용이 훨씬 선수 측에 용이하게 변경될 전망에 있다.

그 동안 이런 방향의 개정 작업을 위해서, 그 분야의 오랜 경험에 입각해 선수측에 무리한 부담과 부당한 규칙으로 작용하는 것을 의료 전문인으로서 지적해 온 것이 유효 할 수 있었다는 생각에서 큰 보람을 느끼고 있다. 2009년도부터 발효되는 새로운 WADA Code, TUE 국제표준에는 필자의 의견이 100% 반영되는 개정안이 발효 되기를 기대하고 있다. (2008. 2. 22)

KADA Feedback on the "Draft of the Revised International Standard for TUE

(Version 1.1, January 2008)

Keun-youl KIM, M.D.

(President, Korea Anti-Doping Agency, KADA)

KADA (President: Keun-Youl KIM, M.D.) is expressing appreciation for the work of the "Daft of the Revised International Standard for TUE, version 1.1, January 2008", which has been disclosed on February 2 2008 at WADA website.

And also express appreciation for allowing feedback comment before submitting to WADA Executive Committee in May 2008, and KADA take it as a honor to submit following comments, wishing to have your attention and consideration.

quote

1) [ATUE process in its current form be abolished.] 〈unquote〉

(Comments)

(1) This decision will be applauded by all the athlete' s side personnel and the big workload of both athlete' s and TUEC will definitely be alleviated.

(2) The process for GCS (Glucocorticosteroids) (article 8.2), which will require a simple declaration through ADAMS, is another area to be applauded by the athlete' s community, and grateful for WADA' s decision.

2) However, I need to express special comments, regarding the article 7.13.

(particular conditions for asthma and its clinical variants.)

(1) The process and procedures of ATUE for Exercise-Induced-Asthma (EIA) in current form, is abolished, instead, it is relocated on article 7.0, as formal TUE application process, in case of Asthma and Beta-2 Agonist inhalation, as quoted followings.

quote

7.13: The Use of inhaled formoterol, salbutamol, salmeterol, terbutaline and/or inhaled Glucocorticosteroids, by athletes part of an international or National Registered Testing Pool (IF or NADO), or by any athlete who is taking part in an international event need a TUE submitted in accordance with this section 7. <unquote>

(2) This re-location of ATUE for Beta-2 agonist inhalation to formal TUE process, had been a arguing points of many athlete' s side concern, during the 2007 ANADO workshop which been held at Tokyo (September 15-17).

The workload and paper works for this relocation of ATUE process of Beta-2 agonist to TUE process, will not help to alleviated of athlete' s side workload at all, but rather will more increase the paper work of both team doctor who treating their athletes EIA and also to TUEC who going to evaluate the applications. (particularly during the Major game period, where need to be evaluated many & many TUE applications which been submitted under the excuse of "Emergency situation" and/or "Exceptional circumstances" .)

(Ref: Article 4.7 of 2008 version 1.1)

(p.s.: During the 2006 Doha Asian Game period in Qatar, there were more than 200 ATUE applications which claiming that their athletes were suffering from EIA and they need emergency situation to use Salbutamol (rapidly acting very effective bronchodilator) for treating their athletes patients.)

(3) In these context of ensuing problems, the article 7.13 need to be supplemented as follows, for the purpose of defining the category of "Athletes who need to submit formal TUE process stipulated on article 7.6", as a "Retroactive approval procedures" (a posterori TUE application validation process), only when athlete' s postcompetition urine concentration exceed 1.000 ng/ml salbutamol and/or equivalent strength concentration of other Beta-2 agonists such as Salmeterol or Terbutaline.

(Ref: article 8.0 : A posteriori Therapeutic Use Exemption application validation process of January 2008 version 1.1.)

Need to supplement as follows

[7.13: The use of inhaled formoterol, salbutamol, salmeterol, terbutaline and/or inhaled Glucocorticosteroids, by athletes part of an International or National Registered Testing Pool (IF or NADO), or by any athletes who is taking in an International event need a simple declaration as stipulated in article 8.0.

Athletes whose urine concentration of Salbutamol exceeding 1,000 ng/ml (and/or similar strength of other Beta-2 agonists), shall require the formal TUE process as stipulated on article 7.6, and need to have Retroactive Approval process, and will be informed individually by the TUEC Chair, in case of necessity.]

(p.s.: Athletes whose urine concentration of Salbutamol less than 1,000 ng/ml, will have no workload at all themselves except simple declaration via ADAMS in advance, until athlete be notified by TUEC to submit all the required documents shown on article 7.6., only when athlete' s urine salbutamol concentration to be exceed the threshold level of 1,000 ng/ml.)

(4) Article 8.0 A posterior TUE application validation process of Part Two of January 2008 version 1.1 (page 13), need to be supplemented more in detail, defining the category of who need a posteriori TUE Application validation process, and these process will screen (scrutinize) the athletes who need a "posteriori TUE process" by the threshold level of urine Salbutamol (or salmeterol) concentration, such as > 1,000 ng/ml.

■ Current Rule of T/E ratio (more than 4.0) ADRV policy is a good example of this posterori validation process, before condemn/deciding their ADRV.

The logistic of those proposal (Claiming):

1) Current Rule of Beta-2 agonists inhalation are:

(1) As long as team doctor of alleged athletes submit the Complete Application to use Beta-2 agonist under the medical diagnosis of Asthma (EIA), it is okay even though urine Salbutamol concentration exceed more than 1,000 ng/ml. In reality, there is no ceiling level (threshold level) of Salbutamol, as long as team doctor submit "Complete Application with all the necessary documents which supporting the diagnosis of Asthma (EIA)."

(p.s.: Scientific facts of Pharmacology and Pharmacokinetics show that it is very rare to have more than 1,000 ng/ml urine concentration even though very many and frequent use of salbutamol (salmeterol) inhalation.

(Ref: Keun-Youl KIM: Mis-Use/Over-Use of inhaled Beta-2 Agonist among the world top class athletes (its ergogenic effects on performance & hazardous effect). Report presented to IOC-Medical Commission during the 2000 Sidney Summer Olympic Game, Monograph, IOC Library, Lausanne Switzerland)

- Therefore, submitting the TUE Application (Complete application) by team doctor with supporting documents of diagnosis of EIA, is most important than anything else in the area of TUE and Beta-2 agonist inhalation issues.

(2) The issue of "Complete Application" is also very important and this became an issue of paper works more concentrating to "Diagnosis of EIA" and "What is the definition of Complete application", and "What could be a consequence of judging Incomplete application under whose defense in terms of liability", are at stake. (The Rule said that "Incomplete Application" will be returned to the submitting athlete, and athlete cannot use the necessary prescribed inhalation medication during the period of these convoluted paper work processing.)

- No medical doctor of NFs and IFs level be able to take whole those responsibilities with possible liability in comfortable and creditable way with transparency, when they dealing with many gray area of medical science / diagnosis and judging the completeness of submitting documents of ailing world class elite athlete.)

2) About the Diagnosis of Asthma / EIA, and its difficulties / controversies:

(1) Asthma / EIA (Exercise-Induced-Asthma) is not only one of the common illness among the young, youth and athlete population (especially EIA of elite athletes), but also its increasing incidence and prevalence have been documented in all over the world global population of 5 continents.

(2) The diagnosis of Asthma (EIA) is not an easy nor simple task among the practicing physicians of different part of the globe (5 continents), and the medical diagnosis of Asthma made by athlete' s team doctor is legitimate clinical diagnosis of their community standards of 5 different continents respectively, even though there exist considerable variation of diagnostic criteria. And nobody can argue the medical diagnosis of their athletes which been established and presented by their own locally licensed legitimate physician' s (team doctor' s) clinical diagnosis. This difficulties of diag-

nostic criteria and its interpretation are also applicable to the TUEC of many different level of ADO, ANADO, NFs and IFs, and even to the WADA TUEC, in my judgment of long years of Respiratory physician.

(p.s.: It can be challenged by the athlete group in case of denial of their presenting diagnosis of Asthma and not allow to have their treatment of inhalation of Beta-2 agonist, and it can make a court case which may drag for long time as court battle between the lawyers of both side.)

(3) One of the standard criteria for making the diagnosis of Asthma (EIA) is the measurement of FEV1.0 (Forced Expiratory Volume, one second) with Bronchodilator test (more than 15 % increase of bronchodilator drug effect). However, this FEV1.0 measurement is an Effort-dependent test, meaning that it is depend on subjective effort of testee' s and there is no objectivity nor reproducibility. (This is a known limitation of FEV1.0 measurement, and Forced Expiratory Flow-Volume Curve measurement becoming more commonly utilized objective pulmonary ventilatory function test, nowadays).

(4) With those reasons cited above, TUEC may encounter difficulties to differentiate (sorting out) between real asthma athletes who need beta-2 agonist inhalation treatment from cheating athletes who is trying to get benefit of its possible ergogenic effects of rapidly acting beta-2 agonist inhalation such as salbutamol.

(p.s. : There is no conclusion about the ergogenecity of beta-2 agonist inhalation even though many scientific literature documented its ergogenic effects on high concentration. Current Rule of WADA Code still have the ceiling level of 1000 ng/ml of salbutamol and it can be interpreted as its possible ergogenecity in high concentration, otherwise there is absolutely no reason to keep it on the prohibited list and keep making athletes difficult, even harassing, before and during the competition period.)

3) All athletes have legitimate right to be treated properly when they have illness, even though they belong to either national team or internationally prestigious team, and WADA International Standard TUE need to protect for all those athletes without harassing nor invading the athletes (human) right.

(1) Current Rule of ATUE for beta-2 agonist inhalation is too stringent to the ailing athletes without any solid reason to have such strict Rules of paper works, to all innocent Asthma (EIA) athletes.

(2) WADA Rule need to be strict enough to detect and sorting out the cheating athletes under the fake diagnosis of EIA, however, such number are small compared with the total Asthma (EIA) athletes population, and there is no need to harass all those innocent elite asthma (EIA) athletes with such stringent rules asking so many medical documents and expensive special examination results in-discriminatively under un-necessarily convoluted TUE rules.

(3) Urine screening method of salbutamol (salmeterol) which will scrutinize the cheating athletes with high urine concentration (■ Threshold level should be determined by WADA accredited laboratory based on previous many test results), and will be evaluated retrospectively (just like the case of high T/E ratio) (posterior evaluation process), before deciding (condemning) them as ADRV.

(4) Only problem of these improved change will be an increased laboratory workload during the game period, however, it will be a small additional burden compared with all the difficulties,

harassment and burden of the athlete' s communities.

4) References:

(1) WADA TUE Guidelines, version 1.0, January 2007.
(2) WADA Code, International Standard for TUE, 2007 Amendments version 1.0.
(3) WADA International Standard for Therapeutic Use Exemptions, in force January 1st, 2005.
(4) WADA I.O.Report Olympic Summer Games 2004 Athens, IV TUE 63-67.
(5) WADA I.O. Report 15th Asian Games 2006 Doha Qatar, Item 4-TUEs, Page 5,6.
(6) Keun-Youl KIM: Report on IOC-MC session, 2000 Sidney Summer Olympic Game, "Mis-Use / Over-Use of Inhaled Beta-2 Agonist (Salbutamol) among World top class elite athletes", IOC Library, Lausanne, Switzerland.
(7) WADA: Medical information to support the decision of TUEC, V 1.0, Feb" 07.
(8) ANADO Workshop, Tokyo Japan, September 15-17, 2007.

Prepared and Submitted by:

Keun-youl KIM, M.D.
President, Korea Anti-Doping Agency (KADA)
WADA, TUE Working Group member (2008)
Member, Medical Committee, Olympic Council of Asia (OCA)
Advisor, TUEC of Olympic Council of Asia

(On the date of February 11, 2008)
Seoul, Republic of Korea.

추기 2008년 5월 16일 발표된 WADA의 개정된 "치료목적사용면책(TUE) 국제표준 ISTUE" (2009년 1월 1일 발효)에는 필자의 의견이 많이 반영되어 있으며, 특히 부록(Annex) 1에 첨부된 "천식선수 TUE 신청에 요구되는 최소한의 의료문서(minimal requirement for the medical file to be used for the TUE process in the case of asthma)"는 필자의 성안에 의한 부칙(附則) 문서임. (2008. 5. 21)

6. "매리언 존스" (2000년 시드니올림픽 5관 여왕)의 몰락의 경우:

2000년 "시드니" 올림픽의 5관 여왕이었던 미국의 단거리 선수 "메리언 존스(31)가 올림픽 메달의 영예와 온갖 혜택을 7년간이나 영유한 끝 2007년에, 금지약물을 복용한 것이 판명되어, 5개의 올림픽메달(金 3, 銅 2)의 반납은 물론 전 세계인과 스포츠계의 실망과 분노를 일으키게 했던 사건은 우리들의 기억 속에 남아 있는 불편한 사회부조리(社會不條理)일 뿐 아니라 올림픽의 역사 및 스포츠의 앞날을 어둡게 해 주는 큰 사건으로 계속 인용될 전망이다.

미국 올림픽위원회(USOC)측은 "스포츠에서 부정한 승리는 취소돼야 한다"며 "불행한 일이지만 우리의 승리에는 속임수가 있었고, 따라서 세계의 다른 모든 선수들에게 불공정한 것이였다" 라고 공식 발표 했고, "라민디악" 국제육상경기연맹(IAAF) 회장은 "존스의 약물 복용은 육상의 비극이며, 그는 최악의 사기극을 벌인 인물로 기억될 것이다" 라고 해당 담당기구의 책임자로서 참담한 심정을 발표 한 바 있다.

국제올림픽위원회(IOC)는 존스의 시드니 올림픽 기록을 무효로 함은 물론, 존스는 법정의 위증죄(僞證罪)로 형벌(刑罰)대상에 올라 있는 범법자로 전락하고 말았다.

어떻게 이런 일이 일어날 수 있는가? 누구나의 머릿속에 떠오를 이런 질문에는 다음과 같은 "도핑" 과학(Doping Science)의 한계점이 도사리고 있다.

(1) "도핑" 과학은 하루가 다르게 발전하고 있는 최첨단 과학 분야이며, 약학, 인체생물학, 생화학, 약물동태학(pharmacokinetics), 약물내분비학(pharmacoendocrinology), 유전약리학(pharmacogenetics) 등등 각 분야의 새로운 학문이 관여된 종합 과학의 첨단 분야이며, 특히 지구상 5대륙의 다른 인종과 생활환경의 선수들을 대상으로 하는 인체 과학 분야라는데서, 각종 변이성(變異性)과 정상/비정상 범위치에 대한 설정의 어려움이 산재해 있다.

(2) 세계 "도핑" 계에는 엄청난 자금의 흐름을 가지고 있는 지하조직(Clandestine industry)이 있어, 도핑검사에 색출되지 않는 도핑 약재 개발에 첨단과학을 동원해 새로운 "도핑" 약을 개발하고 있으며, 세계 도처의 엘리트 선수(및 선수측 사람들)도 이러한 "도핑" 검사에 색출되지 않는 "도핑" 약을 찾아 내통하고 있는 지하 조직이 큰 돈의 움직임하에 작동하고 있다.

(3) 그러나 규제 당국의 "도핑" 검사 색출기술(索出技術)은, 항상 한 발 뒤 처져 있어 지하 개발 기업의 새로운 약재 개발에 못 미치고 있으며, 올림픽경기 때 마다 항상 새로운 "도핑" 약이 등장하여 규제당국의 어려움을 가중시키고 있고, 경기가 끝난 후 오랜 세월에 걸친 스포츠중재재판소(CAS. Court of Arbitration in Sport)의 중재하에 있거나 고비용 장시간이 걸리는 법정 투쟁에 휘말려 있는 경우가 많다.

(4) "매리언 존스" 선수가 부정 사용한 "도핑" 약은, 근육강화제의 일종인 "테트라하이드로 제스트리논(tetrahydrogestrinone, THG)" (일명: 클리어)이며, "존스"는 이 약을 시드니 올림픽 해(年)인 2000년- 2001년 사이 계속 사용한 것으로 판명되어 있고, 이런 사실을 수년 동안 숨겨오고 법정에서 위증한 죄로 형사처벌을 받고 있다.

참고 미국은 anabolic steroid의 유통에 대해서 엄격한 규제를 실시하는 국가이며, 이 약을 부정 처방한 의사에게도 2년형을 주는 엄한 연방법이 시행되고 있는 나라이다.

(5) THG (Tetrahydrogestrinone)(일명 Clear)란 어떤 약인가?

THG는 anabolic steroid (남성홀몬제)에 속하는 약으로, 일종의 designer drug(약물설계로 만들어진 약)이며, 금지약물에 속하는 anabolic steroid 계통의 약인 gestrinone, trebolone등과 유사한 부류의 약이고, 미국 FDA의 금지약물에 분류되어 있고 구조식은 $C_{21}H_{28}O_2$이다.

이 약은 미국 제약회사인 BALCO (Bay Area Laboratory Co-operative)에 의해 개발 되어 미국의 존스 선수를 위시한 여러 명의 엘리트 선수들에게 보급된 것으로 알려져 있고, 세계 기록갱신을 위한 안전하고도 검출 안 되는 좋은 약으로 그러나 고가의 거래 가격으로 은밀하게 보급 되어 온 약이었다.

BALCO 는 미국의 영양보충제제약회사(nutritional supplement company)이다.

(6) 결론적으로, 도핑 검사에 색출이 안 되는 새로운 도핑약이 5 개의 올림픽메달 획득 선수에서, 경기가 끝 난지 7년의 세월이 흐른 뒤에, 오랜 법정 공방 끝에 세상에 밝혀짐으로서, 세상의 영예를 안았던 선수는 물론, 세계인 및 스포츠인과 "올림픽" 운동(Olympic movement) 및 전 스포츠 애호가들에게 엄청난 충격과 스포츠에의 회의(懷疑) / 과학의 한계를 느끼게 해준 사건 이었다.

참고 스포츠의 도핑검사 시료는, 8년의 출소기한법(出訴期限法)(8년동안 추적 가능)으로 관리되고 있으며, 도핑검사 시료가 8년까지 보관되어 계속 검사될 수 있게 되어 있다. 따라서 "존스" 선수의 사기행각(詐欺行脚)이, 7년에서 1년만 더 큰 거짓말로 버티었었다면, 이런 국제적인 사기극이 영원히 묻혀 버릴 뻔 했던 아슬 아슬한 사건이었다.

7. 미국의 "Mitchell Report" (2007년)와 세계 프로 스포츠의 "도핑" 관리

2007년 12월 13일에 세상에 공표된 미국 상원의원 George J. Mitchell 의, 미국 프로 야구(Major League Baseball, MLB)계의 "도핑" 실태는 당사 기구인 MLB 뿐만 아니라 야구의 나라 미국 및 전 세계인의 관심과 우려를 일으켜 주었고, 실명으로 거명된 세계에 이름을 떨치고 있는 선수들과의 공방전이 아직도 법정투쟁으로 이어지고 있고, 언제까지 이 조사사건의 논쟁이 계속 되고 언제 결말이 날지 모르는 상태로 진행되고 있다.

참고 Geogre J. Mitchell: Report to the Commissioner of Baseball of an independent investigation into the illegal use of steroids and other performance enhancing substances by players in Major League Baseball. December 13, 2007. Copyright: 2007 Office of the Commissioner of Baseball. All right reserved.

350 쪽 분량의 이 대형 보고서는 그 Summary Recommendation (요약 및 권고)만 해도 37 쪽에 달하고 있어, 간단히 몇 장의 결론으로 정리하기가 쉽지 않으나, 중요하게 지적된 실태를 정리하여 간단히 소개하면 다음과 같다.

1) 조사 및 보고서에 관하여

(1) 지나간 수 십 년간, 미국 프로야구(MLB)계에서는, 미국 연방법에 위반되고 미국 야구정책에 위반되는 Anabolic steroids와 기타 종류의 경기력향상 목적의 "도핑" 약제 사용이 광범위하게 만연 되어 있었다.

(2) 이런 사실에 대해 클럽(Club) 관계자들의 관리는 그 동안 비 효율적이었지만, 2002년에 채택된 "의무적인 무작위 약물검사(mandatory random drug testing)"로 전기(轉機)와 추진이 마련 되었고, 이를 계기로 "도핑" 검사에 검출되는 "도핑" 약제의 사용이 감소되는 경향을 나타냈다. 그러나 성장호르몬(HGH, Human Growth Hormone)의 사용은 오히려 증가 추세를 보였으며, 이는 성장홀몬의 사용은 소변검사에서 검출이 불가능하기 때문이었다.

전 New York Mets 클럽 하우스 종업원이였던 Kirk Radomski는 2005년 까지 선수들에게 많은 성장홀몬을 판매한 인물이었다.

(3) 이 보고서는 집중적인 조사결과(the product of intensive investigation)이며, 왜 이런 문제가 생기는지에 대한 보고서이다.

(4) 본 조사는 선수와 BALCO (Bay Area Laboratory Co-operative)회사가 "도핑" 건으로 관여 되었다는 폭로에 의해서 촉구된 바 있지만, 우리가 밝혀낸 사실은, 이러한 불법행위가 몇 사람의 선수나 몇 개의 클럽에 한정 되어 있는 것이 아니고, 수 많은 선수와 클럽들이 관계 된, 실지로 30 개 이상의 클럽 및 선수가 관여 되어 있었다.

(5) 2002년 상황으로서 National League의 일급선수였던 Ken Caminiti의 평가로는 "적어도 반수" 이상의 선수들이 anabolic steroid를 사용했다고 진술하고 있다. 오래동안 St. Louis Cardinals 팀의 코치였던 Dave McKay의 평가로는 30%의 선수가 anabolic steroid를 사용했다고 진술하고 있다.

(6) 2003년도 검사에서 MLB에 참여했던 5~7%의 선수에서 경기력 향상 목적의 "도핑" 약제가 검

출 되었다.

2) 문제는 심각하다. (The problem is serious)

(1) 경기력 향상목적 약물의 불법사용은 경기(스포츠)정신의 보전(保全)에 심각한 위협이 되고 있다. 선수들 간에 광범위하게 만연 되어 있는 약물 사용은 정직한 선수에게 불이익을 줄 뿐만 아니라 야구 경기의 각종 기록 성취(갱신)에 의문을 던져주고 있다. 선수 경력을 가진 한 인터뷰 선수에 의하면, 선수간의 가장 큰 불평이 "저 친구선수는 steroid 먹고 있고 내 자리를 뺏었다"는 것이었다.
(2) 경기력향상을 위한 이런 불법적인 약물사용은 또한 인체에 심각한 여러 종류의 부작용을 초래해 선수 건강에 위해가 된다.
(3) MLB 선수자신들 뿐만 아니라, 젊은 선수와 청소년에게 까지 나쁜 영향을 끼쳐 불법 약물의 남오용을 부추기고 있다. 어떤 조사에 의하면 고등학교 학생간에서도 불법 약물사용의 빈도가 3~6%에 달한다고 알려져 있다.

3) 적용 법률과 MLB 정책:

Anabolic steroids(남성홀몬제)는 연방정부단속물질법(Federal Controlled Substance Act)에 속하며, 2004년 부터는 음식보조물(food supplement)의 androstenedione과 다른 스테로이드 전단계물질(steroid precursors)도 단속 물질에 포함 되어 있다. 이런 법조례(法條例)가 의미하는 것은, 적법하게 의사로부터 처방 받지 않고 이런 약을 쓰거나 지참하는 것은 불법임을 의미 한다. 성장홀몬(Human Growth Hormone, HGH)은 의사처방약에 속하며, 극히 특수한 경우를 제외하고는 HGH을 처방하는 경우는 드문 상황이며, HGH은 항(抗) 노화나 미용(美容)용으로 사용이 허용된 적은 없고, 더구나 선수의 경기력 향상 목적으로 허용된 것은 없으며, 이런 목적으로 의사가 HGH을 처방을 발행하는 것은 연방법 위반이 된다.

4) The BALCO Investigation:

(1) 커미셔너(Commissioner)(야구감독관) Selig씨는 "Game of Shadow"라는 책에서 밝혀진 MLB 선수들이 BALCO 회사가 공급하는 "도핑" 약을 불법적으로 사용하고 있고 "트레이너"인 Greg Anderson이 관여 되어 있다는 내용이 발표 된 후, 나에게 본 조사를 실시하도록 요청해왔다.
(2) 본 조사가 진행되는 동안, BALCO 회사에 대한 연방정부형사범죄 조사가(federal criminal investigation) 진행 중이었다.
(3) 2007년 11월 15일에는, 전 San Francisco Giant 팀의 Barry Bonds 선수가 대배심(大陪審) 증언에서의 위증(僞證)으로 기소(起訴)되어 있는 상태였다.

5) 권고 사항 (Recommendation):

다음의 권고 사항은, 감독관(commissioner) 자신이 일방적으로 실시 할 수 있는 부분과 선수조합(players association)과의 동의가 필요한 단체교섭(collective bargain)을 통해서 실시할 수 있다. 이 권고 사항은, 세 가지 원칙 분야에 초점을 맞추었다. 즉:
① 검사미실시 증거에 의한 조사 ② 선수 교육 ③ 보다 개선된 검사 프로그램의 필요성.

(1) "커미셔너"(감독관)는 조사국(Department of Investigation)을 만들어 선임 행정관(Senior Executive)을 임명해 MLB 회장에게 직접 보고하게 하고, 경기력 향상물질을 불법 사용하는 경우 즉각 조치를 취할 수 있게 한다.

(2) "도핑" 목적 약제 사용의 건강위해 위험성에 대한 교육 프로그램 개선.

(3) 검사(testing program)실시의 확대와 별도의 독립기구(independent authority)에 의해서 실시

6) 결론 (Conclusion):

(1) MLB 에서의 Steroid 사용은 넓게 만연 되어 있다. 많은 선수들이 현재는 HGH (성장홀몬)사용으로 전환 되어 있다. 그 이유는 현재 이용되고 있는 검사기법으로는 소변 시료에서의 HGH의 검출이 불가능하기 때문이다.

(2) 이런 물질을 사용하는 소수의 선수들은 잘못된 것이고, 연방정부법을 위반하고 있고, 야구 정책에도 위배되고 있다.

(3) 불법적으로 이런 물질을 사용하는 것은 여러 사람이 관여 될 수 있지만 결국은 선수 자신이 책임을 져야 한다.

(4) 문제를 해결하기 위해서는 과거의 일을 알고 이해하는 것이 필요하며, 본 조사가 시작된 것은 "커미셔너"의 옳은 판단에서 시작 되었었다.

(5) 그러나 이제는 앞으로의 문제 해결에 주력해야 한다. 본 보고서에 제시된 내용의 실시가 곧 문제 해결의 첫 발걸음이 될 수 있다.

제 8 장

우리나라 “도핑”관리의 함정, 한약(韓藥) /보약(補藥)

한의학(韓醫學)은 우리나라의 경우 중국이나 일본 등 다른 동양 국가에 앞선 의료시술형태로서 국가 관리 의료제도권(醫療制度圈)내 의술로서 자리 잡았고, 다수국민의 의식 속에 깊숙이 뿌리내리고 있는 의료가 되어 있음은 부인할 수 없다. 그 나름데로 국가의 제도권 의료 형태로서 국민의 건강관리에, 특히 임상치료에 한계가 있는 노인성 퇴행성 질환의 관리 측면에서 공헌하고 있음은 인정되고 있다.

그러나 국가 대표 급 선수의 건강관리나 "도핑" 관리 측면에서는, 한약(漢藥)과 보약(補藥)이 늘 문제를 제시하고 있어, 이 방면에 대한 특별한 관심과 대책이 요구 되고 있다. 특히 신체의 어떤 기능에 어떻게 좋은지도 가릴 것 없이, 그저 막연히 신체의 원기를 회복하는데 도움을 얻겠다고 광범위하게 복약하고 있는 보약(補藥)은, 일반 국민이나 국가 대표 급 선수들 간에도 널리 통용되고 있는 관습으로, "도핑" 에 관한 한 잘못된 사회통념(社會通念)(Myth)이라고 지적하지 않을 수 없다.

이런 문제와 관련하여, 지나간 20년간 필자가 직접 경험했던 실예(實例)를 바탕으로 우리나라 대표급 간판 스타 선수들의, 한약/보약과 "도핑" 에 연루 되었던 문제를 기록하며, 다시는 이런 일이 반복되지 말아야 한다는 각오를 다짐하고 있다.

1. "1986년 서울 아시아대회" 금메달 선수 두 명(육상의 JJK 선수 및 사격의 BJA 선수)에서 검출된 금지약물 "Ephedrine 양성" 사건과 그 처리 과정.

(1) 건국 이래 최대의 국내 개최 국제스포츠 행사였던 1986년 "서울아시아경기대회"는 온 국민과 정부의 적극적인 성원하에 만반의 준비와 환영 일색의 분위기로 성대한 개회를 시작했었다.

(2) 그러나 개회 후 초반에 문제가 된 당시 국내의 스타 선수로서, 육상의 JJK 선수와 사격의 BJA 선수 등 쟁쟁한 이름의 선수들이 금메달을 획득한 후 받은 "도핑" 검사에서 Ephedrine(에페드린)이라는 흥분제에 속하는 금지약물이 검출되어, OCA 의무위원회(Medical Committee)에, 인비(人秘)(Confidential) 보고 되었다.

(3) 당시 OCA 의무위원회 위원장인 "김집" 박사와 간사(Secretary)인 필자는 이 보고를 받고, 당시 대회 시작 후 초반에 발생한 이 Ephedrine 양성이 "도핑" 양성으로 판정 되어 금메달이 박탈되는 경우의 상황은, 그때의 심정으로는 상상하기도 힘든 그런 극한의 상황 이였으며, BJA 선수가 속한 사격 팀의 단체상 금메달 까지 합치면, 대한민국 선수단의 초반의 3개의 금메달이 걸려 있는 대형 "도핑" 사건 이었다.

(4) 당시의 "도핑" 관리 "결과 처리(Result Management)" 원칙은 검사실에서 "도핑" 검사결과가 인비로 의무위원장에게 보고 되면 제일 먼저 취하는 수순이 소변 검사에서 검출된 "ephedrine 양성" 이 "도핑" 규칙 위반에 해당되는지 여부를 가려내는 의학적인 전문분야 검토가 의무위원회에서 치료목적의 사용여부를 포함하여 심도 있게 토의된다.

(5) 1986년은 OCA가 주관하는 아시아대회(Asian Games)로서는 처음으로 철저한 "도핑" 관리를 시작한 대회로서, 40여개 국가의 개발정도가 크게 다른 아시아국가간의 "도핑" 관리와 금지 약물에 대한 홍보 및 교육이 미진한 상태였던 시기였다.

(6) 따라서, 서울 86아시아대회가 개최 되었던 초기 OCA 의무위원회의 결정으로서, 이번 1986년 아시아대회 때의 "도핑" 관리 내부적 원칙으로 "근육강화홀몬제" 계통의 금지약물을 주요 관리 대상으로 하며, 사회에서 흔히 사용하는 민간약에 포함 되어 있는 흥분제 등의 규제에는 확실한 경기력 향상 목적의 사용 증거가 없는 한, 융통성 있는 결정을 하기로 결의한 바 있었다. 그리고 이런 결의가 가능했던 것은 위원장인 "김집(金潗)" 박사와 간사(Secretary)인 필자의 회의 주도가 있었기에 가능

했었다.

(7) 결국 이런 결의 하에 JJK 선수와 BJA 선수의 금메달은 경기력 향상 목적의 사용이 아니라는 결론 하에 "도핑위반" 의 증거 부족이라는 결정으로 합법적으로 회생 가능케 되었으며, 결과적으로 86 아시아대회 초반의 대한민국"팀" 세개의 금메달이 살아나게 되였었다.

(8) 그러나, 이런 상황이 국제대회에서 현재 재현된다면, 이는 도저히 피할 수 없는 징계 대상이 되며, 왜 우리나라의 간판 스타 선수들에서 Ephedrine이 자주 검출 되는지에 대한 심각한 자성이 있어야 할 것이다.

(9) 당시에 해당 선수에게서 청취한 경위에서는 절대로 경기력 향상 목적의 약물 복용은 없었다고 진술하고 있었으며, 건강식품이나 보약 또는 여자선수들이 흔히 복용하는 민간약 등에 ephedrine이 포함 되여 있었던 것으로 당시 결론지었었다.

(10) 우리 주변에서 많이 사용되고 있는 한약과 보약에는 상당량의 Ephedrine이 포함 되여 있음에 운동선수들이 한약을 복용할 때는 "도핑"금지약물에 대한 각별한 주의와 관심이 절대로 필요하다.

참고로 1986 서울 아시아대회 때의 "도핑" 위반 사건 12건의 내용을 소개하면 다음과 같다.

註: "도핑"위반에는 "홀몬"제 검출 선수에게만 적용했음

국가	경기	금지 약물 종류위	위반건수
Iran	역도, 레스링	Nandrolone	5
India	역도, 복싱	Nandrolone	4
Saudi Arabia	역도	Nandrolone	1
Iraq	육상	Nandrolone	1
Thailand	육상	Nandrolone	1

참고 Nandrolone 이라는 남성홀몬제 근력강화제는 1986년 당시로서는 최근에 개발된 도핑계의 신약(新藥)으로서, 표에 나타낸 바와 같이 5개 아시아국가에서 종목이 다른데도 불구하고 획일적으로 같은 약이 복용되고 있음은 스포츠계에서도 이런 약제에 대한 정보가 빨리 국가간에 확산되고 있음을 말해 주고 있다.

2. 1991년, (영국 "셰필드"세계 U 대회) 마라톤 우승선수인 HYJ 선수의 보약(補藥)과 보조식품(補助食品)에 얽힌 이야기:

1992년 "바르셀로나" 올림픽의 마라톤 우승으로, 대한민국의 "국민적 영웅과 민족혼의 승리자" 로 되여 있고, 1992년의 동아일보 "올해의 人物" 로 되여 있는 국내 · 외를 막론한 국제적 인사가 된 HYJ 선수와는 여러번의 국제대회 우승 때 마다 "도핑" 검사실에 동행하거나 "도핑" 검사실 시료채취 과정 감독관으로서 만나고 한 인연으로 서로를 잘 알고 있다. 1991년 영국 "셰필드" 세계 U대회 마라톤 우승 때와 1992년의 "바르셀로나" 하계 올림픽 우승 때, 그리고 1994년 일본국 "히로시마" 아시아대회 때의 우승 등등 여러 번의 만남 중, 그 첫 번째의 만남이 HYJ 선수가 국제적 마라톤 선수로 첫 등극한 1991년 영국 "셰필드" 세계 U대회 때의 일이며, "도핑" 관련 문제가 우리 선수들에게 발생 할

때는 아직도 그 때 기억이 선명 하다.

그 때 한국선수단 "팀닥터"로 참석했던 필자와 당시는 무명의 마라톤 선수였던 HYJ 선수와 경기 출전을 앞두고 복용하던 환약(丸藥)(한약)을 가지고, 어려움을 겪었던 기억이 생생하며, 그 때 그 환약을 먹게 했더라면, 오늘의 HYJ 선수가 없을 수 도 있다는 확신을 지금도 가지고 있다.

(1) 한국 선수단이 선수촌에 입촌한 다음날 개최된 선수단 임원회에서 "팀닥터"인 필자는 선수들이 복용하고 있는 모든 약, 강장제, 보약의 신고를 코치 감독을 통해서 강제적으로 신고를 받게 했는데, 그때 마라톤 종목에 출전했던 HYJ 선수도 3가지 약을 신고해 왔다. (두 가지 약은 한국에서 출국 때 가지고 온 丸藥이고 한 가지는 현지에서 구입했다고 하는 jelly 형태의 보조식품이였음)

(2) 결국 "성분이 불확실한 약은 복용금지"한다는 원칙아래, HYJ 선수가 보관하고 있는 2가지 약과 한 가지 보조식품을을 모두 회수 하고 섭취하지 못하게 했고, 그 과정에서 HYJ 선수와 많은 어려움과 심리적 갈등을 서로가 겪어야 했다.

(3) 젊고 혈기 찼던 HYJ 선수를 대상으로 많은 시간을 함께 하면서, 심리요법 측면에서 선수를 달래기도 하고 위협도 하면서 "우승을 한 경우 무슨 약인지도 모르고 먹다가 도핑검사에 걸려 메달을 뺏기고 출전 정지 처분을 받게 되는 날에는 이는 무슨 국가적 망신이고 앞날이 창창한 HYJ 선수의 선수 생활은 끝나고 우리들 모두 서울 시내를 무사히 못 다니게 될 것이다"라고 엄포도 주면서 2~3일간의 어려운 설득과정을 겪고 HYJ 선수가 먹고 있던 모든 약을 회수 했었다.

(4) 의지의 사나이 HYJ 선수는 "팀닥터"의 강하고 지속적이고 소신과 애정에 찬 설득을 받아들였고, 잠시의 실의(失意)기간을 극복하고, "그 약 먹지 않고서도 할 수 있다"는 각고(刻苦)의 결심으로, 마라톤 당일 선전한 끝에 우승하는 대업을 성취했다.

(5) 동시에 HYJ 선수가 심리적으로 의지하고 먹겠다고 주장하던 보약을 못 먹게 해 심적 부담을 가졌던 필자는 죄의식에서 벗어남과 동시에 그 누구보다도 더 큰 기쁨을 만끽 할 수 있었고, "팀닥터"로서의 보람도 느꼈었다.

(6) 지금 생각해도, HYJ 선수가 우리나라에서 출국할 때부터 복용하고 있던 두 가지 환약과 "세필드" 현지에서 구입한 jelly 형태의 성분 모를 세 가지 약을 섭취하면서 경기에 임했었더라면, "도핑" 검사에 색출 될 가능성이 아주 컸음을 부인할 수 없다고 확신해 국가 대표 급 선수의 복약 관리가 얼마나 중요한가를 예시하고 있다.

註: 이 글이 국민의 영웅 HYJ 선수의 "이메지"에 흠이 되지 않았으면 하는 조심스러운 기원(祈願) 아래, 앞으로의 국가적 실수를 예방하기 위해 "사실"로서 남기기 위한 기록임을 양해 바라고 있음

(7) 당시 서울 시내의 유명 한의사에게서 처방된 환약에 "스테로이드"가 함유 되여 있다는 이야기는 비밀 아닌 널리 알려진 사실이며, 관절염에 특효약이라고 입소문을 통해 노인층 관절염환자에게 고가로 판매되고 있는 환약(丸藥)의 피해는 바로 내 가족인 장모(丈母)가 피해자로 예증(例證)되고 있다.

(장모는 장기간의 환약 복용 끝에 당뇨병과 좌골 골절상을 입고 기동을 못하고 3년 이상을 누워서지내시다가 돌아가셨음을, 의사로서 예방 방지 조치 못 한데에 죄책감을 통감하고 있다.)

(8) 시중에 남용되고 있는 스테로이드에는 두 가지가 있으며, 만병 통치약으로 인용되고 있는 Glucocorticosteroid 계 약품과 근력강화(筋力强化)목적으로 남용되고 있는 Mineralcorticosteroid 계 약품 등 두 가지가 있다. 두 가지 스테로이드 모두 "도핑" 금지 약물로 분류되고 있으며, 전자의 경우는 선수의 치료목적 사용의 경우에 한해서 사전에 의사의 진단시 및 진단 근거를 포함해 "치료목적사용면책"(TUE, Therapeutic Use Exemption) 신청서를 제출해 사용 허가를 받아야 사용이 가능한

항목이며, 후자의 경우는 절대로 사용이 금지 되여 있는 약물이다.

(9) 따라서, 우리나라 시중에서 유통되고 있는 출처 미상 성분 미상의 환약(丸藥)과 보약(補藥), 및 보조식품 영양제 등은 스포츠에서의 "도핑" 문제에 관한 한 절대로 안심 할 수 없는 함정(陷穽)이라는 것을 선수나 선수 지원인력은 물론 규제 당국이, 선수의 건강 보호차원과 "도핑" 방지 예방 차원에서 적극적으로 대처해야 하며, 이 분야의 "도핑" 위반 사건은 지금도 계속 반복되고 있다는 데서 지속적으로 교육되고 홍보되어야 할 항목 이라고 강조하고 있다.

(10) 2007년도의 우리나라 전국 동계 체육대회에서도 한국의 간판 급 대표 선수에서 유사한 한약(韓藥) 복용 후 도핑 위반 사건이 색출되고 있어 이 문제가 과거의 문제가 아니고 지금도 진행되고 있는 문제임을 예증하고 있다.

참고 XII-1, 13, 15

3. 1994 "히로시마" 아시아대회 마라톤 우승자 HYJ 선수의 청심환(淸心丸):

"국민의 영웅", "92 바르셀로나 올림픽의 영웅" HYJ 선수는 온 국민 온 세계의 관심 속에 1994년 "히로시마" 아시아 대회의 마지막 육상경기의 Finale 종목 마라톤 경기에서 다시 우승 테이프를 끊음으로서, 변함없는 세계의 세기의 마라톤 선수라는 것을 세계에 과시했으며, 다시 한번 세 번째의 도핑 검사실에서의 맞남을 가지게 되였었다.

(1) HYJ 선수가 우승 테이프를 끊고 나서 한 동안의 인파 속에 시달리다가 "도핑" 검사실에 들어왔고, 필자는 OCA 의무위원으로서 그날 마라톤 입상자의 도핑 검사 감독관으로 임석했는데, 일본말이 불편한 한국 선수에게는 일본어가 가능한 필자가 "도핑" 검사 수순의 통역을 맡아 말을 통역 옮겨 주고 있었다.

(2) "도핑" 검사 서류에는 지난 "3일간 먹은 약이 없느냐"는 질문란이 있고, 그 질문을 옮겨 묻는 나의 질문에 HYJ 선수는 "감기 기운이 있어서 '우황청심환' 을 먹었다" 고 우리말로 답변했고, 그리고는 "어떤 회사 것이냐" 는 나의 추가 질문에 "모른다" 라고 답변했다.

(3) 순간, 나의 마음은 한 없는 근심거리에 휩쌓일 수 밖에 없었고 HYJ 선수 같은 대형 국제선수, 국가의 상징이자 국민의 영웅이 된 이 선수가, 그런 영예를 안은지 2년도 안된 시점에, 어떻게 "히로시마 아시아대회" 마라톤 출전 3일전에 성분 미지의 "우황청심환" 을 먹고 태연하게 "도핑" 검사를 받는지, "도핑" 에 대한 전연 무관심한 태도에 대해서 큰 염려가 되었고, "우황청심환" 이라는 약명은 국제 약품명에도 없는 한약제여서 "도핑" 검사서 질문난에는 그냥 Woowhang Chungsimwhan 이라고 기재 하라고 담당관에게 주문할 수 밖에 없었다.

註: 우황청심환(牛黃淸心丸)은 소의 쓸개에 병적으로 생겨 뭉친 물질을 원료로 만들어진 민속약으로 심경(心經)의 열을 푼다는 "만병 통치약" 비슷하게 통용되고 있는 민간 약임

(4) 우황청심환은 약이라고 제조 판매하는 회사에 따라 그 내용에 차이가 있을 뿐만 아니라, 금지 약물에 속하는 약이 포함 되여 있는 경우가 많아서, "우황청심환" 이라고 해서 "도핑" 관리 측면에서 볼 때 다 같은 "우황청심환" 이 아니며, 고도의 "도핑" 위험 약물로 분류하고 있는 민간 약품이다. 그 많은 종류의 우황청심환 상품 중에서 금지 약물이 포함 되여 있지 않다는 것을 확신할 사람은 아무도 없는 상황에서 가슴 조리는 걱정이 있을 수 밖에 없는 실정이었다.

(5) 따라서, HYJ 선수가 금메달을 획득하고 도핑검사 시료를 제출하고 난 후 4일간은 바늘 방석에

앉아있는 심정 그대로의 불안함의 연속이었으며, 천만다행으로, 4일이 지나도록 특별한 통지가 의무위원회로부터 떨어지지 않은 시점에서, "도핑" 검사 음성으로 판정됨을 확인할 수 있어, 그때에서야 시름을 놓았던 아픈 경험을 가지고 있다.

(6) 나는 감기 정도의 질병에 "팀닥터" 나 코치와 상의 없이 "우황청심환" 을 먹고 있는 HYJ 선수의 "마음자세" 가 옳지 않다고 나무라고 있으며, 또 주변에 있는 코치나 감독에게도 "도핑" 검사 과정을 거치지 않은 한약제(우황청심환 포함)나 유사 보약을 먹게하고 있는 것이 옳지 않다고 항변하고 있으며, 이런 생각은 그 전이나 지금이나 조금도 변하지 않고 있다.

(7) 우리나라 국민에게 뿌리 깊게 못 박혀 있는 보약 개념 때문에 "이것을 먹어야 운동을 할 수 있다" 고 고집하는 선수에게는 그 검사 비용을 어떻게 하던지 각출해서 "도핑" 검사를 한 후 금지약물이 안 들어 있는지 확인하고 먹게 하는 것이 옳다고 주장하고 있다.

(8) 언제 어떻게 아무도 모르게 우발 될지도 모르는 우리나라 대형선수의 관리체계에 이 한약 보약과 관련된 큰 허점이 있음을 고민하면서, 특히 "도핑" 문제에 대해서 큰 관심을 가져 주기를 관련 분야 전문가로서 예나 지금이나 계속 호소하고 있다.

4. 2003년 일본 "아오모리" 동계아시아대회의 "도핑"관련 사건:

2003년 2월에 일본의 "아오모리" (Aomoria) 동계아시아대회에서는 또 다른 한약제에 의한 "도핑" 위반 사건이 발생하여, 이 혐의를 무혐의로 처리하느라고 많은 어려움을 겪었던 일이 생생하며, 유사한 사건의 방지를 위해서 큰 관심이 필요하다.

(1) 2월 2일의 3,000 m 스피드스케이팅 경기의 은메달과, 2월 3일 1,500 m 경기의 동메달 획득 선수인 BEB 선수의 두번째 경기 후 실시된 "도핑" 검사 소변 시료에서 금지약물인 Strychinine이 검출되어, 동경 "도핑" 검사실로 부터 OCA 의무위원장인 일본의 "구로다" 위원장에게 인비로 보고가 됨.

(2) "구로다" 위원장은 규정에 의거 청문회 소집을 한국 선수단장에게 인비로 BEB 선수관련 청문회 소집을 통지했고, 청문회가 개최되었음.

(3) 그러나, 한국 선수단에게 인비로 통지된 BEB 선수관련 청문회 통지 내용이 한국 선수단 기자단에게 사전 누출됨으로서(절대로 있어서는 아니 될 일이 발생), BEB 선수의 청문회 소식이 "도핑위반" 사건으로 대한민국 국내신문에 기정사실로서 보도되었고, 이 국내보도(연합뉴스)를 인용해서 일본 "요미우리" 신문을 위시한 유력 일간지 전부가 "한국선수 약물 위반혐의" 라는 큰 제목 하에 2월 7일자로 보도.

(4) 이런 와중(渦中)에 개최된 OCA 의무위원회 청문회에서, BEB 선수의 소변시료에서 검출된 약물이 Strychinine 이라는 흥분제에 속하는 금지약물임이 확인됨.

(5) 청문회에서는 BEB 선수가 2월 2일 경 자신의 상복부 불쾌감과 소화불량 증상이 있어, 한국 선수촌에서 먹던 소화제를 복용한 사실이 있음을 밝혔고, 이 소화제는, 선수촌과 관계를 유지하고 있는 근처 약국에서 약사에 의해서 조제된 한방(Herb)약 소화제 였음.

(6) 청문회는 소화제의 내용을 알아야 하겠다는 결정을 내리고, 한국 선수단측에 그 한방 소화제의 처방내용의 제시를 요구하고, 동시에 한국 선수단 측 요구의 B-시료 검사를 진행함.

(7) 2월 8일, 위의 두 가지 결과를 가지고 2차 청문회가 개최 되였음.

(8) 2차 청문회에서, 편자인 김건열 위원은, 다유과 같은 세 가지 이유를 제시하며, BEB 선수의 Strychinine 양성이 "도핑위반" 에 해당하지 않는다고 강변함. 즉:

■ BEB 선수는 선수촌 훈련 중, 질병치료(복통과 소화불량) 목적으로 선수촌과 공식 관련을 맺고

있는 약국의 약사에 의해 조제된 약을 복용했고, 경기력 향상 목적으로 약을 복용한 사실이 아님이 확인 되었고,

- Strychinine은 "스피드스케이팅" 선수의 경기력 향상을 목적으로 사용되는 "도핑" 약이 아니라는 점을 확인하고,
- "스피드스케이팅" 연맹의 "도핑" 관련 내규 상, Strychinine의 도핑위반 관련된 명시된 항목이 없음.

(9) 2 차 청문회의 "도핑" 위반 여부 최종결정의 다수결 결정과정에서, 4명의 위원중(일본의 "구로다" 위원장, 한국의 "김건열" 간사, 중국의 "티안르 양" 위원, 그리고 태국의 "탄수파시리 바린" 위원 등) 중국과 태국의 위원이 나의 주장에 합세해 줌으로서, 결국은, BEB 선수의 Stychinine 양성은 "경고" 처분에 끝였고, 경기 결과와 메달은 유지할 수 있게 되었던 사건이었다.

(10) "구로다" 위원장은 "아오모리" 대회 이후 만난 수차의 만남에서 계속, 그때의 Strychinine 양성은 "도핑" 위반으로 판정했었어야 옳았다고 말하고 있으며, 두 가지 실수를 했다고 말하고 있다. 즉: 그 청문회에 "김건열" 위원은 "도핑" 위반 혐의 선수와 같은 한국 사람이여서 참석을 못하는 것을 참석하게 한 실수와 Strychinine은 그때나 지금이나 양성으로 검출되면, 의사(약사)의 처방 여부를 불문하고 "도핑" 위반임을 확인하고 있고, 필자도 그 주장에는 동의하고 있다. 다만 나는 모든 결정은 당시의 상황과 주변 조건을 참작해야 함으로 이미 결정된 것에 대해서 재론을 피한다는 생각을 가지고 있으나, 유사한 사건이 오늘의 시점에서 발생한다면, "구로다" 위원장의 말과 같이 "도핑" 위반 판정을 받게 될 가능성이 훨씬 많은 Strychinine 이라고 할 수 있다.

(11) BEB 선수는 정말 운이 좋아, "아오모리" 대회의 메달을 확보하고 명예를 회복 할 수 있었지만, 앞으로는 절대로 이런 실수의 반복은 없어야 할 것이며, 이런 운이 뒤 따르리라는 보장이 없음을 알아야 했다.

(12) 또한, 태능 선수촌의 대표선수의 건강관리 측면의 허점과 우리나라 보도진의 분별없는 자국 선수 위해(危害) 보도에 대해서 좀더 신중해야 할 것으로 믿고 있다.

5. 2007년 전국 동계체육대회에서의 BEB 선수의 똑 같은 실수의 반복사건:

2007년 2월 21일부터 24일에 걸쳐 개최 되였던 제88회 전국 동계체육대회에서의 BEB 선수는 또 다시 똑 같은 실수를 범해 "도핑" 에 관한 한, 한약 보약이 얼마나 문제가 되고 있는가를 예시하고 있으며, 그 것이 2007년의 일이고, 옛날과 똑 같은 형태로 반복 되고 있다는 데서, 문제의 심각성과 사회의 인식도(認識度)에 대해서 걱정을 하게 하고 있다.

(1) BEB 선수는 전국동계체전 여자 일반부 1500 m 경기에서 우승한 후, "도핑" 검사 소변시료를 제출했고, 그 소변에서 특정약물 및 금지목록 S6(경기기간 중 금지물질)에 속하는 흥분제 Ephedrine이 10 ug/ml 이상 검출 되여, "도핑" 위반으로 적발 되여 규제 당국의 청문회에 참석하게 되었다.

(2) BEB 선수는 "도핑" 검사실에서 작성된 "도핑" 관리양식(Doping Control Form) 서류의 "약/보충제 섭취 확인" 난에 각종 한약을 섭취한 사실을 보고 했고 추가 서류에 기재한 한약의 종류도, 훈련 중 받은 부상 치료 목적으로 한의원에 통원 치료하면서 받은 한약의 내용을 한의사의 이름까지 첨부하면서 다음과 같이 제출하고 있었다.

- 복약중인 약: 창출, 진피, 작약, 길경, 지각, 당귀, 반하, 백지, 천궁, 감초, 마황(Ephedrine), 후박, 생강, 복령, 계피 등등.
- 처방명: 오적산 Ex.

적응증: 요추염좌, 골반 염좌, 경추부 염좌

■ 병 원 명 : 000 한의원

■ 담당의사 : 000

(3) BEB 선수의 한약 집착(執着)은, 국가 대표급 선수로서 그리고 항상 "도핑" 검사 대상이 되는 우리나라 "엘리트" 선수로서, 도저히 받아드릴 수 없을 정도로, 무방비 상태와 무지를 들어내고 있으며, 국가 대표급 선수로서의 선수 자신의 책임과 그런 선수를 관리하는 주변 분들의 "도핑"에 관한 무관심을 적나라(赤裸裸)하게 들어내고 있어, 문제의 심각성을 잘 예시하고 있다.

(4) BEB 선수는 한국도핑방지위원회의 청문회에 참석하여, 청문을 받았고, 국내 도핑 규칙에 따라 해당하는 조치를 받았으며, 2007년을 기해 선수생활을 마감하고 체육지도자의 길로 새 출발하는 것으로 진술하고 있다.

(5) 앞으로의 체육계 지도자의 입지에서 후배들을 지도하는 가운데에 스스로 경험했던 "도핑"관리의 체험을 실천하며, "도핑"방지 교육에 큰 공헌이 있기를 기대하고 있다.

6. 우리나라 국가대표 선수에서 경험되는 T/E Ratio의 상승 문제:

1992년 "스페인"국 "바르셀로나"하계 올림픽 출전을 앞두고, 우리나라 국가대표 선수 6명에서 발견된 6.0 이상의 T/E Ratio (Testosterone/Epitestosterone 비율) 문제는, 당시 6명 대표 선수의 올림픽 출전 여부문제까지 거론 되었던 것은 물론, 전 세계 보도진을 통해 세계 뉴스로 전달 되였던 국가 망신의 오보(誤報)였음이 밝혀졌지만, 어째서 우리나라 대표 선수들에게서 이런 문제가 발생되는지에 대해서 앞으로의 예방 차원에서 심도있게 원인을 찾아야 한다고 믿고 있다.

특히 2005년부터 강력하게 실시되고 있는 WADA Code 에서는 종전의 T/E Ratio 상한계치 6.0 이 4.0으로 하향 조정 강화 되여 있어, 더 많은 선수들이 T/E Ratio 문제로 어려움을 당할 수 있게 강화되여 있어, 특히 우리나라 선수들의 주의와 관심을 필요로 하고 있다.

1992 년에 문제가 되었던 우리나라 올림픽 선수의 T/E Ratio는 다음과 같다.

순번	경기 종목	선수 코드	상승된 T/E Ratio
1	핸드볼	HB-01	7.0
2	역도(JBK 선수)	H-49	7.0
3	체 조	H-46	7.0
4	복 싱	H-52	6.2
5	육상(HYJ 선수)	H-84	6.3
6	체 조	H-52	7.0

우리나라 선수에서 특히 T/E Ratio가 문제가 되고 있는 원인이, 우리나라 특유의 한약 보약 의존성 국민 정서에 기인한 것으로 필자는 판단하고 있으며, 국가 대표급 선수의 식생활, 및 건강관리 질병치료 측면에서는 "도핑"분야에 관심과 지식을 겸비한 "팀닥터"에 의해서 처방된 약물이나 식품 및 식품보조물을 선택 섭취하도록 철저한 교육을 겸해야 할 것으로 믿어진다.

제 9 장

건강보조식품(健康補助食品)(Food Supplement)의 함정

건강보조식품과 "도핑"과의 관계는 복잡하고 정치적 영향, 거대한 유통시장 체제와 보조식품 섭취에 의한 운동능력증가(ergogenic benefit) 여부에 대한 학계의 논란, 그리고 미급한 학문적/영양학적인 조사 등등 여러 분야가 관련되고 또 변화성이 많은 분야이면서, WADA 등 규제 당국도 금지약품 목록에 보조식품 종류를 등재하지 않고 있어, 스포츠계와 도핑 규제 당국에 어려움을 주고 있는 분야가 되고 있다. 가까운 예로, 많은 선수들이 복용하고 있는 "크레아틴(Creatine)"만 해도 전 세계적으로 아마추어 프로 가릴 것 없이 많은 선수들이 크레아틴을 경기력 향상 목적으로 사용하고 있고(대표적이고도 공개적으로 사용하고 있는 선수는 미국 프로 야구 선수 시카고 컵 소속 "세미 소사" 선수) 그 제약회사 유통시장만 해도 어느 단일 품목 못지 않은 큰 시장이 움직이고 있다고 알려져 있다. 그러나 "도핑"규제 당국은 "크레아틴"에 대해서 아직 금지약물 여부에 대해서 결정을 못하고 있는 실정이며, 학계에도 년중 수 백편의 관련 논문이 발표되고 있지만, 경기력을 향상시킬 수 있다는 의견과 그렇지 않다는 의견이 비슷하게 맞서고 있는 상태이다.

문제는 건강보조식품 속에 포함 되여 있는 다양한 종류의 성분에 따라 도핑관련 금지 성분의 존재 여부가 결정되는데, 유통되고 있는 많은 종류의 보조식품은 이런 성분 표시부분에서 정확성이 결여되여 신빙성이 없다는데 문제가 있어 왔다.

실제로, 독일의 "콜론"연구소에서 세계 각국의 건강보조제 식품 634개를 조사 분석을 한 결과, 그 중 14.8 %에 해당하는 94개의 제품에서 성분표시에 기록 되여 있지 않은 금지약물이 검출되었다고 발표한 바 있다. 선수의 신체에서 검출된 금지약물에 대한 책임은 전적으로 선수에게 있기 때문에 건강보조제의 성분 표시 불량이나 이물질의 혼입 등 제조회사의 고의, 과실을 이유로 도핑방지규정 위반을 면책하거나 반론할 수 없음을 명심하여, 건강보조제의 사용은 신중하게 결정하여야 한다.

특히 우리나라의 경우에는, 보조식품, 영양제, 보약(補藥) 민간약(民間藥) 한약(漢藥)등 여러가지 이름으로 선수와 선수 지원인 간에 유통되고 있는 건강보조식품을 섭취하고 난 후, "경기기간내 검사(In-Competition test)"나 "경기기간 외 검사(Out of Competition test)"에 금지약물 양성자로 색출되어, "반도핑규칙위반(Anti-Doping Rule Violation, ADRV)" 선수로 징계위원회에 청문되는 많은 국내 선수들이 있어, 규제 당국자를 어렵게 하고 있다.

1986년 서울 아시아경기대회 금메달 선수 J 와 B 선수에서 검출된 ephedrine, 92년 "바르셀로나" 올림픽 출전을 앞두고 국가의 영웅 H 선수를 비롯한 역도, 여자 핸드볼 선수들에서 문제가 되었던 상승된 T/E Ratio, 2003년 "아오모리"동계아시아대회 메달 선수 B 선수에서의 strichynine 및 같은 선수의 2007년 동계전국체육대회에서의 ephedrine 등등 모든 사건이 한약과 보약을 섭취한 후 일어났던 일연의 아슬아슬했던 메달 지키기의 곤욕(국내 및 국제적인) 치루기 였음이 본 저서 "도핑(Doping)"구석구석에 설명 되어 있다.

참고 XII-1, 13, 15

최근까지(2007~2008년) 장안의 화제를 모우고 있는 방화(邦畵)(국내작 영화)인 "우리생애 최고의 순간"은 2004년 아테네 올림픽 여자 "핸드볼"경기 은메달 획득팀의 눈물겨운 이야기를 담은 영화인데, 그 영화 속에서 태능 선수촌 국가대표팀 훈련중에 비닐 봉투에 포장된 보약을 감독 허락 없이 섭취한 몇명의 선수가 "도핑"검사에 색출 되여 곤욕을 당하는 장면이 실감 있게 묘사 되여있어, 지속적인 "도핑"교육을 "도핑"방지책의 최우선으로 내세우고 있는 규제 당국자의 한 사람으로서는 다른 측면에서의 영화의 우수성은 말 할 것 없지만, "도핑"교육면에서도 참 좋은 교육 효과를 나타내는 영화라고 생각하고 "도핑방지위원회" 전 직원에게 권장한 바도 있었다.

"도핑"문제와 관련하여 우리나라 국가 대표급 선수(아마추어)나 여러 프로 경기 선수들 간에 광범위하게 보급되고 있는 이런 한약 보약류의 무분별한 복약 상황은, 우리 나라의 오랜 사회 인습과도 같이 근절되지 않는 통념(myth)으로 되어있고 최근까지도 프로 선수들 간에 널리 행해지고 있어 앞으로 우리나라에 도입될 프로 경기에서의 KADA(한국도핑방지위원회)관리 "도핑" 검사에 대비해 깊은 우려를 갖게 하고 있다.

참고 2008년 2월 28일자 일간신문에 보도된 기사를 인용하면 우리나라 프로 배구단 선수들이 홍삼액 비닐펙, 녹용즙, 체질에 맞혀 지었다는 한방병원 조제약 등을 단체로 구입해 복용하고 있고, 감독자의 말은 체력의 보완 뿐 만아니라 심리적 효과도 크다고 공공연히 말하고 있음.

이런 약제들은 국가 공인 제약회사의 제품이 아닌 경우가 많으며, 또 제품의 규격이나 성분표시가 미급하고 일정하지 않은데다가 제조하는 사람들도 "도핑" 금지약물에 대한 자세한 지식이 없는 경우가 많아서 "도핑" 규제 측면에서는 절대로 안심하고 선수들에게 무분별하게 권할 수 없다는 것이, "도핑" 전문가로서 확실하게 내세우는 의견이 된다.

보약을 제공하는 구단 측의 의견이 "선수들의 사기를 높이는 심리적인 효과"를 기대해 이런 약을 단체로 구입해서 선수들에게 보급하는 경우에는, 반듯이 그 보약을 사전에 KIST 도핑검사실에 의뢰해 금지약물이 포함 되어 있지 않다는 것을 사전 확인해야 할 의무와 책임이 있다고 할 수 있다.

특히 우리나라 사람들이 선호하는 인삼 제품에 대해서는 인삼 자체의 성분이 "도핑" 금지약물에 속한다는 "Jinsen"이라는 이름이 금지약물에 등재 되어 있지는 않고, 인삼의 성분에 대한 과학적 분석 및 그 성분의 경기력향상효과 등에 대한 규제당국의 공식적인 의견이 아직 없으며, 문제가 되는 것은 인삼(jinsen)이란 제품으로 만들어져 시중(국내외)에 유통되고 있는 많은 제품들이 규격화되어 있지 않고 성분표시가 분명 하지 않으며, 적지 않은 경우 금지약물이 포함되어 있는 경우가 발각되고 있어 절대로 안심하고 사용할 수 없는 보조식품이라고 의견제시 할 수가 있다. 따라서, 선수를 관리하는 측에서 꼭 인삼 제품을 선수들에게 권하고 싶다면, 규격제품으로 생산된 믿을 수 있는 제약회사 제품을 Batch(묶음) 별로 KIST에 의뢰해 사전 검사를 실시한 후 선수에게 권하는 것이 안전한 길이 된다.

제 10 장

한국 “도핑” 방지위원회(KADA)의 역할과 임무

1. 한국 "도핑"방지위원회 (KADA)의 역할과 임무

김 건 열(醫博)(한국도핑방지위원회 위원장)

스포츠에서의 경기력 향상 목적의 약물복용 행위(Doping)는 불법일 뿐만 아니라, 선수 건강에 위해(危害)가 되며, 스포츠 윤리에도 크게 반하는 근절되어야 할 행위이다.

이러한 "도핑" 문제는 2003년부터 IOC(국제올림픽위원회)로부터 전권을 물려받은 WADA[세계 "반 도핑" 기구(World Anti-Doping Agency)]와 "유네스코 UNESCO"의 국제법적 뒷받침을 받고 있는 WADA Code(와다 법규)에 의해서 전 세계 스포츠계가 강력한 관리와 규제를 받고 있으며, WADA에 가입하고 있는 모든 국가와 스포츠기구 그리고 "올림픽"에 참여하는 스포츠 연맹(국내 및 국제)과 국가, 국가올림픽위원회 및 장애인올림픽 위원회 및 그에 속한 모든 스포츠인들이 반드시 지켜 나가야 하는 엄격한 스포츠 규칙이 되고 있다.

세계 10대 스포츠 강국에 속하고, 88올림픽을 위시하여, 동 하계 세계 "유니버시아드" 대회, 동 하계 아시아대회, 그리고 세계 월드컵 축구대회 등, 세계 굴지의 국제스포츠 행사를 이미 성공적으로 개최했을 뿐만 아니라, 앞으로 2011년 대구 세계육상경기대회, 2014 인천 하계 아시아대회 그리고 2018 평창 동계올림픽대회 유치등 대형 국제대회 개최를 눈앞에 두고 있는 대한민국 스포츠계는 이러한 국제 스포츠의 명성과 신망에 상응하는 수준급 "도핑" 관리 능력을 구비해, 국내 개최의 대형 국제대회에 대비해야 할 긴박한 현실에 당면하고 있다.

이러한 국가적 당면문제를 앞두고 우리나라에서는 2006년 11월에 개정국민체육진흥법(법률 제8276호, 2007. 1. 26)에 의거 "한국도핑방지위원회(KADA)"가 발족 되었으며, 세계"반도핑" 규약의 준수는 물론, 국내 개최 스포츠 행사 때의 도핑관리 및 국내의 도핑방지 교육과 홍보 활동 등 선수의 건강과 권익보호 및 공정한 스포츠환경 조성의 책무를 다하고 있으며 세계 "반 도핑" 기구인 WADA 가맹국의 일원으로 다음과 같은 목적 사업을 추진하고 있다.

(1) "도핑"방지를 위한 교육, 홍보, 정보 수집 및 연구
(2) "도핑"검사계획의 수립 및 집행
(3) "도핑"검사결과의 관리 및 그 결과에 따른 제재 결정
(4) "도핑" 방지를 위한 국내외 교류 및 협력
(5) 약물 "치료목적사용면책"(Therapeutic Use Exemption) 분야의 관리
(6) 그 밖에 "도핑" 방지를 위하여 필요한 사업 및 활동

이하, WADA Code 규제하에서, "올림픽"대회나 "아시안게임"등 대형 국제대회 참가 때와 전국체육대회 등 국내대회 기간의, 국내 연맹 및 국내 소재 국제연맹과 WADA 및 KADA 와의 위상 정립에 관하여, 새로운 관리체계에 대한 서로의 이해와 앞으로 WADA Code 수용과 집행 하는데 차질이 없게 관련인 모두가 WADA Code의 내용을 숙지할 필요가 있다.

WADA Code에 속하는 4가지 중요한 국제표준(International Standard)의 문서가 있으며, WADA Code 준수를 서약한 스포츠단체나 선수 및 관련인들은 이 4가지 국제표준에 대해 숙지하고 있어야 하며, 일년을 주기로 개정 보완되는 이들 문서들에 대해서 잘 추적 보완할 필요가 요구 된다.

(1) 금지목록 국제표준(International Standard for Prohibited List)
(2) 검사의 국제표준(International Standards for Testing)
(3) 검사실 국제표준(International Standards for Laboratory)
(4) 치료목적 사용면책 국제표준(International Standard for Therapeutic Use Exemption)

이러한 WADA Code에 속하는 문서들을 종합해, WADA 규제 하에서 위상 정립 되어져야 할 다음

과 같은 사항에 대한 국내 "반 도핑"기구(ADO: Anti-Doping Organization) 참여 단체들 간에 [예: 문화관광체육부체육국, 대한체육회, 대한장애인체육회, 한국과학기술원(KIST) 도핑검사실, 국내 소재 국제 스포츠연맹(IFs), 국내 스포츠 연맹(NFs) 그리고 KADA 등], 협의와 조정(Coordination & Harmonization)이 긴급히 요구 되고 있다. 즉:

(1) 국내 경기대회에서의 KADA의 역할과 임무
(2) 국제경기대회 참가시의 KADA의 역할과 임무
(3) 국내 개최 국제대회 때의 KADA의 역할과 임무
(4) 국가 대표선수의 "치료 목적사용면책(TUE)" 신청 절차와 관리
(5) 경기기간외 도핑검사(Out of Competition Test)때의 KADA의 역할과 임무
(6) 국내 도핑검사실(KIST)의 역할과 임무 등

국가 대표급 선수 및 일반선수의 관리는 해당선수가 속한 국내 연맹(NF: National Federation)이 주관하여 관리하며, WADA Code 하의 "도핑"에 관한 선수관리는, 국내 연맹(NF)이 중심이 되어, 해당 국제연맹(IF)과의 연계 및 검사대상선수 등록(Registered Test Pool) 작성 및 선수 소재파악(Whereabout) 신고 접수, 또한 "도핑"위반 선수에 대한 "징계"절차와 집행 등이, 국내 해당 연맹의 책임이 되고 있다.

우리나라는 KADA가 발족하기 이전에는 KOC(대한올림픽위원회,스포츠과학부)에서 "도핑"관련 업무를 관장해 왔으나, KADA 발족 이후에는 모든 "도핑"관련 업무가 KADA로 이관 되었으며, KADA 내에 "도핑"위반에 대한 "청문위원회" 및 "도핑위반제재결정위원회" 및 "치료목적사용면책" 신청 심사위원회 등이 활성화 되여있어 국내 선수의 "도핑"관리에 대한 모든 절차를 시행하고 있으며, 해당선수가 속한 국내연맹(NFs)과 KIST "도핑"검사실과의 긴밀한 연계하에 "도핑"위반 선수에 대한 관리를 국내연맹(NFs)을 중심으로 시행하고 있다.

따라서 우라나라의 국내 모든 스포츠 단체들은 "도핑"문제에 관한한, "도핑"위반 선수(ADRV: Anti-Doping Rule Violation)에 대한 직접 징계 집행 절차를 제외하고는 KADA 와의 상의 및 연계하에 진행하는 것이 WADA Code를 준수하는 안전한 길이되며, KADA의 기본 임무가 이런 WADA Code의 차질 없는 국내 이행을 도모하고 집행하는 것으로 우리 모두가 수용 해야 할 새로운 제도이다. 앞으로의 국내 "반 도핑"기구간의 긴밀한 협조 및 관리하에 세계 10대 스포츠 강국에 걸 맞는 "도핑"관리체계가 하루 속히 확립되기를 기대하고 있다.

(KADA접속=전화:(02)421-1622, 팩스:(02)419-0220, 홈페이지:http://www.kada-ad.or.kr)

"한국도핑방지위원회" 발족에 즈음하여

김 건 열

한국도핑방지위원회(KADA) 위원장
아시아 올림픽평위원회(OCA) 의무위원회 위원 및 동 위원회 간사
(전) 국제올림픽 위원회(IOC) 의무위원회 위원 및 동 위원회 아시아대표

2006년 11월 2일, 대한민국 최초의 우리나라 도핑관리 전담기구인 재단법인 "한국도핑방지위원회"(Korea Anti-Doping Agency) (KADA)가 서울 광화문 "프레스센터"에서의 창립총회를 시작으로 공식 출범 되었고, 11월 13일 법인 등록을 마침으로서, 공익법인으로서 우리나라 모든 분야 "도핑"관리를 위한, 법에 의한 독립된 의무와 책무를 행사하는 기구로 발족되었다.

스포츠에서의 "도핑"(약물복용) 문제는, 오랜 역사를 가지고 있는 "올림픽" 경기와 국제선수권대회 등에서의 고질적인 문제로서, 이런 국제대회에서의 금메달의 영광과 그에 따른 보상이 따르고 있는 한, 없어지지 않고 계속 세계 스포츠계와 우리 곁에 남아 있는 Olympinism의 오점으로서 그 문제의 크기와 복잡성이 점점 더 해가고 있다고 할 수 있다.

올림픽을 위시한 국제스포츠경기에서의 "도핑" 관리는 2003~2004년을 전환점으로 해서 큰 변화가 있었으며, 지난 35년 동안 올림픽대회와 국제경기에서의 도핑관리의 주축을 이루어왔던 국제올림픽위원회(IOC)의 도핑관리/역할로부터 현재의 "세계 반도핑 기구"(World Anti-Doping Agency)(WADA)로 그 책임과 관리업무가 이관됨으로서, 새로운 국면을 맞고 있다.

(1) 세계 "반 도핑" 기구(WADA, World Anti-Doping Agency)발족
(2) WADA Code내의 중요 문서와 책임 명시
(3) WADA Code의 국제법적 권한(Legal Jurisdiction)
(4) 우리의 역할과 대비

1) 세계 "반도핑"기구(WADA, World Anti-Doping Agency) 발족:

1999년 2월 4일 국제올림픽위원회에서 WADA 발족이 결정된 이후, 몇 년에 걸친 작업 끝에 [WADA "반 도핑" 규약](WADA Anti-Doping CODE)가 만들어졌고, 2003년 3월 3일에 "덴마크" "코펜하겐"에서 개최 되었던 "스포츠에서의 도핑 세계대회"에서 "WADA Code"가 선포 되고, 2일 후인 3월 5일에 만장일치로 결의문(Resolution)이 채택 되고, 세계 각국 정부 대표 및 국제스포츠연맹 대표들의 서명에 이어 WADA Code는 세계 단 하나의 권위와 책무를 갖는 도핑관리의 최고 기관의 최고 법전으로 등극하게 되였다.

이 WADA Code 발족의 의미와 세계 스포츠계에 미칠 책임은 다음의 5가지로 요약될 수 있으며, 올림픽에 참여하는 모든 국가와 국가올림픽위원회(NOC)는 다음의 사항을 준수하게끔 책무가 주어지게 되었다.

(1) WADA Code(이하 Code로 표시함)는 전 세계 스포츠계에서의 "반 도핑" 운동의 기본이 된다.
(2) 올림픽 활동(Olympic Movement)과 그 이외의 관련단체들은, Code의 수용(acceptance)함과 동시에, 2004년 "아테네" 하계올림픽대회부터 Code 시행을 착수한다.
(3) 각국 정부는 WADA와 WADA Code를 인정하고 지지한다.
(4) WADA의 재정:
- 국제올림픽위원회(IOC)는 WADA를 지원하며, WADA의 승인된 년간 핵심예산의 50%를 집합적으로 계속 WADA에 지원하며,
- 각국 정부는 WADA를 인정 지원하며, WADA의 승인된 년간 핵심예산의 50%를 집합적으로 계속 WADA에 지원한다.

(5) 스포츠에서의 "도핑"과의 전쟁을 조화롭게(Harmonization) 촉진한다.

이상의 Code 내용에서 명시된 바와 같이, 올림픽에 참가하는 모든 국가와 관련 스포츠기구는 도핑 문제에 관한 한 WADA Code를 준수하고 재성지원도 해야 하고, WADA에서 규정한 "반 도핑" Code에 따라 국가 도핑관리를 하고 WADA에 보고하고 해당선수의 징계절차도 밟아야 하게끔 의무가 주어져 있다.

세계 10대 스포츠강국이며 88올림픽과 86 아시안게임을 위시한 각종 세계대회를 성공적으로 개최한 화려한 국제스포츠경력과 2018 평창 동계올림픽 유치와 2014년 인천 하계아시안게임 개최를 위해 노력하고 있는 우리나라로서는 WADA가 이끄는 세계 "반 도핑" 운동의 반열에 선두 주자 국가로서 참여하여야 할 것이며, 새로운 "페러다임" 으로 운영 관리되고 있는 WADA의 "반 도핑" 정책에 적극 참여해야 할 시기를 맞고 있다.

이러한 차제에 "한국 도핑방지위원회" 의 발족은 실로 시의적절한 발전이며, 대한민국 최초의 도핑관리 전담기구로서, 앞으로 국내에서의 경기 중 및 경기외 도핑검사와 결과관리, 도핑방지 교육프로그램의 개발, 각 경기단체와의 협력 그리고 세계 "반도핑" 규약(WADA Code)에 부합하는 국내 도핑방지업무와 WADA와의 협력을 전담할 차비를 할 수 있게 되였음은 실로 큰 발전이라고 할 수 있다.

2) WADA Code 내의 중요 문서와 책임 명시:

(1) WADA Code 내의 중요 문서들:

2003년에 제정 발표된 World Anti-Doping Code(2003년 WADA 규약)는 "4장 24조" 로 세부 규정되어 있는 총칙 성격의 법률문서로서, 이 Code가 규정한 다음과 같은 중요 문서가 있으며, 이들 문서는 필요에 따라 개정 및 수정할 수 있게 규정 되어 있다.

① International Standard for Prohibited List(금지약물의 국제표준)
② International Standard for Laboratories(도핑검사실의 국제표준)
③ International Standard for Testing(도핑검사과정의 국제표준)
④ International Standard for TUE(치료목적사용면책 규정의 국제표준)

금지약물의 국제표준은 매년 개정 공포되고 있으며, 2009년도 "금지약물 및 금지방법" 문서도 발표 되어 있어, 2009년 1월 1일부터 발효된다.

2005년도 발표의 TUE 국제표준은, 이 TUE(치료목적사용면책) 규정 자체가 새롭게 제정 되어 실시되고 있는데다가, 그 규정이 복잡하고 일반 선수와 선수지원단에게는 쉽게 수행할 수 없게 되어 있어, 아직도 개선의 여지가 많은 분야이며, 2009년 부터는 새로운 TUE 규정이 발표될 전망이다.

(2) WADA Code를 준수하지 않을 때(Noncompliance)의 중대한 결과:

WADA Code 23. 5. 1. 항에 명시된 정부나 국가올림픽위원회가 Code의 준수를 이행하지 않을 때의 결과(Consequences)에 대한 명시 항목을 참고하면, WADA Code의 준수 없이는 올림픽대회, 장애인올림픽 및 세계선수권대회 및 세계 중요 경기대회에 참가할 수 없게 되어 있다.

이러한 약정은 WADA와 IOC 간의, 1999년 WADA 발족 당시부터, 명시되어 있는 규정 항목으로서, WADA 가 스포츠계에서 도핑 문제에 관한한 전권을 행사할 수 있는 뒷받침이 되고 있다.

(3) 국가 "반 도핑"기구 (National Anti-Doping Organization)의 역할과 책임:

WADA Code 에서 명시하고 있는 국가 "반 도핑" 기구는 "한국도핑방지위원회" 와 같은 국가 기구로서, 다음과 같이 그 역할과 책임이 규정되어 있다.

20.5.1. : WADA Code 에 부합하는 "반 도핑" 규정과 정책을 채택 및 시행
20.5.2. : 국내 다른 관련 국가기관과 "반 도핑" 기구와의 협력(협조, 협동).
20.5.3. : 국가 "반 도핑" 기구 간의 호혜적 상호 검사 장려(촉진)
20.5.3. : "반 도핑" 관련 연구의 증진.

(4) WADA Code에 규정된 국가 올림픽위원회(NOC) 및 장애인올림픽위원회의 역할과 책임

20.4.1. : Code에 일치하는 "반 도핑" 정책과 규칙의 보장

20.4.2. : 국가연맹의 정책과 규칙이 Code 적용 가능한 규정에 따를 것을 회원 승인조건으로 요구.

20.4.3. : 정식으로 국가연맹의 회원이 아닌 선수들이 올림픽경기 전해에 해당되는 경우 정기적으로 올림픽경기의 참가조건으로 시료채취에 응하고 정확한 최신의 소재정보를 제공할 것을 요구.

20.4.4. : 국가 "반 도핑" 기구와의 협력

20.4.5. : 자격박탈 기간동안, "반 도핑" 규칙을 위반한 선수 또는 선수지원인력에 대한 일부 또는 모든 재정지원 보류.

20.4.6. : Code를 준수하지 않는 회원 국가연맹에 대한 일부 또는 모든 재정지원 보류.

3) WADA Code의 국제법적 권한(Legal Jurisdiction)

2003년 WADA Code가 선포 채택된 후 WADA의 강력한 지도력과 시행독려로 2년만인 2005년에는 전 세계의 관련 정부, 국제연맹 및 스포츠단체들이 이 WADA Code를 인정 수용하게 되었고, 따라서 WADA는 2005년을 WADA의 역사적 성취의 해(year)로 기록하고 있다.

그리고 또 하나의 커다란 성취로서, WADA Code의 국제법적 구속력으로, 2005년 10월 3~21일간에 걸쳐서 "프랑스" "파리"에서 개최 되었던 제 33차 UNESCO 회의에서, WADA Code가 수용되고 비준(Ratification), 승인(Approval) 됨으로서, 국제법상으로의 사법 관할권도 갖추게 되었다.

(UNESCO: United Nation Educational, Scientific and Cultural Organization)

또한 WADA Code에 명시 되어 있는 스포츠중재재판(Court of Arbitration in Sports) (CAS)의 기능은, 정식으로의 상위 법정이나 고비용 및 장시간이 소요되는 정식 법정 송사에 앞선 스포츠 기구의 중재기능으로서, 해당선수나 선수 지원 인원들의 "도핑"에 관련된 불만뿐만 아니라 경기에 관련된 모든 선수측 불만 사건에 대해서 법적 뒷받침과 중재 기능을 나타내고 있어 CAS에 대한 기능과 역할 및 필요성에 대해서도 관심을 필요로 하고 있다.

실질적인 견해로서, 지난 18년간 IOC 의무위원회에서 의무위원의 신분으로 각종 올림픽대회에서의 도핑관련 업무에 참여해온 경험에 의한 판단으로는, 도핑관련 업무가 IOC에서 WADA로 이관된 후부터는, 보다 법률적 측면으로 모든 해석과 처리가 편향 되가는 경향을 나타내고 있어, 관련 단체나 선수 등은 이런 변화에 대한 대비가 필요하다.

4) 우리의 역할과 대비

제 II항에서 언급된 바와 같이, 새롭게 실시되는 WADA Code에는 각 스포츠단체들의 의무와 책임이 명시 되어 있어, 이런 새로운 규정과 법규(Rule & Regulation)에 대해서 숙지하고 있어야 하며, 이런 규정과 법규에 대한 정보 획득에 많은 신경과 노력을 경주해야 하게 되어 있고, 그렇게 함으로서만이 해당 기구 소속의 선수들의 보호와 불이익을 면하게 해 줄 수 있다.

이러한 측면에서, 이번에 새로 발족된 "한국 도핑방지위원회"의 기능과 역할 및 각 스포츠단체와의 긴밀한 협조와 network 형성의 필요성은 그 어느 때 보다도 중요하다고 강조될 수 있으며, 특히 새롭게 추가되고 변하는 WADA의 "반 도핑" 규칙에 대해서 긴밀한 정보 교환과 해당선수에 대한 지속적인 교육의 필요성이 강조 되고 있나.

금번 2008 "베이징" 올림픽대회를 눈앞에 두고 있는 오늘의 시점에서 볼 때도 "올림픽대회" 에서 실시되는 TUE/ATUE(치료목적사용면책)에 대한 서류제출이 홍보와 정보 부족으로 규정대로 국내 선수들에게서 적시에 실행되고 제출되고 있지 못해서 많은 염려를 갖게 해주고 있기도 하다.

앞으로 "한국도핑방지위원회"는 이러한 국내의 취약점을 보완하며, 서로의 정보교환 및 선수대상의 교육 및 홍보에 최대한의 노력을 경주하여 세계 10대 스포츠강국과 각종 국제대회 개최국의 면모를 갖추는데, 각 스포츠경기단체와의 긴밀한 협조하에 도핑에 관한 선두 주자로서의 역할과 책무를 담당하기 위해 혼신을 다 할 각오가 되어 있다.

WADA Director General, David Howman에게 KADA 발족 보고 서한

November 11, 2006

David Howman
Director General
World Anti-Doping Agency
Montreal, CANADA

CC: Shannan K. Withers
Senior Manager, Executive Office, WADA

Ref: Report from newly established KADA (Korea Anti-Doping Agency)
(submitted by KADA President: Prof. Keun-Youl KIM, M.D.)

Dear Director General:

This is to report about the "Establishment of Korea Anti-Doping Agency (KADA)" officially, as of November 2, 2006, at the Foundation Board Meeting, initiated by the Ministry of Culture and Tourism, International Sports Team, Republic of Korean Government, togather with Korean Olympic Committee.

Professor Keun-Youl KIM, M.D., myself, currently functioning as OCA-MC member (& Secretary) and Chair of OCA TUE Subcommission, was elected as first President of KADA, and I have duly accepted the big responsibility with honor.

I have been in frontier of Anti-Doping fight since 1986 while I was serving as a member of IOC-Medical Commission during the period of 1986~2004, and also while I am serving as Member of OCA-Medical Committee since 1986 to date, I still feel that there are a lot of more things need to be done for the eradication of Doping in Sports including all levels of athletes (Elite athletes regardless amateur or professional, College Sports as well).

I firmly believe WADA will do the job for these enormous task and responsibility and I am very much honored to be a part of these fight against Doping under WADA Code and your global leadership.

I will be grateful for your strong support and helf for the development of a newly established KADA, and wish to have your frequent advise and feedback.

KADA' s contact address are as follows and we will be grateful to receive all the information and official publication from WADA, and we like to be updated from WADA's leadership.

Address : Korea Anti-Doping Agency (KADA)
7 F, Nano Bldg, 149-11, Bangi-dong, Songpa-gu, Seoul, Korea (138-050)
e-mail: antidoping@hanmail.net / keunkim@kornet.net
tel: 82-2-421-1622, telefax: 82-2-419-0220
Mobile phone: 82-11-9891-3992

I can assure you that KADA and myself, as President of KADA, will do our all the best abidig the Rules of WADA Code and following your leadership, in the fight againt Doping in Sport in Global, and we are proud to be a part of your team.

Sincerely yours;
Keun-Youl KIM, M.D., MPH, Ph.D.

- President, Korean Anti-Doping Agency (KADA)
- Member & Secretary, Medical Committee of Olympic Council of Asia (OCA)
- Chair, TUE Subcommission, Olympic Council of Asia
- Emeritus Professor of Medicine (Respiratory Division), Medical College of Seoul National University, Seoul, Korea
- WADA I.O. Team member for 2006 Turin Paralympic Game
  (p.s.: I made a Report to Hayashi Kazuhiro, Regional Director of Tokyo, in this regards)

2. 우리나라의 "도핑"검사실, KIST "도핑"콘트롤센타:

우리나라의 단 하나의 국제기구 인정 "도핑" 검사실은 한국과학기술연구원(KIST: Korean Institute of Science and Technology)소속의 "도핑콘트롤센터(Doping Control Center)" 이며, 우리나라에서 개최되는 국내대회 및 국제대회의 "도핑" 검사를 담당하고 있다.

KIST 도핑검사실은 1986년 서울 아시아 경기대회와 1988년 서울 올림픽대회를 기점으로 하여, 국제적으로 인정을 받은 도핑 검사실로서 발돋음 해왔고, 특히 1988년 서울 올림픽대회때는, 카나다 100 m 단거리 선수 "벤 존슨" 선수의 약물복용 사실을 색출해 내는 쾌거를 이룩해 유명해 지기도 했었다.

88올림픽 때 발휘한 명성으로 KIST "도핑" 검사실은 국내 및 국제적 신망을 얻어, 88올림픽 이후에도, 아시아지역 "도핑" 검사실의 모델이 되었으며, 새로 IOC 인증 "도핑" 검사실을 창립하려는 아시아 각국의 연수생의 수련장이 되기도 했었다.

그러나, 세계 정상급의 검사 수준 및 인력을 유지하면서, IOC/WADA 인준 "도핑" 검사실로 자격유지를 위해 매년 실시되는 검증 과정에서도 간혹 실격하는 부실함을 보여 온 것도 사실이며, 도핑 검사실의 검사결과의 보안 관리 면에서도 몇 가지의 흠을 보여 온 사실도 WADA의 보도 매체 기록상 기록 되어 있기도 하다.

검사실 정도관리를 위한 고가 검사기계의 매입 및 검사 전문요원 확보 등의 어려움이 있을 것으로 예측되며, 최근에는 정부의 적지 않은 예산 지원도 받은 바 있어, 국제 기준에 맞는 검사 수준 유지를 위한 최선의 지속적인 노력이 필요 되는 분야이다.

현재 KIST "도핑" 검사실의 책임을 맡고 있는 Jin.C.H.(신임) 박사는 그 동안 부족했던 부서의 결함을 많이 보완해, 현재는 탄탄한 경영을 하는 것으로 알고 있으나, 역대 많은 분의 책임자가 바뀌고, 검사 요원 등의 이동 문제 등이 있어, 내실 있는 경영을 하기에 역부족한 면이 있었음을 감안 할 때, 국가 단 하나의 WADA 인정 "도핑" 검사실의 유지를 위해서 관련인 및 관련 기관 모두가 힘을 합쳐, KIST "도핑" 관리실의 정상 유지에 지속적인 관심과 투자가 있어야 될 것으로 믿고 있다.

이하, KIST "도핑" 검사실이 관여 되었던 몇 가지 지난 사건을 개략하면서 다시는 이런 일이 반복되어서는 아니 되겠다는 다짐을 함께 되씹고 있다.

(1) 1988 서울 올림픽 대회 때의 "벤 존슨" 사건에 연루된 "도핑" 검사실의 실수:

(2) 1992년 "바르셀로나" 올림픽 한국대표 선수에서 실시된 "도핑" 검사 결과의 관리미숙으로, 국민의 올림픽 영웅 "황영조" 선수의 탄생이 불발했을 번한 사건:

(3) 2002년 부산 아시아 대회 때, 인도 육상경기 선수의 "도핑" 검사 과정의 실수로 검사실이 징계를 받은 사건

참고 XII-10

(4) 2004년4월, WADA로부터 "스테로이드" 검사 자격을 한시적으로 박탈당한 사건:

이상 외부에 잘 알려져 있지 안했던 사건을 새삼스럽게 소개 하는것은 앞으로 있게 될 국내 개최 대형 국제 대회를 앞두고, 똑같은 실수와 부실을 범하지 말아야 되겠다는 다짐을 확인하기 위한 일이며, 어떤 특정인을 불편하게 하기 위한 의도가 아님을 확실히 밝혀 둔다.

1) 1988년 서울 올림픽대회 때의 "벤 존슨" "도핑"사건에 연루된 "도핑"의 숨은 이야기와 KIST "도핑" 검사실의 실수 및 수모(受侮)

"서울은 세계로", "세계는 서울로", 온 세상 관심이 서울 올림픽으로 집중 되여 있던 1988년 9월 25일, 서울발 짤막한 뉴스는 온세상 사람들을 놀라게 하기에 충분했고, 그것은 세계의 이목을 집중시키던 100 m 육상경기에서 신기록을 수립하며 우승했던 올림픽의 영웅 "벤 존슨(Ben Johnson)" (카나다의 흑인선수)의 소변검사에서 복용금지약물이 검출됨으로써 경기기록의 무효와 동시에 금메달 박탈이 되었다는 소식이었다. "벤 존슨" 선수는 경기 직후 약물검사실에 인도되어 받은 소변에서

Stanazolol 이라는 남성홀몬근육강화제(Anabolic Steroid)가 검출되었고 재검결과 Stanazolol이 검출됨은 물론 이런 부류의 약을 사용했을 때 보이는 소견(전문용어로는 Steroid profile)을 보여 의심없는 약물복용예로 IOC 의무위원회의 판정을 받았고, 올림픽규칙에 따라 애써 수립한 신기록의 취소는 물론 금메달의 몰수 및 2년간 국제대회의 출전금지라는 무거운 처벌을 받는 불운을 겪어야 했다.

이때 복용했던 Stanazolol 이라는 약은, 1988년 까지는 그리 많이 알려지지 않았던 "도핑"약제로서 약물대사가 다른 약제에 비해 아주 빨라서 웬만한 약물 검사실에서는 검출하기 힘든 화학물질로 알려져 있는 약이였다.

결국 "벤 존슨"선수측은 "설마 이 약을 서울의 신생 약물검사실에서 잡아 내겠는가" 라는 일생 최대의 도박을 한 것으로 보이며, 결국 1986년 아시아대회에서의 경험과 IOC 의무위원회의 최대기술지원을 받고 있는 최신시설의 서울 KIST "도핑"검사실의 실력이 "벤 존슨"측의 얄팍한 잔꾀를 분쇄하는데 큰 공을 세웠던 것이라고 결론 지울 수 있다. 당시 KIST "도핑"검사실은 미국에서 귀국한 MHH 박사 책임하에 JSP 박사가 IOC 의무위원회 도핑전문가인 독일의 Manfred Donike 박사의 전폭적인 지원 하에 국제 수준의 도핑검사 실력을 구비하고 있던 시절이었다.

그러나, 이런 우리나라 과학기술의 위업이 큰일을 해냈던 것은 훌륭한 일이었으나 약물검사 결과에 대한 정보관리 면에서 큰 허점을 드러내 IOC 의무위원장을 비롯한 관계있는 사람들의 많은 곤욕을 당했던 것은 그리 알려지지 않은 우리나라의 수치스러운 일이었다. 결국 KIST 검사실 책임자(MHH)의 정중한 공식사과와 사과공한이 IOC 의무위원회에 접수됨으로써 사건은 일단 마무리되었으나, 앞으로 있을 우리나라에서의 대형 국제대회에서의 유사한 사건 발생의 방지를 위해서도 확실하게 밝혀야 할 사항이라고 생각하고 경위를 공개하면 다음과 같다.

(1) 1988년 9월 24일 실시된 올림픽 100 m 결승전에 우승한 금메달 선수 "벤존슨" 선수의 소변 시료 A-병의 검사결과로, 신라호텔 숙소에 머물고 있는 IOC 의무위원장 방에 인비로, 금지약물인 남성홀몬제 Stanazolol 양성 사실이 보고 됨.

(2) A-시료 병의 양성검사 결과는 다음날 예정 되어 있는 IOC 의무위원회에서 위원장의 설명으로 정식 보고 되어, 선수 및 선수단 대표 및 검사실 책임자 등 입회 하에, "도핑" 위반 여부에 대한 토의와, 선수측의 B-시료의 검사 요구 여부를 결정 하는 수순을 밟게 되어있다.

註: "도핑"검사실의 금지약물 양성반응이 곧 "도핑"위반이 아니며, 반드시, "도핑"위반(ADRV)여부에 대한 의무위원회의 사전 토의 결정 과정이 필요함

(3) 그러나, KIST "도핑"검사실에서 A 시료병에 대한 Stanazolol 양성반응 결과가 IOC 의무위원회 위원장인 "메로데"위원장(Prince Alexandre de Merode)에게 인비 보고 된 날 밤, 신라 호텔 "메로데"위원장 방의 전화 통에는 밤새 여러번의 "벤존슨" 선수의 "도핑"양성반응에 대한 확인 문의전화(서툰 영어, Broken English의 문의)가 빗발 쳤다고 하며, 다음날 아침 개최된 의무위원회에서 "메로데"위원장은 책상을 치며, 절대로 있어서는 아니 될 일이 서울 한 복판에서 일어나고 있다고 분노에 찬 개회 연설을 한 바 있음.

註: "도핑"검사 결과 관리에는 철저한 보안(Security and Chain of Custody)이 필수이며, 특히 A시료병의 검사결과의 해당 의무위원장에게로의 인비보고문서가 외부 특히 언론에 유출 되었다는 것은 대단한 실수이며, 절대로 있어서는 아니 될 사안이다.

(4) 이에, 당시 KIST "도핑"검사실 책임자였던 MHH의 정중한 사과 성명과 다시는 이런 일이 발생하지 않도록 하겠다는 사과 표명으로 사건이 마무리 지어졌다.

(5) 한편, 의무위원회의 정식 결정과 집행위원회의 정식 발표 전에 국내 신문 일간지 일면의 톱 기사로서 "벤 존슨"선수의 "도핑" 위반 사건과 금메달 몰수 사건이 특종 기사로 보도됨으로, 그 신문은 특종기사를 보도하는 행운을 잡았을 것이었지만, 그렇게 되기에 앞서 관계기관이 겪은 국제적 모욕과 수모는 오늘까지도 그 영향이 남아있는 부실과 불명예로서 관련인들에게 남겨져 있다.

(6) KIST "도핑" 검사실의 "도핑" 관련 정보의 보안(Security)문제는 순수 스포츠 관련 행사에 국한된 선수 개인의 인권 및 선수의 개인정보 보호 차원에서도, "도핑" 규칙에 명시된 것과 같이, 절대적으로 해당 의무위원회 및 집행위원회의 최종 결정이 날 때 까지 인비(人秘)(Confidential)로 보안 되어야 할 사항이며, KIST "도핑" 검사실의 철저한 정보관리에 대하여 아무리 강조해도 지나치지 않는 중요 사항이라고 강조한다.

결국, KIST "도핑" 검사실은 그렇게 많은 투자와 인력 투입 및 오랜 노력 끝에 88올림픽 대회에서의 훌륭한 검사결과를 취득해 세상에 알리는 데는 성공했지만, 그 정보 결과 보안 및 처리 면에서는 미숙과 허점을 들어냈던 것은, 앞으로의 이런 규모의 국제행사를 위해서도 그리고 국가의 체면을 위해서도 유념해야 할 점이라고 생각하고 있다.

2) 1992년 "바르셀로나"올림픽 한국대표 선수에서 실시된 "도핑"검사결과의 관리 미숙으로, 국민의 올림픽 영웅 "황영조"선수의 탄생이 불발했을 번한 사건:

"갑술" 년을 맞이하면서, 우리는 "국제화" "개방화" "전문화" 의 새로운 기치(旗幟) 하에 새 출발을 다짐하고 있었고, 스포츠계에서는 "히로시마" 아시아 대회를 눈앞에 두고있고 또 다른 성취와 국위선양을 위해서 노력하고 있었다.

뿐만 아니라 한국 스포츠계에서는 우리 힘으로 21세기를 연다는 포부하에 하계 U대회, "아시안" 게임, 동계올림픽 등 세계 일급규모의 국제대회 국내유치를 위한 포석을 하고 있었다.

그러나 한편 생각하면, 1992년에 있었던 우리나라 "바르셀로나" 올림픽대표선수 6명의 약물복용 "스캔들" 과 관련하여 과연 우리가 이런 국제화, 개방화, 전문화 시대에 걸 맞는 준비가 관계분야에 되어 있는가 반성해 보면서 또다른 그런 무모한 "스캔들" 속에서 필요 없이 온 국민의 자존심과 국가대표선수 사기(士氣)에 손상을 주는 일이 없도록 우리 모두가 세심한 노력을 해야 할 것으로 믿고있다.

"전문성" "국제적인 안목" 등이 결여되었던 1992년의 우리나라 "도핑 스캔들" 보도는 잘 알지 못하는 한 두 사람의 국내 기자가 특종기사로 대서특필함으로서 연유되고 1992년 7월 21일 일간지 석간 제1면에 "바르셀로나 올림픽대표선수 6명 약물복용" 이란 기사로부터 시작되었다.

이 잘못된 기사는 7월 11일 오후와 일요일 종일 국내신문, TV, 라디오에서 인용보도 되었고 급기야는 외신을 타고 연합통신, AP, UPI, "로이타" 통신 등을 타고 전세계에 인용 보도 되었다. 결국 대한올림픽위원회 의무위원회가 12일(일요일) 오후에 긴급 소집되어 어떤 선수의 무슨약이 문제가 되었는지가 토의되고 전문위원으로 구성된 전문 의무위원회의 결정으로 "올림픽선수의 도핑검사는 전연 문제가 없고 문제가 된 올림픽대표선수 6명의 측정 수치는 IOC 도핑 규정범위 이내 수치" 라는 확고한 결정하에 6명 전원 "바르셀로나" 올림픽에 출전시키기로 결정 했었고 그 6명의 선수 중 국민의 영웅 황영조 선수와 작은 거인 전병관 선수가 포함되어 있었다면 아마도 그 "엉터리" 기사를 보도함으로서 세상을 농락한 그 기자와 그 기사내용을 검사실로부터 전문인을 안 거치고 누설한 검사실 관계인, 그리고 그 기사를 무책임 하게 보도해 세계에 우리 선수들을 망신시킨 관계인들의 깊은 반성과 함께 그런 전문성 없는 보도로서 국가대표선수와 국민의 자존심을 상하게 하고 국제적으로 망신을 당하게 한 도의적인 책임을 누군가는 졌어야 했으며 다시는 그런 일이 일어나지 않도록 하는 제도적 보완이 되었어야 할 것으로 믿고 있다. 그렇지 않아도 88 서울올림픽에 세계 4위, "알버빌" 동계올림픽에 8위라는 엄청난 스포츠 신화를 낳고 있는 동양의 작은 나라 대한민국의 스포츠 역량에 대해서 많은 관심과 질시의 마음을 가지고 있던 외국의 스포츠관계인과 보도진은 서울 발 기사로서 대한민국 선수의 "도핑" 스캔들을 뉴스 중 홍미 기사로서 특종 취급을하여 외신기자들이 TV 카메라를 들이대고 KOC 의무위원장실을 찾아 "인터뷰"를 요구하는 사태까지 발전했고 심지어는 "바르셀로나" 올림픽 개최지인 "바르셀로나" 현지에서 개최된 "팀 닥터"회의에서 이 해명을 요구하는 질문이 나올 정도로 세계인의 관심과 화제가 되었었다.

결국 우리 선수는 "바르셀로나" 올림픽에서 황영조, 전병관 선수를 필두고 수많은 선수들이 메달을 획득하고 메달 선수는 모두 "도핑" 검사를 받아야 되었고, "도핑" 검사 받은 모든 선수들이 무사히 "음성(Negative)"으로 통과됨으로서, 우리나라의 "도핑 스캔들"은 결국 누구를 위해서 왜 떠들어댔고 득을 본 사람은 누구이고 피해(被害)를 본 사람과 단체는 대표선수 자신들은 물론 우리나라 전 국민과 국가의 위상에 큰 손상을 갖어다 준 무모한 철 없는 기자의 실수 중의 실수로 후세에 기록 되어야 할 것이다.

이런 무모한 오보(誤報), 필화(筆禍)사건은, 자국(自國) 국민을 위하고 국민을 보호해야 하는 언론 매체에도 해당되리라고 믿으며, 특종 기사 취재에 열중한 나머지 옳고 그른 것의 판단 마져 가려낼 능력과 이성을 상실한 무모한 부정확한 보도 행위였다고 생각하고 있으며, 앞으로 개최하게 될 그 많은 국내 개최의 국제대회에서 다시는 반복 되어서는 아니 될 사항이라고 강조하고 있다.

사건의 자세한 내용과 경위는 다음과 같이 정리 할 수 있다.

(1) 1992년 8월에 개최되는 제25회 "바르셀로나" 하계올림픽대회 출정을 앞두고 우리나라 대표선수 관리기구인 태능선수촌은 1992년 5~6월에 대표선수 전원을 대상으로 사전 "도핑" 검사를 실시했고, 그 중 다음의 6명의 일급 국가 대표 선수에서 상승된 T/E 비율(T/E Ratio)이 검출 되었다.

순번	경기 종목	선수 코드	양성판정 되었던 T/E Ratio 수치
1	핸드볼	HB-01 외 1명	7.0
2	역도(JBK)	H-49	7.0
3	체조	H-46	7.0
4	육상(HYJ)	H-84	6.3
5	복싱	H-82	6.2

표 : 문제가 되였던 한국올림픽대표선수 6명의 T/E Ratio

■ T/E Ratio (Testosterone/Epitestosterone Ratio)란?

Testosterone은 신체발육 및 필수 홀몬대사에 절대 필요한 "홀몬"으로서 일정량의 Testosterone이 내생적(endogenously)으로 인체 내에서 생성되고 있고 이를 "내생성 테스토스테론(Endogenous testosterone)이라고 하며, 외부로부터 투여된 외인성 Testosterone (Exogenous testosterone)과 구별해서 취급하고 있다. 그리고 이 testosterone은 내생성인 경우 인체 내에서 대사 되어, Testosterone --> Epitestosterone 으로 변화하며, 정상인에서는 그 범위가 6:1 즉 6개(Six) 분량의 testosterone이 자생 되었다면 그것이 대사 되어 한 개(One) 분량의 Epitestosterone으로 만들어져 보통 Testosterone/Epitestosterone Ratio (T/E Ratio)가 6:1 이하로 유지하도록 마련 되어있다. 따라서 T/E 비율이 6 이상(6.1: 1 또는 7:1 혹은 8:1 등)으로 높아지는 경우는 외부에서 testosterone을 취했나고 판단하여, "도핑" 검사 규칙에서는 T/E Ratio 가 6 이상이면 정상범위 이상으로 결정하며, 선수에게 불이익을 주지 않기 위해 T/E 6-10 사이는 재검사를 실시해야 하고("도핑" 양성 판정 전에), ● 10 이상이면 "도핑" 양성으로 판정하는 규칙이 엄존(儼存)하던 때였다. ●이 T/E Raio 가 6 이상이라는 인위적인 설정이, 다양한 인종의 지구가족 전체를 대상으로 하는 올림픽경기에서, "6" 이라는 단일수치에 근거해 메달획득 선수에게서 메달을 박탈해 가며 징계한다는 것이 불합리하다는 지속적인 IOC 의무위원회 내의 토의 하에 T/E 비율이 10 이상 일때만 "도핑" 위반으로 규정하고, 6~10 사이는 재검사를 실시하며 그 이전의 검사수치를 비교하거나 질병유무를 조사 참작하도록 규정이 1992년 5월부로 개정되었었다. 이런 발전적 개정은 불필요하고 경직되게 규정된 IOC 의무위원회 규칙 때문에 애매한 선수가 "도핑" 누명하에 희생당하지 않게 하기 위한 IOC 의무위원회의 꾸준한 노력의 결과로 이뤄진 것이었고, 바로 이런 취지가 1992년 7월에 우리나라에서 빚어졌던 92 바르셀로나"올림픽출전 선수 약물파동"의 수습을 가능케 했던 개정 항목이었다. ●필자(김건열)은 1986년부터 IOC 의무위원회 위원으로 일하고 있던 때 였음으로, 이런 규칙의 변경에 대해서 숙지하고 있었으며, 이와 관련된 규칙 변경을 명시하는 문서를 소지하고 있던 때 였다.

참고 2003년부터 세계 스포츠계 "도핑"관리는 WADA(세계"반 도핑"기구)로 전면 이관되었으며, 현재의 T/E Ratio 는 6.0에서 4.0으로 하향 조정 되어 있는 더 엄격한 규칙이 적용되고 있다.

- 이 T/E Ratio와 관련하여 더 주목할 사실은 T/E Ratio를 6 이하 (또는 4 이하)로 유지하기 위하여 간교(奸巧)한 "도핑"선수는 Testosterone과 Epitestosterone을 같이 복용하여 T/E Ratio를 6 이하(또는 4 이하)로 유지하려는 간계를 쓰는 선수도 있으며, 따라서 이런 나쁜(사기)선수를 적발하기 위하여 "도핑" 검사실은 Epitestosterone을 정량분석하고 또 Steroid Profile 검사를 실시하여 어김 없이 이런 부정 선수를 적발 색출하고 있다. ●우리나라에서의 "도핑"과 관련되어 언제나 T/E Ratio가 문제가 되는 이유는, 우리 식품 문화나 국민, 선수들의 한약(漢藥) 선호 경향으로 보조식품이나 영양제 보약(補藥) 개념으로 검증이 안된 보조식품 보조약물을 남용하는 경향이 있어, 흥분제를 위시한 "도핑" 목록에 포함된 금지약물을 본인도 모르게 섭취해서 "도핑"검사에 양성 판정을 받아 곤욕을 당하는 국가 대표급 선수가 많다는 것이 안타까운 현실이다.

(2) "도핑"검사실의 검사 결과는, 절대적으로, 인비(人秘)(Confidential)로 태능선수촌 의무위원회 위원장에게 보고 되어야 하며, 검사 수치가 "도핑"규칙위반(ADRV=Anti-Doping Rule Violatin)에 해당하는 것인지 아닌지가 의학적 스포츠의학적 전문성에 입각해, 또한 새로 도입 되어있는 치료목적사용면제(Therapeutic Use Exemption) 규칙에 해당하는지 여부 등의 전문적인 검토 단계를 거치게 된다.

"도핑"검사실에서의 검사결과가 반드시 "도핑"위반에 해당되지 않는다는 엄연한 사실이 모든 관련인 들에게 인식 되어야 할 것이다.

참고 1992년 당시에는 IOC 규칙에 MAC라고 해서 Medication Advisory Committee(치료목적사용 심사위원회)라는 기구가 기능하고 있었으며, 선수가 신병(身病)이 생겼을 때는 이 기구(위원장: 호주의 Dr. Ken Fitch)에 사용 허가를 신청하여 복약 할 수 있었다.

(3) 그러나 불행이도, 1992년 "바르셀로나" 올림픽 한국대표팀의 출정 전 "도핑"검사 결과는, 태능선수촌 대한올림픽위원회 의무위원장에게 인비로 보고되기 전에 언론에 누출 되었으며, (1)항에서 설명된 바와 같이 전문적인 T/E Ratio에 대한 지식이 없고, 1992년 5월에 개정된 T/E Ratio의 IOC 규정의 내용을 모르고 있는 생각 짧은 국내 기자의 과욕 보도로, T/E Ratio가 6.0 이상 이었던 6명의

한국 올림픽대표선수의 "도핑"검사 결과를 "도핑"위반 사건 발생 이라고 대서특필 하며, 국내외 보도매체와 일요일 아침 TV 뉴스보도를 시작으로 하루 종일 방송하는 과잉 보도와 급기야는 연합통신을 통한 AP 로이타 통신 등 외신을 타고 전 세계에 확산 보도 되게 되었다.

(4) 당시 대한올림픽위원회 의무위원회 의무위원이고, IOC 의무위원회 위원 및 OCA 의무위원회 위원이였던 필자(김건열)는, 일요일 아침 TV 뉴스에 보도되는 한국 올림픽 대표선수의 "도핑"양성 보도를 들으며, 나도 모르는 무슨 "도핑"양성 이야기가 보도 되고 있는가 하는 의심으로 불편한 심기를 거두지 못했고, 다음날 아침 9시 출근시간이 되자마자 KIST "도핑"검사실 책임자였던 JSP 박사에게 문의 전화를 하고 "도핑" 항목 중 무슨 약이 문제가 되였는가를 문의했고, 어떻게 의무위원회의 결정이 나기도 전에 언론에서 떠들어 대느냐에 대한 심히 불편한 심기를 노골적으로 표현해 주었다.

(5) JSP 의 대답은 문제가 된 보도 내용이 어떻게 국내 보도진에 누출 되였는지는 자기도 모르겠다는 책임 회피와 함께, "도핑" 양성 내용은 "T/E Ratio의 상승"건이고 다른 특별한 금지약물이 대표선수에서 검출된 것이 아니라는 것을 확인해 주었다.

(6) 필자는 즉시, 당시로서는 최근 "IOC 의무위원회"때의 회의 자료를 찾아 내어, 변경된 T/E Ratio에 관한 새로운 규칙변경에 대한 문서를 찾아 충분한 양의 복사를 해가지고는 선수촌 의무위원회 위원장(故 이광호 전 서울의대 학장), 체육부(당시는 체육부였음) 및 대한올림픽위원회 등의 실무자를 일일이 찾아다니며, T/E Ratio의 잘못 해석으로 한국 올림픽대표선수들이 "바르셀로나"출정도 하기 전에 국내 외 언론의 폭격을 받고 있다고 설명하면서, IOC의 변경된 T/E Ratio "도핑"규칙을 제시 긴급 의무위원회(대한올림픽위원회)를 개최해서 무엇이 문제이고 그 문제된 것이 "도핑"위반 사항에 해당이 되는지 여부의 전문적 토의 및 검토가 절대 필요하며, 한시라도 빨리 잘못된 언론 보도를 바로 잡어주아야 하며, 우리나라 올림픽대표선수들의 명예와 사기도 회복 시켜 주어야 한다고 강조 설파 했다.

(7) 따라서, 그날 오후에 긴급 소집된 대한올림픽위원회 의무위원회에서, ● 무엇이 문제이고, ● 문제된 측정치가 "도핑"위반에 해당되는지 여부와 그리고 ● 문제가 된 선수의 "바르셀로나"올림픽 출전 여부 결정 등 중요한 긴급사항들이 토의 되었었고, T/E Ratio가 상승 되어 문제가 되었던 6명의 선수 중에는 표에 표시된 바와 같이, 국민의 영웅 "황영조" 선수의 T/E Ratio가 6.3으로 정상범위인 6.0 보다 약간 상승된 수치를 보였고 전병관 선수의 T/E Ratio가 7.0 으로 높았다.

(8) 국내 언론 매체의 비상한 관심 속에 개최되었던 KOC 의무위원회에서의 토론은 먼저 [어떻게 국가대표선수의 도핑 검사결과가 의무위원회의 결정도 거치지 않고, "도핑"위반에 대한 확증도 없이 언론에 보도되 대한민국 올림픽선수의 입지를 곤욕스럽게 만들고 국가의 위상을 떨어트리게 하느냐] 는 필자의 예리한 공박이 KIST 검사실 책임자인 JSP에게 퍼부어졌고, JSP는 절대로 검사실에서 정보가 누출 된것이 아니라는 방어적 입지로 회피하는 설전이 교환 되었다.

(9) 두 번째로, 필자(김건열)는 T/E Ratio에 관한 IOC 의무위원회 문서를 제시하며, T/E Ratio 6.0 -10.0은 "도핑"양성이 아니고, 추가 검사가 필요한 경과 조치가 필요한 중간 단계 상황이고, 현재의 수치로 6.0을 약간 초과해 보여준 T/E Ratio는 "바르셀로나" 현지에 가서 일정 시일이 경과하면 6.0 이하로 감소 할 가능성이 높아 6.3(황영조 선수) 7.0(전병관 선수)의 T/E Ratio는 "도핑" 양성이라고 판정할 수 없을 뿐만 아니라, 올림픽 출전에 전연 문제가 되는 수치가 아니라는 이론을 강력히 주장했고, T/E Ratio 6.0 이상인 6명의 대표선수의 올림픽 출전을 포기 시키려던 상부의 일부 의견도, IOC 의무위원인 김건열의 강력한 주장과 만일 현장에서 문제가 되면 책임진다는 강력하고 소신에 찬 주장에, 많은 위원들이 동조하게 되었고, 결국 KOC 의무위원회 위원장의 제의로, 디수가결로, 문제가 된 6명 선수의 올림픽 출전 여부 결정의 거수가결이 진행 되었다.

(10) 이런 과정을 거쳐, 문제가 된 황영조 선수를 포함한 6 명의 1992년 "바르셀로나" 올림픽 대표

선수의 T/E Ratio 건은, 아무 일도 없었던 것으로 결론 지어짐으로서, 6명 전원이 올림픽에 출전했고, 그 중에는 국민의 영웅, "바르셀로나 몽주익" 올림픽 운동장의 영웅 "황영조" 선수와 작은 거인 역도의 " 전병관 " 선수가 포함 되어있다.

만일 그때 필자가 IOC 의무위원이 아니고, IOC 규칙의 변경을 감지하지 못하고 있던 국내파 전문가 였다면, 몽주익의 영웅 황영조 선수도 한국에서의 출전 자체가, KIST 검사실의 허술한 정보 관리와 비애국적인 국내 언론의 폭격에 맞어 봉쇄 당할 번한 위기의, 그 때는 무명 선수(영국 세필드(Sheffield U대회 마라톤 우승의 기록이 전부)이였음을 기억하고 있다.

이런 일련의 과거지사(過去之事)를 되 돌이켜 보며, 유사한 사건이 언제고 또 우리들 주변에서 반복해서 발생할 수 있음을 경고 하면서, 우리나라 선수들의 상승된 T/E Ratio는 우리 주변에 흔한 건강 식품 보조식품, 보약, 한약 등에 의한 것임을 밝히며 우리나라 대표선수의 건강관리 및 도핑 관리를 책임지고 있는 관련인들의 특별한 관심과 주의를 환기 시키고 싶다.

3) 2002년 부산 아시아 대회 때, 인도 육상경기 선수의 "도핑"검사 과정의 실수로 KIST 도핑 검사실이 징계를 받은 사건:

참고 XII-10

4) 2004년 4월, WADA 로부터 KIST 검사실의 "스테로이드"검사 자격을 한시적으로 박탈당한 사건:

2004년 4월 26일(월)자 연합뉴스 속보에 의하면, "WADA, KIST의 스테로이드 도핑 테스트 금지" 제목하의 서울=연합뉴스 발 기사에서, 다음과 같이 보도 하고 있다.

인용 [WADA가 KIST "도핑" 검사실의 "스테로이드" 계열의 "도핑"검사를 6 개월간 중단하도록 결정 하였다고 보도했다. 또한 WADA 는 한국의 "도핑"검사 개선을 지켜본 뒤 6개월 뒤 다시 평가할 것이라고 덧붙였다. 이에 따라 KIST의 스테로이드 관련 검사 결과는 당분간 국제대회에서 인정 받을 수 없고 국내대회에서 실시한 검사에서 양성 반응이 나오더라도 WADA가 승인한 검사실에서 다시 확인을 받아야 한다. 하지만 스테로이드 계열을 제외한 금지약물 검사는 허용된다.
김동현 도핑컨트롤센터장은 "이번 WADA의 조치는 시설 미비나 기술상의 문제 때문이 아니라 도핑 검사 업무가 국제올림픽위원회(IOC)에서 세계"반 도핑 "기구(WADA)로 이관되면서 제출 서류의 양식 등이 복잡해진데 대해 미처 대처하지 못했기 때문" 이라고 해명했다. DHK 센터장은 아테네 올림픽이 오는 8월 열리기 때문에 빨리 조치를 취해 선수들의 도핑 검사에 차질이 없도록 하겠다고 말했다.] 〈인용 끝〉

WADA 인터넷 웹 사이트에 발표 되어있는 서울 KIST "도핑"검사실의 잠정적 징계에 대한 발표문을, 실상 그대로 이해하기 위해서 원문을 소개하면 다음과 같다.

인용 [WADA Suspends Seoul Lab from Steroid analysis:
Montreal, April 22, 2004 - The world Anti-Doping Agency (WADA) announced today that it has suspended the accredited laboratory in Seoul, South Korea, from carrying out steroid analysis for six months. The suspension is in effect as of April 21. During this period of suspension, the Seoul laboratory will not be allowed to test for steroids, but may continue to test for other substances.

The laboratory was already in a "Phase I" status, meaning that it was temporarily suspended from international testing. At the national level, the laboratory was allowed to perform screening procedures, but analytically positive A-samples were required to be confirmed by another WADA accredited laboratory that provided confirmation on the A-sample.
WADA and the IOC had previously informed the Seoul lab that it needed to improve its analysis of steroid detection and subsequently carried out additional tests to confirm whether the improvements had taken place. The tests showed that the analysis still did not conform with WADA's International Standards for Laboratories and the lab, therefore, was suspended. WADA will re-evaluate the status of the laboratory at the end of the six-months suspension period.
"It is important for WADA to take this prompt action to maintain athlete and public confidence in the sample analysis carried out by all our accredited laboratories", said Richard W. Pound, WADA' s president. "We must take every measures to ensure that all steps in the doping control process meet our rigorous standards. The Korea laboratory will have, of course, the opportunity to improve its steroid analysis methods and be re-evaluated for full accreditation in six months".] 〈인용 끝〉

註: WADA 징계문에 발표 되어있는 내용 그대로라면, KIST 검사실은, 이미 "Phase I 징계"를 받은 상태에서, 추가적으로 "스테로이드"검사 자격을 박탈 당한 것으로서, 이런 상황이 각종 국제대회 유치를 눈앞에 두고 있는 우리나라에서 또 다시 발생하고 KIST에서 "도핑"검사를 담당하게 된다면, 이는 국 · 내외 스포츠계의 수치이며, 그 이유로서, 국제대회의 "도핑" 검사는 "스크린(screen), 검사(초기검색검사)"만 가능하고, "도핑"양성 확인 검사는 국내 경기는 물론 모든 국제대회때의 "도핑"검사 결과 확인 검사 까지도 외국의 WADA의 인증된 "도핑" 검사실의 확인 절차를 받아야 하고, 또 B-시료 확인 검사도 외국 검사실의 확인 검사를 받아야 하는 수치스럽고, 번잡하고도 고비용에다 검사 시료의 보안문제(Chain of Custory) 및 국제수송 문제가 간단하지 않은 현 시점에서 문제 중의 큰 문제를 제시 할 것으로 진밍되고 있다.

KIST "도핑"검사실(센타) 책임자인 DHK 박사는, 2004년 4월의 WADA의 스테로이드 검사 중지 통보가 세계 "도핑"검사 관련 업무가 IOC 로부터 WADA로 이관 되는 과정의 복잡한 서류 제출 문제 때문에 "검사 중지" 징계를 받았다고 해명하고 있지만, WADA로 이관 되기 전 IOC 관리 기간 중에도, 몇 번 유사한 조치를 IOC 로부터 받은 것으로 알고 있어, KIST 로서는 88 서울 올림픽대회때 수립해 놓은 서울 "도핑"검사실의 명성을 유지 하는데에 예산과 인력 보완을 포함한 어려움이 있음이 객관적으로 감지되고 있으며, DHK 센타장의 취임 이후 여러 가지 면에서 경영의 개선이 있다고 평가 되고 있지만, 아직도 국제 수준의 도핑 검사실 기준을 유지하는 데에 힘겨운 노력을 하고 있다.

앞으로 우리나라에서 개최하게 될 그 많은 국제대회에서, WADA와 IOC의 검사실 기준 국제 수준을 유지하면서, 그리고 "도핑"에 관한 한 WADA의 엄격한 "도핑"관리와 대형 국제대회 때 마다 WADA 로부터 파견되는 WADA의 I.O. (Independent Observer 관찰단)팀을 맞어 국제수준과 WADA Code에 준하는 엄격한 "도핑"관리에 차질이 없게 대처 하기 위해서는 지금보다 한 차원 높은 수준의 KIST 도핑 관리실의 운영 개선이 요구 되고 있으며, 관련인 및 관련 기관들의 특별한 관심과 지원이 절실히 필요하다.

"도핑"과학 및 "도핑"검사 기법은 하루가 멀다 하고 발전하고 있으며, 새로운 "도핑"약의 개발 및 그런 새 "도핑"약을 검출하기 위한 새로운 검사기법의 개발 및 국제 수준의 검사실 유지(QA) 등등, "도핑"검사실은 그 나름 데로 많은 어려움을 안고 있으며, 특히 새로운 홀몬제로서 성장 홀몬(Growth Hormone) 및 유전자 "도핑"(Gene Doping) 등의 검출을 위한 새로운 기법의 연구 개발 등 산적한 숙제를 안고있는 "도핑"검사실 과학자들의 노고에 우리 모두가 high respects를 보내고 있다.

3. "스포츠 중재위원회(仲裁委員會)" (The Court of Arbitration in Sports)

"스포츠중재위원회(CAS)"는 "국제스포츠중재위원회(International Council of Arbitration for Sport (ICAS)"에 근거를 두고 1983년에 발족한 이래 오늘날 까지 세계 스포츠계에 깊게 뿌리를 내리고 있는 국제기구(Institution)이며, 스위스 국제 최고의 사법(재판)권 기구인 스위스 연방 법정(Swiss Federal Tribunal)이 1993년에 이 CAS(스포츠중재위원회)의 권한을 인정함으로서, CAS 는 독립적이고도 객관성을 제공하는 Arbitral tribunal(중재재판소, 仲裁裁判所)로서 국제적 인정을 받고 있으며, 따라서 CAS에서 결정 발표된 재정(裁定)은 정규 법정의 재정(裁定)과 같은 효력을 인정 받아왔다.

올림픽경기에서 처음으로 CAS (Court of Arbitration in Sport, 스포츠仲裁裁判)이 적용 됐던 예는, 1996년 "아틀란타" 하계올림픽 때 부터였으며, 그 후 이 제도는 계속 활성화 되어, 현재 WADA 관할하의 국제 스포츠계에서도 계속 확산 이용되고 있는 추세이다.

① 1996년 "아틀란타"올림픽의 첫 번째 CAS 판례
② 2004년 "아테네" 하계 올림픽경기 때의 우리나라 선수의 CAS 경우
② 우리나라의 CAS 발족과 앞으로의 과제

1) 1996 년 "아틀란타"하계올림픽의 첫 번째 CAS 판례:

"아틀란타"올림픽 16일간의 열전 중 10명의 "도핑"위반 선수가 적발 되었었는데 그 중 6명이 "러시아"선수들이고 이 6명중 5명이 Bromantan(부로만탄)이라는 새로운 약을 섭취한 것이 적발되어 IOC 의무위원회에 상정 되었다.

(1) 이 Bromantan 이라는 약은 서방 세계에는 없는 약이고 "러시아"에서 한참 우주계획이 성행했을 무렵 우주항공사의 정신력 집중, 감염예방, 내열증강(더위에 잘 견딤) 등 목적으로 이 약을 소련 군부에서 제조 사용했다가 소련의 우주 계획축소에 따라 사용이 제한되고 소멸된 약이라고 알려져 있을 뿐 이었다.

(2) 그러나 이 약이 당시(1996년)에는 운동선수에게 광범위하게 쓰이고 있으면서 "도핑"약제에는 속하지 않는다는 "러시아" 고위 스포츠 지도층 판단에 따라 비타민을 사용하듯 국가 대표급 선수간에 사용 되어 왔었다.

(3) 그러나 "아틀란타"올림픽대회 기간의 IOC 의무위원회에서는 이 Bromantan이 흥분제(Stimulant)에 속하는 금지약으로 규정함에 따라 5명의 "러시아"선수들에게 "아틀란타"올림픽경기에서의 자격정지 조치가 취해 졌고 5명중 2명이 "동메달"선수였으므로 자동적으로 2명 "부로만탄"선수의 메달이 박탈 되었다.

(4) 그러나 "러시아" 선수 단장은 IOC 의무위원회의 "도핑위반" 결정에 불복하고, 이 문제를 아틀란타 올림픽때부터 처음 생긴 제도인 "스포츠중재 재판소(CAS)" 에 제소 했다.

(5) 결국 유능한 국제변호사와 "러시아" 측의 집요(執拗)한 법정술책으로 "부로만탄" 이 흥분제에 속한다는 과학적 증거(당시의 국제학계 동향에 근거)가 부족 하다는 변호사들의 법정의견을 도출 해 냄으로서 5명의 "부로만탄" 복용선수는 "도핑" 규칙위반이 아니라는 무혐의 판결을 얻어냈고, 그 중 2명이 메달을 되찾아가는 CAS 판례를 남겼다.

註: 현재의 도핑 규칙은 "부로만탄(Bromantan)" 은 흥분제에 속하는 금지약물에 속해 있음.

(6) CAS 발족후 첫 예로서 처리된 이 Bromantan 건은 CAS로서도 아주 어렵게 처리한 첫 사건으로, 보도자료를 통해 발표된 공식결정문을 읽어보아도 CAS의 결정이 그들에게도 난제였으며 판정과 조치에 일반 사람에게는 모순이 있게 해석됨을 다음 판결문에서 알 수 있다.

(7) [1996 아틀란타올림픽CAS(스포츠중재 재판소)의 판결문]:

인용 CAS는 "도핑" 금지노력과 "도핑" 위반에 대해서 엄격하게 책임지운다는 것에 대해서 재차 천명한다. 그러나 "러시아" 선수들에게는 불충분한 과학적 증거하에 "의심의 여지가 있다" 는 법률해석상의 이득을 인정해 준다.

"올림픽 스포츠중재법정(CAS)" 의 배심원은, 1996년 7월 27일, 러시아 동 메달리스트인 "안드레이 콜티스" (수영)와 "바칼 쿨리에스" (레슬링)이 제출한 제소신청에 대해서 금일 결정을 발표한다. 두 선수는 새로운 약으로서 IOC 의무위원회가 흥분제로 규정한 Bromantan 약의 양성으로 검사되었고 따라서 IOC는 두 선수를 실격 처분했다. 이 결정에 대하여 두 선수는 스포츠 중재법정에 제소했고, 러시아 선수대표는 이 약은 고온다습기후에서의 선수들의 면역기능강화 목적으로 사용한 것이지 경기력 향상을 목적으로 사용한 것이 아니라고 논박했다.

CAS는 이번 주간동안 광범위한 청문과정을 갖었다. 이번 사건의 관계인과 증인으로 부터의 청문이외 CAS는 중립저인 전문과학자인 "아틀란타" "머서" 대학의 "홀부륵" 교수를 전문가 증인으로 임명하여 Bromantan의 약리성격에 대한 자세한 증거를 얻었다. "홀부륵" 교수의 결론은 비록 적은수의 과학적문헌에 근거한 것이지만 Bromantan이 경기력향상을 일으킬수 있는 흥분제일수도 있으나 다만 면역계통의 기능증강의 목적만으로 이약을 사용했을 가능성도 배제 할 수 없다고 결론 지었다.

이런 결론에 근거하여 배심원은 Bromantan이 선수들의 메달을 박탈할 정도의 엄벌을 줄만한 수준의 흥분제라는 증거가 부족하다는 결론하에 선수들에게 "의심의 여지가 있다" 는 법률해석상의 "이득" 을 인정해 준다.

그러나 배심원은 "도핑" 이 공정한 경기정신을 저해하고 선수의 건강을 해치는 주 위험인자라는 것을 인정하고 "도핑" 반대운동에 적극 전념하고 있음을 재천면한다.

또한 "러시아" 올림픽위원회는 청문과정에서 제시한 "러시아" 선수들에게 Bromantan 사용을 즉시 중지하겠다는 제안을 즉시 받아들일 것을 촉구하는 바이다.〈인용 끝〉

(8) 이상의 CAS 판결문을 자세히 음미해 보면, IOC가 금지하고 있는 흥분제일 수 있는 Bromantan 복용선수에게는 과학적근거가 부족하다는 이유로 免罪符(면죄부)를 주면서, "러시아" 당국에게는 앞으로는 이 약을 국가적 차원에서 사용 금지 시키라는 모순된 결정을 내리는 한편, 그 동안 이 분야의 최고결정 기구였던 IOC 의무위원회의 전문성을 전연 고려 안 해준 CAS 특유의 한 판례(判例)

를 남겼었다.

註: 필자는 당시 IOC 의무위원으로서, Bromantan이 IOC 금지약물인 흥분제에 속하는 "도핑"약제라는 것을 입증하기 위한 광범위한 문헌검색을 했으며, 당시로서는 Martindale 약리학 사전에 유일하게 Bromantan이 기재 되여 있음을 확인 했었음

2) 2004년 "아테네"하계올림픽대회 때의 우리나라 선수의 CAS:

우리나라 올림픽대표 기계체조 부문의 양○○ 선수의 심판 불공정 판정에 대한 한국대표단의 불만은, 국내에 있던 관심 있는 많은 분들의 마음을 아프게 했던 사건 이였지만, 현지에서의 대처가 늦었고 뒤늦게 CAS에 제소가 되었었지만, 결국은 우리나라 선수에게 불리했던 판정을 번복하지 못하는 결과로 끝이 났던 불운한 사건 이었다.

올림픽경기간에 발생된 심판의 불공정 판정에 대한 항소나 "도핑" 위반 결정에 대한 항소(Appeal) 등은 경기 기간 내에 곧 해당 선수단 대표에 의해서 현지에서 CAS에 제소 되어야 하며, 일단 모든 증빙자료를 구비하여 계류(繫留)를 시켜 놓아야 하는 것이 수순이라고 할 수 있다.

註: 필자는 1986년부터 2004년 초까지 IOC 의무위원으로 봉사하다가 2004년 중반부터 그 기능을 마감했었고, 2004년 "아테네"올림픽대회에는 참여하지 못했었다. 따라서 양○○ 선수에 대한 자세한 경과를 기록하지 못하는 아쉬움을 간직하고 있으며, 당시 참여했던 관계자들에 의해서 자세한 경과와 반성이 공개 되여, 유사한 실수가 반복되지 않는 참고 자료로 제시되기를 기대하고 있다.

3) 우리나라의 CAS(스포츠중재재판소, 스포츠 仲裁裁判所):

최근에(2007년 5월) 있었던 일로서, 국내 연맹 소속 선수가 OCA 주관 아시아대륙 국제대회에서 메달 획득 후 실시된 "도핑" 검사에서 금지약물(근육강화제)이 검출되어 OCA와 국제연맹의 제재(制裁)를 받는 과정에서, 선수측으로서는 납득이 안되는 사항(반복된 국내검사 음성 관련)이 있어, 이를 국제 CAS에 제소(提訴)하려는 움직임이 있었다. 이에 필자는 "도핑" 에 관련된 선수의 항소는 우선 국내 CAS에 먼저 제소하는 것이 수순이라고 권고를 했던 사실이 있다.

환언하여, 국내 선수가 국제 CAS를 상대로 국제 기구에 제소부터 하는 경우, 국내 사정에 어두운 국제 "도핑" 문제 전문가나 국제 스포츠 변호사 등의 동원으로 국내 실정에 안 맞는 결정이 판결되는 경우가 있을 뿐만 아니라, 고비용 (高費用)의 불이익을 당할 수도 있어, 엄연히 국내에 존재하는 국내 CAS를 이용하는 것이 당연한 수순이 된다.

우리나라의 CAS는 2006년 7월 27일 "한국스포츠 중재위원회 (KSAC)" 이름하에 발족하여, 초대 위원장에 "안동수" 씨가 취임 했으며, 2007년 12월에는, "스포츠 중재제도의 활성화 방안과 과제" 라는 주제하에 학술대회를 개최한 바도 있으며 중재위는 이번 토론회에서 토의된 활성화 방안을 검토한 후 대한 체육회에 건의하여 경기자와 경기단체 관련자 간의 분쟁에 대한 조정, 중재 신청에 따른 합의가 보다 쉽게 이루어질수 있게 추진할 예정이라고 포부를 밝힌 바 있다.

우리나라의 "스포츠 중재위" 의 실정에 대해서, 조선일보 2007년 6월 20일자 "독자 칼럼" 을 통해 의견 제시한 "이재숙" 변호사(스포츠법 전문 미 변호사)의 의견을 인용하면서, 우리나라의 실정을 점검해 본다.

인용 ["스포츠 중재위" 왜 만들었나. 다른 중재와 달리 신청 때 50만원 내야, 처리기간도 명시

하지 않아. 생긴 지 1년 넘어도 신청 1건도 없어.]
이재숙(스포츠법 전문 미 변호사)(조선일보 독자칼럼, 2007.6.20)
스포츠 선수로 성공할 확률은 1%라고 한다. 이 1%를 위해 청소년기를 송두리째 바친 선수들의 활동 기간은 5~10년 정도로 극히 짧다. 따라서 이들에게 선수 활동 가능한 기간 중의 1년은 일반 직업인의 7년에 해당한다고 볼 수 있다.
운동선수에게 2년의 자격정지는 일반인에게 14년의 직장생활 정지와 같고 이는 곧 선수생활 끝이란 말과 다름없다. 그런데 해당되는 징벌규정도 없이 일벌백계라는 이름 하에 2년 자격정지를 부과할 수 있고, 경고 징계가 확정된 선수에게 몇 달 후 이유 없이 2년 자격 정지로 바꿀 수 있는 국제규정을 잘 몰라 국제기구의 협박과 내정간섭에 시달리는 모습이 바로 한국 스포츠의 현실이다.
스포츠 관련 국제법규정의 무지로 인한 피해, 국내규정의 미비로 인한 피해, 집행자의 결정권 남용으로 인한 피해 등등... 결국은 이 모든 피해들은 선수가 짊어져야 한다.
이런 선수들을 위한 사후 구제방법은 없을까? 돈과 시간이 많이 드는 소송을 하지 않고 피해를 구제해 줄 수 있는 공정한 독립기구가 있으면 그나마 도움이 될 텐데 말이다. 이러한 목적을 위해 한국스포츠중재위원회가 지난 해 5월에 설립되었다.
이후 지금까지 단 한 건의 중재도 접수를 못했다. 한국 선수들이 소속 단체나 연맹에 불만이 전혀 없었다는 의미일가?
노동중재위원회와 언론 중재위원회에 중재를 신청할 경우 모두 무료다.
그런데 한국스포츠 중재위원회에 중재를 요청하려면 50만원의 신청금을 내야 한다.
처리기한 또한 노동중재위는 접수일로부터 10일 이내, 언론중재위는 14일 이내에 처리해야 한다. 그러나 스포츠 중재의 처리기한은 없다. 보통 6개월에서 1년을 예상한다고 사무실직원은 말한다. 선수들이 다른 일반인보다 돈이 더 많기 때문일까? 어느 선수가 50만원을 내고 선뜻 중재 신청을 할까. 더구나 중재위가 스포츠 관련단체로부터 독립된 공정한 기구라는 확신이 없는 상태라면 더욱 망설일 것이다. 처리 기한도 문제다.
중재 설정하는데 시간이 오래 걸릴 경우, 설령 선수에게 유리한 결정이 나오더라고, 경기에 참가할 수 있는 선수 등록 시기를 놓치게 되어 선수활동을 못 할 수도 있다.
결국 한국스포츠중재위원회는 선수의 권익보호 역할에 그다지 큰 도움을 주지 못하고 있는 것이 현실이다. 올림픽과 월드컵을 유치한, 세계에서 몇 번째 안에 드는 국제대회 개최국이라면, 그런 국가에 걸맞게 국제스포츠 관련 법 규정을 잘 알고 있어야 하고 국내스포츠 관련 규정들을 세계무대에 내 놓아도 손색이 없어야 한다. 우리 선수들의 권익이 국내외에서 제대로 보호를 받아야 스포츠외교의 성과와도 균형이 맞는 것이다. 〈인용 끝〉

앞으로 우리나라에서 개최될 대형 국제대회를 앞두고, 스포츠 관련 및 "도핑" 위반관련 항소가 잇달을 수 있음에, 이에 대한 대비와 준비를 서둘러야 할 것으로 믿고있다. 뿐만 아니라 우리나라 국가대표 선수나 국내연맹이 국제 분쟁의 대상이 될 수 있으며, 그 한 예로서, 우리나라 국가대표 "핸드볼" 팀의 "베이징" 올림픽대회 출전 여부를 둘러싸고 "아시아핸드볼연맹(AHF)과 벌리고 있는 분쟁도, 국제스포츠중재재판소(CAS)" 에 공식 접수됨에 따라 일련의 국제 재판을 걸쳐, 베이징 올림픽 출전 여부가 결정될 것으로 전망된다.

현재 국제스포츠중재재판소(CAS)는 스위스에 본부를 두고 있으며, 위원장은 이태리 출신 변호사인 Mino Auletta가 위원장 이였던 Keba Mbaye(세네갈 출신)의 2007년 1월 사망이후, 임시위원장을 맡고있다.

현재 후임 CAS 위원장 후보로는 네(4)사람의 강력한 후보가 경합하고 있으며, 전 WADA 위원장이었던 Dick Pound(카나다 몬토리얼의 변호사), Robert Briner(제네바의 스위스 국제변호사), 임시위원장인 Mino Auletta 그리고 전 국제수영연맹 사무총장이었던 Gunnar Werner가 입후보 하고 있고, 국제올림픽위원회(IOC)가 임명권을 행사하고 있는데, 20인으로 구성된 CAS Council(평위원회)에서 선임되고, 다음 CAS 평위원회는 2008년 3월 3일 Monaco에서 개최될 예정으로 있다. CAS 위원장은 300명에 이르는 조정관(arbitrators)(중재인)을 임명하며 일년에 200건에 달하는 분쟁을 중재하고 있다.

제 11 장

중요 국제대회 개최국으로서의 “도핑”관리

1. 국제대회 조직위원회 "의무위원회" 구성 (Medical Committee of the Organizing Committee)

세계 육상경기대회, 아시아 경기대회 및 올림픽 경기대회 등 세계 굴지의 국제 체육행사를 개최하는 국제대회 조직위원회는, 이미 "86서울아시아 대회" 등의 큰 국제 체육행사를 위시한 수많은 국제 체육행사를 경험해 오긴 했어도, "도핑"관리에 관한 한 2003~2005년부터 새로운 규칙하에 강력하게 시행되고 있는 세계 "반 도핑"기구(WADA, World Anti-Doping Agency)의 발족이후, 많은 변화를 보이고 있어 특별한 관심과 준비가 필요하다.

"86서울 하계아시아대회", "88서울 하계올림픽대회", "97무주전주 동계U대회", "99강원 동계아시아대회", "2002부산 하계아시아대회" 및 "2003대구 하계U대회" 등등의 국내 개최 국제 스포츠 행사에 "도핑"담당 실무 책임자로서 관여해 왔고, "2014인천 아시아대회 유치위원회"와 "2014평창 동계올림픽대회 유치위원회"에 "의무" 및 "도핑"관련 유치위원으로 관여해 오면서 현지 실사단의 질문 등에 답변한 책임 등을 바탕으로, 또 그리고 현재 아시아올림픽위원회(OCA) 의무위원으로 있으면서 앞으로의 국제대회 "도핑"관련 업무에 계속 관여해야 할 입지에 있는 필자의 견해로서, "도핑"관리에 대한 준비 사항을 함께 점검하면서, 앞으로의 큰 행사에 참고로 제시한다.

※ 국제대회조직위원회 "의무위원회(Medical Committee)" 구성:

대형 국제대회 때는 두 종류의 관련 "의무위원회"가 필요하며, 다음과 같은 두 가지 〈A, B.〉 유사 명칭의 의무위원회가 존립한다.

① 대회 책임기구의 "의무위원회(Medical Committee)":〈A〉
(예: 아시아대회 때는 OCA 의무위원회, 올림픽대회 때는 IOC 의무위원회)

② 대회조직위원회 "의무위원회"(Organizing Committee, Medical Committee):〈B〉

(1) 대회 책임기구의 의무위원회:〈A〉

(예: 아시아대회 때는 OCA 의무위원회(OCA Medical Committee), 올림픽대회 때는 IOC의무위원회(IOC Medical Commission))

이 위원회는 10여명 이상의 국제 스포츠(의학) 전문인으로 구성된 상위(上位)의, 일종의 대회조직위원회 관리(감독)기구로, 경기 기간동안은 별도의 사무실과 회의실을 가지고, 거의 매일 회의를 하며, OCA (IOC) 파견 직원들이 근무하는 위원회이며 전용 사무실이 필요한 기구이며, 사무실에는 여러 개 전화, 컴퓨터, 프린터, 각종 문구 집기 구비가 필수이다.

- 이 위원회(A)의 구성은 국제인단으로 구성된, 위원장과 위원 이외에, 우리나라 조직 위원회 의무위원회(B) 소속 위원중 위원장과 도핑검사실 책임자(KIST 검사실장)가 당연직 위원으로 참여하며, 경기 기간 중 발생하는 모든 안건 및 경과에 대해서 보고할 의무를 갖게 된다.
- 아시아 경기대회인 경우는, 한국의 OCA 의무위원인 필자가 양쪽〈A, B〉 의무위원회에 참여하여 도움을 줄 수 있으며, 실지로 개최국 의무위원으로서, 많은 자문과 관리 책임이 개최국 외무위원에게 주어져 있는 것이 현실이어서 관계인 간에 긴밀한 협조가 필요한 상황이다.
- 경기기간 중 발생하는 "도핑"관련 모든 회의와 안건이 이곳에서 처리되며, 이 위원회는 경기 기

간 중 어떤 위원회보다 분주한 공간이며, 특히 "도핑" 위반 사건이 발생하면 출입자의 제한이 필요한 분주한 공간이 되므로 대비가 필요한 장소임.

- 대회조직위원회(또는 조직위원회 의무위원회)〈B〉로서는, "의무" 및 "도핑" 관련 준비를 위해, 관리 당국〈A〉과 긴밀한 연락을 수시로 취하는 가운데에 필수로 준비해야 할 사항과 불필요한 사항(해서는 안 될 사항)등을 사전에 감지해 준비를 진행하는 것이 경제적이고 효율적인 방법이 될 수 있으며, 만일 〈B〉위원회 소속이면서〈A〉위원회에 속해 있는 내국인이 있는 경우는 그런 입지에 있는 위원의 자문을 수시로 받는 것이 필요하다. 필자는 과거의 여러 대회를 경험하면서, 필요없이 고 비용의 비효율적인 운영을 하는 것을 여러 번 경험 한 바 있기에 그리고 "도핑" 관리에 관한한 지금은 과거와 같이 융통(lenient 이라는 영어 표현이 더 적절함)이 있는 것이 아니고, 기록을 남기고 보고해야 하는 WADA의 엄격한 관리 체계하에 있으며, 특히 대형 경기 기간에는 WADA의 관찰팀(Independent Observer 팀)이 여러명 파견 되어, 대회의 구석구석 및 여러 분야의 결정 단계의 상세한 부분까지 감시하고 있어 전에 없는 철저한 대비가 필수적으로 필요하다.
- 따라서 아시아 대회인 경우는 "OCA 의무위원장"과 올림픽대회인 경우는 IOC의 "의무 책임자 (Medical Director)"와, 국제 선수권대회때는 국제연맹의무위원회 책임자와 사전에 긴밀한 연계와 상의(문통)한 후, 기록을 남기면서 진행하는 것이 필요하다. 대회운영과 관련된 상의(相議) 대상인 상대편에서는 조직위원회 당사자가 많은 질문을 할 때 절대로 고사(苦辭)하지 않으며, 환영하는 것이 관례이다.

  IOC 의무책임자는 Dr. Patrick Schamasch (patrick.schamasch@cio.olympic.org)

  OCA의무책임자는 Dr. M. Jegathesan (dmjega@pc.jaring.my)

(2) 대회 조직위원회의 "의무위원회"〈B〉 (Medical Committee of Organizing Committee)

대회 조직위원회 "의무위원회" 〈B〉는 〈A〉가 요구하는 필요 사항을 충실하게 준비 실시해야 하며, 〈A〉가 요구하는 국제대회 운영의 국제표준이 있어, 그 수준(표준)에 맞게 준비 운영되는지를 〈B〉는 〈A〉의 감독을 받는 입장에 있다.

특히 국제대회의 "도핑" 문제에 관한 한, "도핑" 관리 책임이 WADA로 이관된 후에는 많은 새로운 규칙이 생겨, "A"가 요구하는 항목이 전에 비해 엄격하고도 종류가 많아진 경향이 있어, 사전 준비가 필요하고 대회 개회때 까지〈A〉〈B〉간의 긴밀한 협조가 필요하다.

대회 기간 중에는 별도의 사무실과 공간 및 직원이 필요한 기구는 아니고, 필요에 따라 소집되고 기능하는 지원부서(支援部署)이지만, 경기기간 중에는 항상 유기적인 연계하에 의무위원회〈B〉 위원장과의 접속이 유지되고 필요에 따라 소집될 수 있게 유지되어야 하는 위원회이다.

대형 국제스포츠 행사 조직위원회〈B〉는 의무(醫務)에 관한 한 다음 세 가지 분야의 준비 관리 책임을 있으며, 경기 시작 전 까지는 그 과정에 〈A〉의 지휘와 감독을 받게 된다.

(1) 참가 선수 임원, OCA family(또는 IOC family) 그리고 관람인들의 부상 및 행사 관련 질병 치료 예방.

(2) 참가 선수들의 경기 기간(In-Competition) 및 경기 전(Pre-Competition) "도핑" 관리

(3) 식품 및 위생관리 및 환경 정비

이런 분야의 차질 없는 관리를 위해서는 의무위원회(Medical Committee)〈B〉가 개최지역 의료계 지도자를 포함한 전문인으로 먼저 구성 되어야 하는데, 조직위원회가 "의무위원회〈B〉" 발족 시에 고려해야 할 사항은 다음과 같다.

1) 의무위원회 위원장은, 지역의 유력한 의료 지도자로서, 지방 정부, 의료계 및 지역의 의료 재원 및 인력 동원 능력이 있는 의료인이 선출 되는 것이 업무의 원활함과 효율면에서 바람직하며, 위원장의 외국어(영어)구사(驅使) 능력은 필수이다.

2) 의무위원회 위원으로서, 지역의 일급 의료시설(의료원)의 책임자, "도핑" 전문가, 및 환경위생 전문가가 포함되어야 하며, 국내 "도핑" 검사실 책임자(예:KIST 도핑검사실 책임자)는 반드시 포함 된다.

3) 조직위원회는 의무위원회 담당책임자로서, 조직위원회와 긴밀하게 업무 연락할 수 있는 의무담당 팀과 팀장을 초기부터 임명해 차질 없는 계획을 추진 할 필요가 있으며, 국제대회의 여러 국가 대상의 스포츠 행사임을 감안하여 외국어(영어)구사 능력이 있는 요원의 선발이 중요하다.

4) 의무위원회〈B〉는 다음과 같은 사항에 대한 사전 준비 책임이 있다.

- 응급환자의 현장 치료, 후송, 병원 운영, 선수촌 병원 운영 및 환자와 관련된 모든 상황에 대처하는 것.
- 부상 선수 임원 및 질병치료 대비(대회 임원 중에는 고령 환자가 발생함)
- 후송 병원 지정 및 의료 요원 동원 및 교육
- "도핑" 관리 요원의 동원, 선발, 교육 및 관리에 대한 사항.
- 환경위생 및 식품관리에 대한 사항
- 기타 의료에 관한 사항

2. "도핑" 관리 "팀" 구성

국제대회 조직위원회 의무위원회(Medical Committee of the Organizing Committee) 위원 중에는 "도핑" 전문가 한 두 위원이 있어야 하며, 이 전문 위원을 팀장으로 해서 "도핑" 팀이 구성되어야 한다.

"도핑" 팀이 우선 해야 할 일은, 다음과 같이 정리 할 수 있다.

(1) 상부관리국제기구(예:OCA 또는 IOC) 의무위원회 위원장과의 직접 연계(連繫)유지하는 가운데에, 해당 국제기구의 "반 도핑" 규칙 책자를 입수해 정독 분석한다.

(예: 올림픽대회는 IOC Anti-Doping Rule, 아시아대회는 OCA Anti-Doping Rule)

註: WADA Code는 현존하는 지구상 단 하나의 최고의 "반 도핑"규칙으로서, IOC는 올림픽경기 기간동안 WADA Code를 준용한 IOC Anti-Doping Rule를, OCA는 아시아경기 기간동안 WADA Code를 준용한 OCA Anti-Doping Rule를, 국제스포츠연맹(IFs)은 WADA Code를 준용한 IF's Anti-Doping Rule를 지켜가면서 대회 "도핑"관리를 한다. WADA는 WADA Code에 준해서 "경기 기간 외 도핑 검사"(Out of Competition Test)의 책임을 지며, 경기 개시 전 또는 경기 기간 내 Pre-Competition Test 등의 업무, 권한을 직접 수행한다.

(2) WADA는 중요 국제경기대회에는 "독립감시단(Independent Observer team) (I.O. team)"을 대회기간 동안 파견하는 관례가 있으므로, 사전에 WADA Director General 과의 연계를 유지하는 것이 필요하다.

(3) 참가하는 국제연맹 의무위원장과의 직접 연계(連繫)를 유지하는 것도 필요하다.

(4) 조직위원회 “도핑” 담당관으로서, OCA (IOC)와 국제연맹이 희망하는 “도핑” 관리 의견과, 각 경기에서 실시하기를 희망하는 검사대상 수를 포함한 전반적인 의견을 TDP (Test Distribution Plan)이라는 제목하에 의견 수집을 함.

(5) 동시에, WADA 인증 “도핑” 검사실(우리나라의 KIST 검사실)에 대해서는 경기개최 해당 해(年)의 WADA 인증 상황의 결함이 없음을 확인함과 동시에, KIST 검사실의 경기 기간내의 검사 능력(하루에 몇 건의 검사를 할 수 있는지 등)을 확인하며 진행 중인 TDP 과의 적합성(Compatibility)을 검토한다.

(6) 동시에 KIST 검사실과는, 검사항목, 검사비용, 검사 Kit 준비상황 및 상부 감독 기관이 요구하는 검사 요건 및 보고 준수사항 등의 합의점을 점검 계약해야 함.

(7) “도핑” 관리 안내서(Doping Control Guide) 책자 준비

(이 안내 책자는 중요하며, 경기 시작 몇 개월 전에 참가국에 발송되어야 함)

(8) 치료약품안내서(Drug Formulary Guide) 책자 준비

(이 안내 책자는 중요하며, 경기 시작 몇 개월 전에 참가국에 발송되어야 함)

(9) 상기 (7)(8)항은, 조직위원회 의무위원회의 임무중 최상의 임무이며, 관련 전문가의 광범위한 자문 및 관련 전 대회의 안내서의 참고 및 WADA Code의 최신판(New Version)을 참고하여 최상의 안내서를 작성해야 함.

(10) 선수촌 병원(Village Medical Center) 및 각 경기장 치료소 설치 계획 수립

(11) 선수 부상 및 응급치료 후송 체계 수립 및 관중에 대한 응급치료 체계 수립

(12) 후송 병원 지정 및 조직위원회와의 계약관계 수립

(13) “도핑” 관리 요원(DCO: Doping Control Officer) 선발에 대하여 지역 의료계, 약사회 및 임상검사 관련 단체와의 협의 준비.

(DCO로는 의사, 간호사, 약사, 임상병리사 등 자연과학계통의, 영어 소통 능력이 있는 의욕있는 자원봉사자라야 하며, 가능하면 대회 기간동안 DCO 임무에 전념할 수 있는 인원이어야 함.)

(14) 중앙정부 관리 부서와의 연계 후, 각국 선수단 장비 및 약품 반입 문제 협의

(15) 각국 참가 선수단 “팀 닥터” 에 대한, 경기 기간 내 지정장소에서의 “의사면허” 인정에 대한 면허 허가 당국과의 협의 및 각 국과의 문통(文通) 확인.

(국제경기에 참가하는 외국 선수단에게는 이 분야가 중요하게 취급되고 있으며, 많은 질문이 이 분야에 집중되고 있음.)

(16) 경기기간 봉사할 의무요원 “도핑” 요원의 모집, 훈련 교육 계획 수립.

(DCO, 도핑관리 요원의 훈련 교육에는, 최소한 3회의 실무 교육이 필요함)

(17) 이상 모든 업무를 수행하기 위한 별도의 “의무(醫務) 및 “도핑” 관리 부서가 필요하며, 적정 수의 직원과 예산의 뒷받침이 필요함.

(18) 가능하면, 국내 개최 세계 규모의 대회를 경험한 국내 조직위원회를 접촉하여 “종합보고서” 를 입수하여, “도핑” 관련 자료를 참고하는 것이 필요하며, 우리나라에서 개최 되었던 대규모의 국제대회와 주관 부서는 다음과 같다.

- 2006 세계 롤러스피드스케이팅 선수권대회(안양시청)(2006년 9월 1~9일)
- 2003년 대구 하계 U대회(대구 시청)
- 2002년 부산 하계 아시아대회(부산 시청)
- 1999년 강원 동계아시아대회(강원 도청)
- 1997년 무주 전주 동계 U 대회(전북 도청)
- 1988년 서울 하계올림픽대회(대한 올림픽위원회)
- 1986년 서울 하계아시아대회(대한 올림픽위원회)

(19) "도핑"에 관한 국제적 경향을 탐색하기 위한 인터넷 주소를 접속하여, 계속 변화하고 있는 "도핑" 규칙과 세계의 경향을 추적 숙지하고 있는 것도 중요하며,

다음과 같은 인터넷 주소에 참고 자료가 많다.

- http://www.wada-ama.org/
- http://www.google.com/
- http://www.google.it/
- http://www.druginfonet.com/
- http://www.asada.gov.com/
- http://www.doha-2006.com/

3. 국제연맹 (IFs)/국내연맹(NFs) 및 KIST검사실과의 연계:

대형 국제대회(예: 올림픽대회, 아시아대회 및 세계선수권대회 등등) 기간의 "도핑"관리 책임은 해당 국제대회 개최권이 있는 국제기구가 책임을 지며 올림픽 경기기간은 국제올림픽위원회(IOC)가 아시아경기대회 기간은 OCA가 국제선수권대회는 개최하는 국제연맹 책임하에 "도핑"관리가 진행된다.

그러나 만일 국제기구(IFs)가 국제대회에서 "도핑"검사를 실시하지 않기로 결정 할 때는 국제경기를 개최하는 국가의 "반 도핑"기구가 국제기구(IFs)나 WADA의 인준 하에, 검사를 실시할 수 있다.

만일, 국가 "반 도핑"기구(National Anti-Doping Organization)가 국제경기의 적정수의 "도핑"검사를 실시하지 않는 것으로 결정할 때는 해당 국제연맹(IF)이 국가 "반 도핑"기구나 WADA의 인준하에 "도핑"검사를 실시하게 되어있다.

참고 2007 WADA Anti-Doping Code, 49 쪽

이렇게, 세계에 하나 밖에 없는 "도핑"관리 규칙인 WADA Code의 실시 과정에서, 궁극적인 관리 및 "결과관리(Result Management)" 책임이 어떤 국제기구에 있느냐(속 하느냐)에 대한 혼선이 있을 수도 있어, 현장 경험을 통한 정리 정돈(Sorting out)이 필요하다.

우리나라에서 앞으로 개최하게 될 대형 국제대회에서는 해당 관리 기구들[예: IOC나 OCA 및 국제연맹(IFS)]의 엄격한 "도핑"관리가 있을 것임은 자명한 사실임에 WADA의 감독이 있다는 전제하에, 주관하는 해당 국제기구들[예: IOC, OCA 및 각 국제연맹들(IFs)]과의 긴밀한 협조와 협동이 필요하다.

1) WADA Code 가 수용하는 용어(用語)의 정리:

대형 국제경기에서의 "도핑"관리 책임을 구분할 때, 항상 문제가 되는 것이 사용하고 있는 용어의 정의(定義)이며, 세계 국가간에 또는 국적과 언어를 달리하는 선수와 임원간에 같은 의미로 사용하는 것을 전제로 해야 한다.

특히 "경기기간외 검사(Out of Competition Test)", "경기기간내 검사(In-Competition Test)", "경기전 검사(Pre-Competition Test)" 등의 용어가 혼용되고있어, 앞으로 전개 될 혈액 채취 문제 등 및 관리 책임 기구의 문제와 맞물려 많은 어려움을 제시했던 기록을 가지고 있어 분명히 밝혀둘 필요가 있다.

- "경기기간내 검사" (In-Competition Test):
  국제연맹이나 관련 "반 도핑" 기구가 특별하게 달리 정의 하지 않는 한, "경기기간내" 검사는 선수가 직접 참여하는 경기 시작 12시간 전부터 시작해서 경기 후 "도핑" 검사 목적의 시료 채취가 끝날 때 까지를 의미.
  이 기간의 "도핑" 검사 관리는 국제경기를 주관하는 "반 도핑" 기구의 책임임.
  (예: 올림픽대회는 IOC, 아시아대회는 OCA, 국제 선수권대회는 IFs)
- "경기기간외 검사" (Out-of-Competition Test):
  "경기기간내 검사"가 아닌 모든 검사는 "경기기간외 검사" 에 속한다.
  "경기기간외 검사"는 국제 및 국내 "반 도핑" 기구가 관리하며, 다음의 기구가 시작(initiate)하고 지휘(direct)할 수 있다.
  - WADA, IOC, IPC(올림픽과 장애올림픽대회와 관련하여),
  - 선수가 속한 국제연맹(IFs)
  - 선수가 속한 국내 연맹(NFs)
  - 국가 "반 도핑" 기구(예: 한국 도핑방지위원회)
  (경기기간외 검사는, 검사를 위한 상호간의 검사효과 최대화와 검사의 불필요한 중복을 피하기 위해 ADAMS 이용을 통해 협조/협동 해야 한다.)
- "경기전 검사" (Pre-Competition Test)는, 선수의 선수촌 입촌 이후, "경기기간내 검사" 대상이 되기 전 까지의 기간에 수행되는 검사를 의미 한다.
  - 경기전 검사(Pre-Competition Test)의 "도핑" 검사 관리 책임은 대회조직 위원회 소관이며, 결과 처리는 대회 주관부서인 IOC나 OCA 의무위원장이 대회기간 중 "도핑" 위반(ADRV) 사건과 마찬가지로 처리하게 된다.

2) "도핑"검사 결과 처리(Results Management)에서의 책임한계:

(1) 국제 수준의 선수에 대한 "도핑" 관리

국가 대표 급 선수 즉 국제수준 선수의 "도핑" 관리 및 그 선수의 ADRV (Anti-Doping Rule Violation)("반 도핑" 규칙 위반)에 대한 관리 처리 문제는 간단하지 않으며, 그 징계 수위 결정 등에 관련 기구간의 의견이 같지 않을 수 도 있어, 그 복잡성 못지 않게 혼선이 겹치고 있는 것도 사실이다.

WADA Code 하의 "반 도핑" 규칙이지만, 그 집행과정에는 "도핑" 위반 선수가 속한 국제연맹(IFs)의 집행결정 수순이 중요하며, 국제연맹의 관여 없이 선수 징계가 이뤄지는 경우는 아주 경도의 징계를 제외하고는 그리 많지가 않다. 이하, 구체적인 경우를 2007년 개정된 WADA Code에 의거 부연(敷衍)(덧붙여서 설명) 하면 다음과 같다.

- 국제 올림픽위원회, 국제 장애올림픽위원회 및 대형국제대회조직위원회 등에 의해서 진행된 올림픽대회, 장애인올림픽대회 및 세계 선수권대회등 국제경기 기간에서의 "도핑" 검사 결과에 대한 청문(Conduct of hearing) 및 결과처리(Result management)에서, 경기 중 발생한 "도핑" 규칙위반(ADRV)에 대한 징계가 "자격정지처분(Disqualification)" 이상인 경우는 해당 국제연맹에 위탁해야 한다.

註: WADA Code 15.3.1 〈원문〉[Results management and the conduct of hearings from a test by the IOC, IPC, or a Major Event Organization, shall be referred to the applicable International Federation as far as sanctions beyond Disqualification from the Event of the results of the Event

註: 올림픽대회나 아시아대회 경기기간중 발생된 ADRV 이더라도, 그 결과가 완결될 때까지는, 경기가 끝난 후 수 주일 까지도 결과관리(Result Management) 처리문제가 계속 이어질 경우가 많으므로, ADRV 혐의를 받고 있는 선수가 속한 국제연맹이 관여해서, 징계 절차를 밟게 되며, 징계 수위도 조직위원회 합의하에 국제연맹이 주도해서 국제연맹의 규칙에 따라 징계처리를 결정하게 된다.

- WADA Code 15.3.1에 명시된 경우 이외 경우의 "결과관리(Result Management)"는, (주: 다시 말해 올림픽경기나 장애자올림픽이나 대형국제선수권대회때의 결과관리 이외의 경우는), "도핑"시료 채취를 주도한 "반 도핑"기구의 책임하에 "청문 과정"과 "결과 관리" 절차가 취해지며, 만일 "반 도핑"기구가 "결과관리" 절차를 책임질 권한이 없는 경우는, 그 "결과 처리"는 선수가 속한 해당 국제연맹으로 이관해야 한다.(WADA Code 15.3)
- "도핑"검사의 검사결과관리 및 위반 선수 징계 측면에서의 국제연맹의 주도적 역할에 대해서는, 새로 개정된 2007년 WADA Code에 더욱 분명하게 추가적인 설명이 부연(敷衍)되어 있으며, 치료목적사용면책(Therapeutic Use Exemption)에 대해서도 중요한 첨가 부분이[Comment to Article 15.4.1.] 다음과 같이 추가 되여 있어, 국제연맹의 역할과 임무 권한을 부연 설명하고 있다.

인용 [Comment to Article 15.4.1 : There has been some confusion in the interpretation of this Article with regard to TUEs. Unless provided otherwise by the rules of an International Federation or an agreement with an International Federation, National Anti-Doping Organizations do not have "authority" to grant TUEs or ATUEs to International Level Athletes.] 〈인용끝〉

〈번역〉 [15.4.1항에 대한 주해: "치료 목적(TUE)"에 관한 본 항목의 해석에 대해서 약간의 혼선이 있었음. 그러나, 국제연맹 규칙으로 달리 규정하거나 국제연맹과 합의가 있지 않는 한, 국가 "반 도핑"기구는 국제수준의 선수에 대한 TUE나 ATUE를 허가할 권한을 갖지 못한다.]

〈설명〉 [국가 "반 도핑"기구, 예를 들면, 한국도핑방지위원회 등 국가 기구는, 자국선수 출신 국제선수에 대한 치료목적면책(TUE/ATUE)을 처리할 권한이 인정되지 않으며, 이 권한은 국제연맹의 권한이라는 설명이다.]

(2) 국내 수준 선수의 "도핑"관리

국내선수 즉 국내대회에서의 "도핑"관리 및 "경기 기간 외" 검사는, 해당 국가의 "반 도핑" 기구가 관리하며, 그 결과 처리 즉 "도핑"위반에 대한 청문 및 징계수준 결정 까지도 국가 "반 도핑"기구가 주관이 되어 실시하게 된다.

그러나, 이런 모든 과정과 수순에 해당 선수가 속한 국내 연맹(National Federation)이 항상 함께 관여 되어야 하며, 국내 연맹의 관여 없이 국가 "반 도핑"기구 단독으로 검사계획(TDP: Test Distribution Plan), 검사, 청문 및 선수 징계 절차를 단독 진행 할 수는 없다. 또한 "도핑"위반 선수 징계의 집행에 있어서도 국가 "반도핑"기구의 "징계결정위원회"의 결정을 위임받은 국내 연맹의 책임하에 그 연맹 소속 선수의 징계가 연맹의 "반 도핑"규칙(물론 WADA나 KADA의 도핑 규칙과 일치해야 함)하에 집행되게 된다.

제 12 장

지난 중요 국제대회의 "도핑"관리

I. 1986년 서울 아시안 게임의 도핑 문제

매 4년마다 개최되는 아시안게임은 1986년에는 우리나라 서울에서 개최되었고 2년후인 1988년 서울올림픽에 대비하여 하나의 예행연습으로 올림픽을 치루는 기분으로 치루었었다. 따라서 온 정성하에 성공적인 아시안게임으로 기록됨은 물론 아시안게임으로는 처음으로 정식의 도핑 검사를 시행하므로서 모든 아시아지구 선수들에게 약물복용문제에 대한 엄격한 방침과 경각심을 불러 일으켜 주었었다. 국제올림픽 무대에서의 아시아인의 메달획득 가능성은 과거에는 그리 크지 못해 아시아 지역에서는 도핑 검사가 거론되지 않아 온 것도 사실이었다. 그러나 동구권을 중심으로 약물복용선수가 증가하고 많은 국내 대표급 선수가 그 쪽 지역에서 전지훈련을 하고 돌아와 약물 복용을 배우고 오는 경향도 있어 아시아지역에서의 약물복용 예가 증가하고 있음은 널리 알려진 일이었다. 따라서 아시아올림픽평의회(Olympic Council of Asia : OCA)와 OCA 의무위원회에서는 1986년 대회를 계기로 정식으로 도핑 검사를 시작한다는데 의견의 일치를 보았었다. 당시 OCA 의무위원회 분과위원장은 의사출신 체육부 장관을 지내신 김집 박사이었고 필자가 그 밑에서 사무총장 일을 보고 있었다. 아시아지역에서는 처음으로 시작하는 도핑검사였지만 올림픽에서와 똑같은 방법으로 실시했고 총 595명에 대해서 실시하였으며 그 결과는 표에 표시된 바와 같이 총 12명에서 Anabolic Steroid가 검출되어 OCA 집행위원회와 해당경기연맹에 보고되어 IOC 규칙에 준한 징계를 받았는데 12명 중 메달권 선수는 1명 밖에 없어 메달몰수의 화제나 사건보도는 없었다.

표 : Doping Test Results of 1986 Seoul Asian Game

Country	Events	Doping Class Substance	Number
Iran	Weight lift, Wrestling	Nandrolone	5
India	Weight lift, Boxing	Nandrolone	4
Saudi Arabia	Weight lift	Nandrolone	1
Iraq	Athletics	Nandrolone	1
Thailand	Athletics	Nandrolone	1

*Total 12 cases

그러나 잘 알려진 이야기는 아니었지만 복싱 종목의 한 선수가 약물검사 결과에 따라 선수촌에서 「동」메달을 박탈당해 4위었던 「파키스탄」 선수가「파키스탄」 초유의 동메달을 하나 횡재하는 해프닝이 아시안게임 선수촌에서 있었음은 관계했던 몇 사람만이 아는 뒷이야기이기도 하다. 당시 아시안게임 본부였던 롯데호텔이 OCA 의무위원회 사무실이어서 의무위원회 사무총장은 그곳에 상주하면서 약물검사건을 취급했고 약물검출 선수가 나오면 의무위원회의 행동지침에 따라 2차의 의무위원회 및 관계선수 및 임원들 참석하에 청문회를 개최하고 그 결과를 OCA 집행위원회와 IF(국제경기연맹)에 즉시 보고하게 되어 있으며 IF는 즉시 처벌을 집행할 수 있게 되어 있다. 그런데 공교롭게도 아시아 복싱연맹회장이 「파키스탄」 출신 체육인 「차우드리」씨였는데 이 분이 롯데 호텔에 묵고 있어 매일 매일의 의무위원회 일을 복싱관계에 연관하여 접촉하고 있었다. 그러던 중 파키스탄의 복싱 희망주 선수가 3~4위 결정전에서 아깝게 패해 동메달을 놓쳐 아쉬워하고 있던 차 3위를 얻은 인도선수가 약물검사에 양성판정을 받았다는 소식을 OCA 의무위원회로부터 접하고는(복싱연맹으로 공식 통보해야 함) 곧장 선수촌으로 가서 아시아복싱연맹회장의 자격으로 3위를 했던 인도선수의 메달을 도핑 양성이라는 이유로 몰수하고 4위였던 자국의 「파키스탄」 선수에게 동메달을 걸어 주었던 것이며 이는 「파키스탄」의 단 하나의 메달이었으며 이 메달은 행동이 빠르고 요령 있는 「파키스탄」의 체육 지도자인 「차우드리」씨의 빠른 감각이 합법적으로 적시에 메달을 선수촌에서 산출해냈던 것이었다. 이 이야기는 86 아시안게임 끝막음에 적은 기사로서 신문구석에 보도된 바도 있었으나 그 때는 이미 경기 종말이어서 사람들의 관심을 끌지 못했었다.

86년 서울 아시아게임에서는 도핑 검사에서 12예의 Nandrolone만이 역도, 레슬링, 육상에서 적발되었는데 이런 힘(筋力)을 필요로 하는 종목에서 여러 가지 종류의 남성 호르몬이 복용되고 있으며 Nandrolone이 1986년 당시로서는 최근에 개발된 약으로서 표에 나타낸 바와 같이 5개 아시아국가에서 종목이 다른데도 불구하고 획일적으로 같은 약이 복용되고 있음은 스포츠계에서도 이런 약제에 대한 정보가 빨리 확산되고 있음을 말해주고 있기도 하다.

86 아시안게임의 도핑 검사결과를 이야기 할 때 한 가지 첨부해야 할 이야기는 흥분제로 분류되고 있는 Ephedrine에 관한 이야기이며 이는 우리나라 선수 등 동양권에서의 선수에서 앞으로도 계속 문제가 될 수 있는 약이므로 만일의 경우의 실수를 예방하기 위해서 강조하고 싶은 이야기이기도 하다.

Ephedrine은 흥분제, 각성제로 분류되는 약이며 대표적인 흥분제인 Amphetamine의 1/4~1/5의 효과가 있으며 용량을 많이 주면 정신집중력과 혈액순환을 증가시켜 경기력을 향상시켜주는 약으로 알려져 있다. 「싸이클」선수 등 비교적 스포츠계에서 널리 오남용되고 있는 약이다.

그런데 86 아시안 게임중 도핑 검사에서 색출된 Ephedrine 양성선수는 우리나라의 육상, 사격에서의 메달권 선수와 중국, 사우디아라비아, 태국, 파키스탄 등 여러나라의 비메달권 선수에서였으며 이들 선수들은 감기약이나 체중 조절, 피임제 등을 복용했다는 정도이고 경기력 향상 목적으로 Ephedrine을 복용했다는 것은 부인하고 있고 원칙상으로는 Ephedrine이 일정량 이상 검출될 때는 IOC 주관의 올림픽경기에서는 문제가 될 수 있다. 그러나 지난 1986년 서울 아시안게임에서는 처음으로 실시하는 정식 도핑 검사였고 사전교육, 홍보가 불충분하였다는 이유로 Ephedrine 양성자에 대한 처벌에 대해서는 OCA 의무위원회에서의 장시간의 토의 끝에 1986년도 아시안게임에 한해서는 「홀몬제」 양성자만을 도핑으로 판정한다고 결정을 했고 이 결정으로써 Ephedrine 양성자에 대한 도핑 판정이 보류되었다.

만일의 경우 당시의 일로서 Ephedrine이 도핑 양성으로 취급되어 육상과 사격의 두 종목에서 메달이 박탈당하는 수모를 겪었다면 아마도 아시안게임 성공 「이미지」와 그 후의 메달 경주에 차질이 생길 수 있었다고 생각하고 있고 무서운 일이 되었을 것이라고 회상하고 있다. 우리나라의 경우 약국 매약상품(OTC)으로 못 사는 약이 없고 한약, 생약, 보약, 개소주 등등 이름과 성분이 불명한 약이 시중에 얼마든지 흔하게 구득되고 있고 또 과대광고, 강매 등으로 항상 운동선수를 유혹하고 있어 이런 방면에 주의를 충분히 기울여야 한다고 생각하고 있다.

2. 1988년 서울 올림픽에서의 "도핑" 검사 및 "도핑"에 숨은 이야기

1) 1988 서울올림픽에서의 「도핑」 검사

1988년 9월에 서울에서 개최되었던 서울올림픽은 우리나라에 세계 4위라는 엄청난 경기성적을 안겨줌으로써 우리국민을 흥분시켰던 역사적인 사건이었고, 우리 국민의 자긍심을 높여주고 세계 속의 한국으로 발돋움하는 밑거름이 되었고 또 어떻게 평가해보면 동구 공산권이 와해되고 USSR(소련)이 붕괴되는 간접적 충격이 되었다고도 해석하는 국제스포츠인도 있기도 하다. 그러나 이런 경기성적면에서 뿐만 아니라 조직위원회 활동, 경기 운영면, 대회참가규모 등 모든 면에서 큰 성공을 거둔 대회로서 예시되고 있으며 특히 「벤 · 존슨」의 금지약물복용 사실을 색출해내는 위업을 이룩한 대회로서 높이 평가되고 있다.

한국과학원 KAIST 도핑 검사실에서 색출해낸 금지약물의 종류는 161쪽 표에 정리된 바와 같이 근대 5종 경기에서의 Caffeine 복용 1예, Propranolol 1예, 역도경기에서의 이뇨제(Furosemide) 복용 2예, 흥분제인 Pemolin 1예, 남성 홀몬제인 Stanozolol 복용 3예, 육상경기에서 Stanozolol 1예(벤 · 존슨 선수), 레스링, 유도에서 이뇨제 Furosemide 1예, 모두 합쳐서 10명이 금지약물복용 선수로서 적발되었으며 「벤 · 존슨」 선수를 위시하여 역도, 레슬링 선수 중에서 금메달 몰수의 엄벌과 추가적으로 출전금지 처분을 받았었다. IOC가 규정하고 있는 처벌의 내용은 홀몬제나 흥분제사용 선수의 경우 첫 번째 위반인 경우는 2년간의 출전금지처벌이 가해지고 두 번째 위반인 경우는 일생 출전 못하는 선수생활의 종지부를 받게 된다.

표 : IOC 처벌규정

1) Anabolic Steroid, Amphetamine 등 흥분제
   Caffeine, Beta-Blocker, 이뇨제, 마약성진통제
      첫번째 위반 2년간 출전금지
      두번째 위반 일생동안 출전금지
2) Ephedrine, Pseudoephedrine, Codein
      첫번째 위반 3개월 출전금지
      두번째 위반 2년 출전금지
      세번째 위반 일생동안 출전금지
3) 약물복용 후 시행한 경기에서의 메달 몰수

이하 서울올림픽에서 문제되었던 도핑 약품을 중심으로 살펴보면 다음과 같다.

(1) Caffein

「카페인」은 흥분제, 각성제에 속하는 약물로서 운동선수가 정신을 맑게 하고 피곤을 풀고 경기력을 향상시키기 위해서 이 약을 사용한다. 실제로 스포츠과학자들의 연구에서도 25 mg Caffeine을 주어 운동부하 검사상 운동능력이 증가하는 것을 관찰보고 했고(Ivy, 1979). Costill도 330 mg caffeine 투여 60분 후에 운동능력이 증가함을 관찰보고 했었다. 그러나 Caffein은 커피, Tea, 콜라 등 우리 주변에 흔한 음료수에도 적지 않은 양의 Caffeine이 포함되어 있어 도핑 목적으로 Caffeine을 섭취한 것은 요중 검사상 12 μg/ml 이상일 때로 규정하고 있다.

서울올림픽에서 적발된 Caffein 복용선수는 의무위원회 청문회 증언에서 커피를 10잔 이상 마셨다고 주장했으나 실지 요중에서 측정된 Caffein 양이 그 범위를 훨씬 초과하고 있어 경기력향상 목적으로 복용한 선수로 판정되어 메달을 몰수당했었다. 참고로 우리들 일상생활에서 흔히 취하는 음료의 Caffein 함유량을 표시하면 다음 page 표와 같다.

표 : 음료의 Caffein 함유량

Products	Caffein
Coffee	50~100 mg/cup
Tea	40~80 mg/cup
Cola drink	30~50 mg/cup
Cocoa, Chocolate drink	40~80 mg/cup
Chocolate Bar	150 mg/family block
* OTC Analgesic & Cold Medicine	32~64 mg

OTC : Over the Counter 약국 매약하는 약
Cold Medicine : 감기약

따라서 경기에 임하는 선수는 마시는 음료의 선택에도 주의를 해야 할 것이며 尿中 12 ㎍/ml 이상의 Ceffein을 배출시킬 수 있는 Caffein 양은 대개 500 mg Caffein 함유음료를 단시간내에 섭취하는 경우로 되어 있어 조심할 필요가 있다.

(2) Furosemide

Furosemide는 효능이 강력한 이뇨제로서 우리주변에 흔한 약이고 청소년, 소녀간에도 체중감량 목적으로 오남용 되어 몇 년 전에는 인명 피해까지 초래했던 문제가 있는 약이다. 이런 강력한 이뇨제가 스포츠계에서는 두 가지 목적으로 오남용 되고있다. 즉 역도, 유도, 레슬링 선수 등 체급경기에서 체중을 급히 감량시키기 위하여 이 약을 사용하며 또 다른 목적은 금지약물을 복용한 후 이것을 빨리 배출시켜 검사에 걸리지 않게 하기 위하여 소위 위장약품(Masking Agents)로서 이뇨제가 많이 사용되고 있다. 88 서울올림픽에서의 첫 금메달 박탈이 역도선수에서의 이 Furosemide 복용이었고 체중이 넘어 사우나에서 땀 빼기등 갖은 노력을 해도 안 되어 이 강력한 이뇨제를 복용했었고 금메달은 얻었으나 이 금지약물이 검출되어 일생의 불운을 안게 되었었다.

(3) Stanazolol

「스타나졸롤」이라는 남성호르몬제 약은 그 전에는 그리 많이 알려진 약이 아니었으며 88 서울올림픽에 갑자기 나타나기 시작한 약으로서 육상의 「벤 · 존슨」 선수뿐만 아니라 두 명의 역도선수에서 검출되는 등 이런 새로운 약물이 얼마나 빠른 속도로 스포츠계에서 보급되고 있는가라는 실례를 나타내 주고 있다. 이 약의 특징은 Anabolic Steroid 중 약물대사가 아주 빠른 물질로서 웬만한 시설과 기술인력을 가진 검사실이 아니고서는 이 약을 소변에서 검출해 내지는 못할 것으로 판단했을 것이며 새로운 약물이고 빠른 대사과정이어서 동양의 작은 신진국 서울의 검사실에서는 검출이 어려울 것이라는 판단아래 일생일대의 도박, 모험을 했을 것이라는 것이 관계있는 사람들의 생각이었다. 실제로 우리나라 KAIST 도핑검사실에서 이 Stanazolol을 검출해 낸 것은 큰 개가였으며 우리의 과학기술 능력을 온 세계에 과시하고도 남음이 있는 그런 쾌거였다고 할 수 있다.

Anabolic Steroids는 남성호르몬제인 Testosterone의 화학 구조와 작용을 가진 화학물질을 의미하며 스포츠계에서는 근력강화 목적으로 힘(Power, 力)을 많이 필요로 하는 경기종목에서 많이 사용하고 40여 종류 이상의 약품이 알려져 있고 그중 가장 흔히 사용되는 약으로 Methandrostenolone, Oxyandrolone, Stanazolol ,Oxymetholone, Methyltestosterone 등이다. 이들 Anabolic Steroid의 부작용은 엄청난 것이며(부록 5) 선수의 건강보호 차원에서 이 약물은 가장 엄격히 규제되고 있는

현실이다.

(4) Propranolol

Propranolol은 베타-차단제에 속하는 약으로 의료에서는 고혈압, 부정맥, 관상동맥질환 등 심장병과 갑상선 질환 등 환자에 각각의 적응 등에 따라 많이 사용되고 있는 약이다. 스포츠계에서 이 약이 경기력향상 목적으로 악용되는 것은 베타-차단제(Beta-Blocker)가 심장박동수를 줄이는 작용이 있어 사격, 양궁, 근대오종 등 경기선수가 이 약을 남용함으로써 심장이 뛰는 것을 가라앉히는데 이용하고 있으며 서울올림픽에서 적발된 선수는 근대 5종 경기 선수에서였다(근대5종 경기에는 사격이 포함되어 있음). 그러나 상기 심장질환에 관계된 질환의 치료목적으로는 다른 종류의 약도 얼마든지 있다는 관점에서 IOC 의무위원회는 이 약을 사용금지 약으로 포함시키고 있다.

(5) 기타 양성반응을 나타낸 선수

이상 10예의 선수가 88 서울올림픽에서는 금지약물 복용선수로써 인정되어 메달 몰수와 거기에 해당한 벌칙을 받았으나, 10명 이외에도 6명의 선수에서 이뇨제 등 사용금지 약물이 검출되었고 이들 선수들은 신체의 질병치료 목적의 의사의 진단서, 심지어는 조직검사 소견(예 :신장조직검사)까지 첨부되어 있고 체급경기가 아닌 선수여서 약 사용이 허가 되었던 예들이 포함되어 있다. 그 외에도 약의 종류, 용량, 경기종목 등 주변 사항들이 개별적으로 종합 검토되어 선수의 경기력향상 목적으로 사용한 것이 아니라는 IOC 의무위원회의 결정이 나면 약물검사 양성자로서 판정을 내리지 않게 된다. 이런 결정은 IOC 의무위원회의 고유기능과 권한이며 검사를 맡았던 검사실 당사자나 어느 누구 개인도 이 결정에 대하여 이의를 제기하는 것은 올바른 태도가 아니라고 생각되고 있다. 따라서 간간이 외신에 보도 인용되는 이야기로서 서울올림픽대회에서 공표된 10명의 선수 이외에도 양성자가 있었는데 은폐(커버업) 되었다는 허위보도가 나돈 때도 있어 그 관계한 사람을 포함하여 보도기관에 대해서 유감의 뜻이 관계기관에서 전달된 일이 있는 것으로 알고 있다.

그리고 선수의 건강보호 차원에서, 치료약제를 그렇게 복용해야 하고 조직검사까지 받아야 하는 환자선수를 격렬한 신체운동을 요하는 올림픽에 국가대표로 출전허용한데 대하여 ᄀ 국가대표팀 팀닥터에게 경고장(Warning)이 IOC 의무위원장 명의로 발송된 일이 있기도 하다. 국가에 보태주는 메달도 좋으나 선수의 건강보호가 우선되어야 한다는 의무위원회의 대전제가 이런 문제를 다룰 때마다 선행조건으로 되어 있다.

2) '1988 서울 올림픽 때의 Doping에 숨은 이야기

「서울은 세계로」「세계는 서울로」 온 세상의 관심이 서울올림픽으로 집중되어 있던 1988년 9월 25일, 서울발 짤막한 뉴스는 온 세상 사람들을 놀라게 하기에 충분했고, 그것은 세계의 이목을 집중시키던 100 m 육상경기에서 신기록을 수립하며 우승했던 올림픽의 영웅 Ben Johnson(카나다의 흑인 선수)의 소변검사에서 복용금지약물이 검출됨으로써 경기기록의 무효와 동시에 금메달이 박탈되었다는 소식이었다.「벤 · 존슨」 선수는 경기직후 약물검사실에 인도되어 받은 소변에서 Stanazolol이라는 Anabolic Steroid(남성호르몬제, 근육강화제)가 검출되었고 재검결과 Stanazolol이 검출됨은 물론 이런 부류의 약을 사용했을때 보이는 소견(전문용어로는 Steroid Profile)을 보여 의심 없는 약물복용예로 IOC 의무위원회의 판정을 받았고 올림픽규칙에 따라 에써 수립한 신기록의 취소는 물론 금메달의 몰수 및 2년간 국제대회의 출전금지라는 무거운 벌을 받는 불운을 겪어야 했었다.

지금도 당시의 일로서 IOC 본부였던 신라호텔 의무위원회 회의실에서 새벽 3시까지 의무위원회 청문회를 열면서 「존슨」 선수가 속했던「카나다」측 대표들과 심문을 벌였던 일이 생생하게 기억나고 있으며 어떻게 하던지 문제의 핵심질문에서 빠져 나가려고 애쓰며 말을 꾸며대던 카나다측 대표단의 궁색한 변명장면이 연상되고 있다. 지금에는 「벤 · 존슨」 선수 자신이나 「카나다」측이 모두 약물복용 사실을 시인하고 있으나 당시 의무위원회 청문회에서 취하고 있는 「카나다」측 대표(선수단장, 코치, 의무요원 등 포함해서 3~4명이 참석했고 참석을 요하는 「벤 · 존슨」 선수는 불참했었음)들의 태도는 끝까지 약물복용 사실을 부인함은 물론 올림픽경기장의 약물검사실의 Security(보안, 안전) 문제를 들고 나와 대기실에서 소변 채취를 위해서 기다리는 사이 신원불명의 사람(카나다의 적수 미국의 「칼 · 루이스」측 사람이라는 뜻)이 있어 소변채취과정 및 보관과정에 대해서 이론을 제기한다고 변명을 늘어놓고 있어 잔꾀를 부리면서 문제의 핵심에서 벗어나려고 하는 「카나다」측 태도에 크게 실망했던 기억이 생생하다. 대국의 체통도 없이 과학적 근거와 사실을 외면한 채 올림픽정신도 잊고 변명과 책임전가, 남의 비방까지 시도했던 「카나다」 선수단 지도부의 태도에 대해서 IOC 의무위원 전원은 크게 실망을 했었고 새벽 3시까지 계속된 3~4시간의 청문회 끝의 결정은 IOC 의무위원 전원의 의견일치로써 「벤 · 존슨」 선수를 약물복용선수로서 판정을 내렸었다. 그리고 복용했던 약은 Stanazolol이라는 남성호르몬제로서 이 약은 1988년까지는 그리 많이 알려지지 않았던 「도핑」 약제로 이 약물대사가 다른 약제에 비해 아주 빨라서 웬만한 약물검사실(Doping Laboratories)에서는 검출하기 힘든 화학물질로 알려져 있는 약이었다. 결국 「벤 · 존슨」 측은「설마 이 약을 서울의 약물검사실에서 잡아내기야 하겠느냐」 하는 일생 최대의 도박을 한 것으로 보이며 결국 1986년 아시아게임에서의 IOC 의무위원회의 최대기술지원을 받고 있는 최신시설의 「서울 도핑검사실」의 실력이 「벤 · 존슨」 측의 얄팍한 잔꾀를 분쇄하는데 큰 공을 세웠던 것이라고 결론내릴 수 있다.

그러나 한 가지 이런 우리나라 과학기술의 위업이 큰일을 해냈던 것은 훌륭한 일이었으나 약물검사 결과에 대한 정보관리 면에서 큰 허점을 드러내 IOC 의무위원장을 비롯한 관계있는 사람들이 많이 곤혹을 당했던 것은 그리 알려지지 않은 우리나라의 수치스러운 일이었다. 결국 KAIST 검사실 책임자의 공식사과 편지가 IOC 의무위원회에 접수됨으로써 사건은 일단 마무리되었으나 아직도 「벤 · 존슨」 선수의 소변검사 채뇨병 A, B 중(똑같은 소변을 두병에 나누어 봉해둠) A병에서 약물이 검출되고 확인절차로서 관계된 선수단 입회하에 B병 검사로서 확인하는 과정이 남아있는 단계에서 A병 검사결과를 알아 낸 외부 신문기자들이(어떻게 알아냈는지는 아직까지도 아무도 모르고 있음) 밤새도록 신라호텔 IOC 의무위원장 방에 전화를 걸면서 「벤 · 존슨」의 소변에서 약물이 나왔다는데 사실이냐」는 확인전화가 걸려왔고 그 묻는 상대방의 영어가 「부로큰 · 잉그리슈」(서툰 영어)였다는 「메로드」 위원장의 노기 찬 발설에 곤혹스러운 시간을 가졌던 기억이 생생하다. 결국 검사결과를 훌륭하게 이룩하는 것도 중요하지만 그 결과의 처리, 보안문제 등 취급에 약간의 허점을 드러냈던 것은 앞으로의 이런 규모의 행사를 위해서도 그리고 국가의 체면을 위해서 유념해야 할 점이라고 생각하고 있다.

참고삼아 1988 서울올림픽에서의 Doping 검사결과를 정리한 것은 159쪽에 표시한 바와 같고 근대 5종 경기에서의 Caffeine 복용 1예, Propranolol 1예, 역도경기에서의 이뇨제(Furosemide) 복용 2예, 흥분제인 Pemolin 1예, 남성 호르몬제인 Stanozolol 복용 3예, 육상경기에서 Stanozolol 1예(벤 · 존슨 선수), 레슬링, 유도에서 이뇨제 Furosemide 1예, 모두 합쳐서 10명이 금지약물복용 선수로서 적발되었으며 「벤 · 존슨」 선수를 위시하여 역도, 레슬링 선수 중에서 금메달 몰수의 엄벌과 추가적으로 출전금지 처분을 받았었다. IOC가 규정하고 있는 처벌의 내용은 홀몬제나 흥분제 사용 선수의 경우 첫 번째 위반인 경우는 2년간의 출전금지 처벌이 가해지고 두 번째 위반인 경우는 일생 출전 못하는 선수생활의 종지부를 받게된다.

표 :1988 서울올림픽에서의 Doping Test

Date	Event	Result
19. 9. 88	Modern Pentathlon	Caffeine
19. 9. 88	Weightlifting	Furosemide
21. 9. 88	Modern Pentathlon	Propranolol
21. 9. 88	Weightlifting	Pemoline
21. 9. 88	Weightlifting	Furosemide
22. 9. 88	Weightlifting	Stanazolol
26. 9. 88	Weightlifting	Stanazolol
26. 9. 88	Athletic	Stanazolol
27. 9. 88	Wrestling	Furosemide
27. 9. 88	Judo	Furosemide

표 : IOC(IF) 처벌규정

1) Anabolic Steroid, Amphetamine 등 흥분제
   Caffeine, Beta-Blocker, 이뇨제, 마약성진통제
      첫번째 위반 2년간 출전금지
      두번째 위반 일생동안 출전금지
2) Ephedrine, Pseudoephedrine, Codein
      첫번째 위반 3개월 출전금지
      두번째 위반 2년 출전금지
      세번째 위반 일생동안 출전금지
3) 약물복용 후 시행한 경기에서의 메달 몰수

그리고 추기할 것은 「도핑」 陽性(Positive) 판정을 받은 10명의 선수이외에 양성반응을 보인 6명이 있었으나 IOC 위원회는 이들 6명의 경우는 도핑 양성으로 판정하지 않았는데 이 부분이 잘못 와전되어 많은 애매한 선수를 괴롭히는 결과가 되므로 도핑을 취급하는 관계인이나 검사실 당사자도 조심을 해야 할 부분이라고 생각하고 있다. 즉 도핑검사에 양성반응이 나타났다고 해서 그것이 전부 경기력향상 목적으로 도핑했다는 뜻은 아니며 이는 의무위원회의 전문가회의에서 관계인을 불러 청문회를 열어(때로는 새벽 3, 4시까지도 계속됨) 치료목적이냐? 고의성이 있느냐? 부득이한 경우였느냐? 등의 다양한 해석과 판정이 선수건강보호와 선수권익보호차원에서 심도 있게 심의를 거쳐 합의 결정하고 IOC 집행위원회(IOC Executive Committee)에 보고되는 것이므로 검사실의 어느 누구도 양성여부를 거론하는 것은 위법이며 Ethic에 어긋나는 것이고, 더구나 B-Sample 검사확인과정이 남아있는데 그 A-Sample 검사결과가 외부(보도기관)에 새어나갔다는 것은 있을 수 없는 정보 보안부실로 국제 망신한 사건이라고 분명히 알아야 할 것이다. 그런 의미에서 88 서울올림픽 때 Ben Johnson 건으로 특종기사를 빼낸 우리나라 모 일간지 신문의 Ethic는 정보제공자와 함께 옳지 않았었다고 자인하고 앞으로의 큰 규모의 국제 대회 때는 필히 삼가 해야 할 것이라고 나는 지금도 생각하고 있다. 약물 검사실은 약물검사 결과만을 의뢰기관에 「人秘」로 보고하면 임무수행완료이며 그 해석은 관련위

원회의 토의 합의결정이 있은 후(대개 채뇨 후 3일째가 됨) IOC의무위원장 발표로「도핑양성」판정 발표가 나오는 것이 正道라고 알고 있을 필요가 있다. 그 전에 새어나오는 도핑에 관한 소문, 기사보도 등은 고도의 정신력, 투혼, 집중력을 필요로 하는 경기에서 상대방 선수를 모략하고 심리적으로 불안/흔들리게 하는데 이용될 가능성이 있으며 실지 그런 예를 88, 92 올림픽에서 모두 경험하고 있기도 하다.

3. 1990년 북경 "아시안게임"의 "도핑" 검사와 "아시안게임" 기행문

1) 1990년 북경 아시안게임의 도핑 검사

1990년 9월 22일부터 10월 7일까지 16일간에 걸쳐 제11회 아시안게임이 중국 북경(베이징)에서 개최되었었고 참가선수 중 630여명의 도핑 검사를 시행했고 그중 3명의 역도선수에서 복용금지약물이 검출되었는데 2명의 선수가 Nandrolane을 복용했고 1명의 선수가 Furosemide 양성이었다. 그러나 3명의 선수가 모두 메달권 밖의 선수여서 메달몰수의 사건은 없었고 OCA 집행위원회와 해당경기연맹에 보고되어 처벌이 전해졌었다.

표 : Doping Test Result of 1990 Beijing Asian Game

Country	Sports Events	Substance	Date
Yemen	Weight lift	Furosemide	Sept. 28 '90
Lebanon	Weight lift	Nandrolone	Sept. 28 '90
Pakistan	Weight lift	Nandrolone	Oct. 1 '90

1990년 아시안게임의 3명의 양성선수는 1986년 아시안게임의 12명 보다는 훨씬 줄어든 숫자여서 서울에서의 강력한 첫 도핑검사의 교훈과 교육이 아시아 지구의 국가대표 선수들에게 전달된 것으로 믿어 보람스러운 방향이었다고 평가하고도 있다. 한가지 특기할 것은 역도 종목에서만 3선수나 금지약물검사 양성을 나타내어 해당경기연맹의 각성을 일깨워 주었고 특히 레바논 선수는 18세의 어린 나이의 선수가 홀몬제를 사용하고 있어 관계인들을 놀라게 했고 비록 메달권 밖의 선수였지만 이런 선수층이 저변에 확대되어 있는 한 도핑 문제는 아시아 지역에서도 계속 문제가 되리라고 전망하고 있다. 따라서 1994년 일본 히로시마에서 개최되는 제12회 아시안게임에서도 현재 규모보다 더 엄격한 도핑 검사가 시행되므로써 스포츠에서의 약물복용을 근절시키겠다는 강한 의지가 OCA 집행부나 OCA 의무위원회의 지배적인 의견으로 되어 있다.

2) 90 아시안게임

(1) 1990년 7월 30일 기행문

1990년 9월 24일부터 10월 7일 까지 중국 북경에서 개최되는 제11회 아시안게임이 눈앞에 다가왔고 우리나라 대표 선수단도 사상최대 규모로 28개 종목에 6백 68명이 확정발표되었다. 86년 서울 아시안게임과 88년도 서울올림픽에서 세계를 놀라게 한 우리나라와 우리나라 선수들이 이제는 텃세를 벗어나 남의 나라에 가서 첫 경기를 치루게 됨으로써 첫 남북한 대결을 위시하여 일본의 추격 등 우리나라 선수 전적에 대한 세계의 관심이 집중될 전망에 와 있다.

뿐만 아니라 국내외 정세로 소련의 동구권 정치체제의 급격한 변화에 힘입어 스포츠계 이외의 관련인사들도 공산권과 중국을 출입하는 사람들이 많아졌고, 특히 중국에 대한 관심이 북경아시안게임을 계기로 최고에 달하고 있다. 그동안은 중국은 지리적으로는 가까운 나라였으나 정치적으로는 아주 먼 나라였다.

우리나라 역사상 어떤 나라 보다도 밀접한 관계를 가졌던 중국이 이제 개방정책 10년만에 우리나라에 닫혔던 문호를 개방했고 북경대회에는 태극마크를 붙인 대한항공기가 서울출발 후 2시간 이내에 우리나라 선수단을 태우고 북경에 입성할 채비를 서두르고 있을 정도로 이제는 중국과의 거리감이 가까워졌다. OCA(아시아올릭픽위원회) 의무위원회 일로 6월말에 북경을 다녀오면서 北京과 서울이 두시간 이내 비행거리의 가까운 나라임을 확인한 후, 그렇게도 가깝고도 먼나라, 멀고도 가까웠던 중국, 금지구역이었던 천안문 등에 대해서 무엇인가 쓰고 싶은 충동을 강하게 느꼈었다.

닫혔던 중국대륙, 금지된 나라, 6·25때 북한을 도와 인해 전술을 펴 우리나라를 곤경에 넣었던 적성국가 중공, 영화 「마지막 황제」에 비쳤던 중국의 여러 모습, 천안문의 중공군 탱크, 붉은 깃발 등을 머릿속에 연상하면서 중국입국 비자를 얻으려고 「홍콩」행 비행기를 서울서 탄 것은 6월 27일 오전 9시 20분, 홍콩에 도착한 것은 두시간 후인 11시 30분이었다.

홍콩공항에 내려 우선 해야 할 일은 다음날 12시 비행기로 북경행 비행기를 타야 회의시간에 닿을 수가 있어 모든 것을 서둘러 공항을 빠져나와 중국 「비자」사무실을 향해 택시를 탔다. 홍콩에서의 중국입국 비자는 灣仔(Wanchai) 거리의 華潤大廈(China Resources Bldg)에 있는 중화인민공화국 외교부 비자사무실에서 받아야 하고 Wanchai은 홍콩의 九龍반도 쪽이 아니고 섬도시인 홍콩「아이랜드」에 있다.

그러므로 택시를 타면 꼭 홍콩섬쪽 Wanchai에 가자고 하면서 다음 주소의 쪽지를 보이면 착오없이 데려다 준다.

「香港灣仔港灣道26號抵座五樓, 中華人民共和國外交部駐香港簽辨事處」

바쁜 시간에 쫓겨 허둥대는 여행객에게 무책임하게 대답해주는 KAL 직원이나 어디인지 장소도 모르면서 아는 척 하고 헤매는 홍콩 택시 운전수의 바가지 요금 등의 횡포를 피하고 예정대로 차질없이 여행을 하려면 위에 적은 주소가 꼭 필요하다.

홍콩에는 보통 중국입국 비자 손님에게 여행수속을 해주는 「중국여행사」가 있는데 이곳에 가면 수속 비용 뿐만 아니라 수속 시간이 2~3일 소요되고 해서 공연한 시간낭비에다 또 이곳 여행사 직원은 손님을 잡으려고 하는 경향이 있어 애를 먹게 되는 수가 있다.

Wanchai 거리의 중국비자 사무실에 직접 가면 접수 후 하루만에 비자가 나오고 비자 신청 접수 시간은 오전 9시~12시 오후 2시~5시이고 토요일도 오전에는 접수하고 있다.

내 경우는 KAL 직원의 실수로 호텔 예약이 안 된 상태여서 근처 5분 거리에 있는 中華海景酒店(China Harbour View Hotel)(중국에서는 호텔이 대반점 혹은 주점으로 나타냄)에 예약도 없이 찾아 들어갔는데 다행히 방을 얻을 수가 있어 홍콩의 하루밤을 편안하게 지냈다.

숙박요금은 700 홍콩달러 정도로 미국돈 100불, 우리나라 돈 6~7만원에 해당하는 숙소였으나 깨끗하고 텔레비전 시청료도 별도로 안 받고 특히 2층의 중국식 뷰페 식당이 아주 좋았다. 다음에 여행하시는 분에게 예약이라도 하고 숙박할 만한 곳으로 권하고 싶은 곳이었다.

홍콩공항에서 북경행 비행기를 타는데는 두 종류의 중국비행기가 있어 시간에 쫓겨 가면서 혼선을 피하기 위해서는 미리 알아둘 필요가 있다.

즉 북경행 중국비행기는 CA 中國民航(Air China)이고 中華航空公司(China Air Line)는 대만 비행기로 북경행이 아니므로 한문자로 똑바로 확인하고 줄을 서야 한다. 아니면 많은 시간 낭비와 나쁜 좌석 배치를 받게 될 위험이 크다.

홍콩 출발, 북경행 CA102편은 어느 「보잉」 비행기와 마찬가지로 똑같은 규모의 좌석과 기내음식 「방송장치」시설 등이 구비되어 있고 다만 다르게 느끼는 것이 있다면 손님들이 넥타이를 맨 사람이 적고 들고 들어온 큰 짐을 낀 중국인이 많다는 소외감이 있을 정도였다.

그리고 뜻도 모르는 중국말로 하도 떠들어 대어 좀 시끄럽고 해서 우리나라 변두리 시내버스를 타고 있는 듯 생각이 들기도 했다. 기내방송으로 안전수칙을 방송하는 여자승무원의 영어발음은 정확하고 유창한 영국식 발음이었고 기내방송에서 흘러 나오는 이어폰의 음악은 새소리, 물소리 등 자연경치가 묘사되어 있는 Respighi곡 「The Pines of Rome(로마의 소나무숲)」이었다. 이렇게 정확하게 곡명을 내가 기억하고 있는 것은 우연히도 그 곡이 서울서 출퇴근 운전길에 즐겨듣은 내 차의 카세트의 곡과 같아서 북경행 비행기속의 무료한 비행시간이 서울의 어느 거리에 출퇴근 시간같은 착각을 느끼게 하고 있다.

機內에서 제공하는 음료와 간식은 그런대로 동양사람인 우리에게는 먹을만 했고 2시간 40분의 평안하고 안전한 비행거리 끝에 북경공항에 안착했다. 그리고 공항내 세관은 여권제시와 동시에 짐은 열어보지도 않고 그대로 통관되는 간단한 입국 수속에 불과해 중국에 들어오는 외부 손님에게 우선 편안한 마음을 주고 있었다.

북경공항은 새로 지은 공항으로서 이곳 저곳에 마무리 공사로 한창 바쁘고 두달 남은 「아시안게임」 까지는 공사가 완성될 전망으로 보인다. 김포공항 보다 작은 규모였지만 그런대로 국제수준의 시설을 갖추고 손님맞이 채비에 열을 올리고 있었는데 놀랍게도 공항시설의 하나인 출발 · 도착을 알리는 TV 시스템은 삼성전자 제품이었고 큰 짐을 실어나르는 카트는 삼성전자와 일본항공(JAL)의 두 회사제품이었다.

그러나 공항으로부터 북경 시내로 통하는 도로는 아직도 구도로 그대로여서 길은 좁고 비포장도로인데다가 우마차가 간혹 스치고 지나가고 있어 50년대 우리나라 변두리 도시의 풍경을 연상하면서 시내로 향하는 자동차에서 창밖에 비치는 잠자는 중국땅의 국제공항 주변 모습을 그려 볼 수가 있었다.

그리고는 안내인으로부터 자동차를 운전하는 운전기사를 소개받고 그 자동차가 바로 우리나라의 현대자동차 제품이고 또 중국 국가올림픽위원회에는 손님접대용 차량으로 현대와 대우회사의 자동차가 많다는 소식을 전해 듣고 참으로 뿌듯함을 느끼는 순간이었다. 작년에「모스크바」 여행시 우리나라 승용차를 타고 모스크바를 질주했는데 오늘 다시 북경시내를 우리나라 승용차를 타고 국제적 공식 행사에 참여하고 있다고 생각할 때 참으로 우리나라의 국력을 공산국가에서 어느 때 보다도 실감있게 느끼는 순간이라고 생각했다.

여장을 푼 숙소는 北京奧林匹克飯店(Olympic Hotel Beijing)으로 신축된 서양식 일급호텔로서 서울 강남의 일급 큰 호텔 규모의 시설을 갖추고 있었으며 다만 화장실의 화장지나 타올의 질이 약간 낮은 것 이외에는 자유세계 어느 도시의 일급 호텔 수준이었고 객실 텔레비전은 우리나라의 금성(Gold Star) 제품이어서 또 한번 한국사람인 나를 놀라게 해주었다.

북경에서의 호텔생활은 편안하고 특히 음식이 우리 입맛에 맞아 서양여행때 보다 나에게는 무척 편하게 느껴지고, 또 상상외로 중국 호텔의 TV 프로가(물론 호텔내 유선방송이지만) 세계영어 뉴스 방송인 CNN 뉴스가 계속 흘러 나오고 비디오 프로도 「수퍼맨」, 「록키-III」, 「[스타워즈(별들의 전쟁)]」 「코만도」 등 미국영화 일색이어서 과연 여기가 중국땅인가 싶게 서방세계화 되어 있는데 놀랐다.

북경의 올림픽 호텔 로비에는 커다란 공간에 객석이 여러 개 있는 휴식처가 있는데 거기서 연주되는 피아노 생연주곡은 서울의 어느 호텔 휴식처에서 듣던 음율과 같아서 서울도심의 어느 곳에 앉아 칵테일을 들고 있다고 착각하게도 해주었다. 그러나 역시 공산국가이고 부분적 개방을 하고 있는 나라인 듯 호텔정문에는 정장을 한 남자가 언제나 서 있으며 호텔출입 손님을 가려내고 있어 일반 북경

시민에게는 출입제한 구역이라는 것을 곧 느끼게 하고 있다. 손님은 대부분 일본사람같이(주로 30대로 보임) 보였고 간혹 한국말이 식사 도중 옆자리에서 들리기도 해 상당수의 한국인이 북경을 출입하고 있음을 직감케 하고 있다.

중국은 소련에 앞서 서방 세계에 개방정책을 선언한 후 소련에 앞서 서양화되어 있는 듯 했고 손님대접이나 편의 시설 제공에 손님을 위주로 하는 자유경제체제에 들어서 있는 것들이 느껴졌고「모스크바」에서 느껴보지 못했던 화폐의 값어치를 북경에서는 실감있게 느낄 수가 있어 소련경제보다는 중국경제가 훨씬 앞서 있음을 체감하게 해주었다.

외국여행자가 외화교환소에서 환전을 하면 중국은행발행의 FEC(外國兌換卷)(Foreign Exchange Certificate)를 교환해 주고(1백원, 50원, 10원, 5원권이 있음) 미화 1백불에 FEC 5백원 정도를 내준다.

그러나 이 FEC는 외국인이나 외국관광객용이고 외국인이 출입할 수 있는 백화점이나 식당 · 호텔 등에서 통용되고 중국사람에게는 통용이 금지되어 있다. 중국인이 쓰는 화폐는 Renminbi(인민화폐)라고 따로 있고 외국인이 이 화폐를 이용하려면 정부발행의 증명서(백색카드라고 표현함)가 있어야 되고 공식 환율에서는 FEC와 인민화폐가 동일하나 실제에서는 FEC가 중국인에게 훨씬 귀하게 거래되고 있는데 그 이유로는 외국산 물건을 살 수 있는 기회가 생겨 중국인들이 FEC는 더 찾는다고 들은 바 있다. 참고삼아 중국고급 공무원(中國國家體育科學硏究所 副所長)의 한달 봉급을 알아보니까 3백원 정도라고 한다.

북경시내에 그렇게 흔하게 굴러 다니는 자전차 한 대가 3백원 이상이라고 하니 보통사람의 한달 봉급 가지고 자전차 한 대 못 사는 구매력이라고 비유되어 중국사람들의 경제사정이 얼마나 내핍생활을 하고 있는가를 짐작하게 한다. 중국사람들은 물자가 귀하고 구매력이 약하고 모든 것을 귀하게 취급하고 있었고 월수입의 대부분은 먹는 음식값으로 지출되고 주택비와 의료비는 국가나 자기가 속한 직장에서 마련해준다고 했다.

그래서 그런지 중국갈 때 준비해가는 우리나라의 적은 선물에도 중국사람들은 끔직히 감사하고 답례로서 돌아올 때 반드시 중국의 진품을 선사하곤 하는 것을 경험했다. 중국 북경에서 피부로 느낀 내 생각은 무척이나 많은 우리나라 돈이 중국에 뿌려졌구나 하는 생각이었고, 서울 아시안게임과 서울올림픽때 우리나라에 와본 중국사람들이 그 홍청거리는 소비풍조의 우리나라 사람과 경제단체「체육단체」조직위원회 등의 씀씀이에 아마도 굉장히 놀랬을 것이고, 우리나라를 경제대국 취급하면서 다시 평가하게 되었을 것이라고 중국땅에서 실감할 수가 있었다.

공항에서 부터 회의진행까지 일절의 안내역과 관광까지 책임지어준 사람은 楊天樂 교수라고 중국을 대표하는 체육과학자로서 IOC 의무위원, OCA 의무위원을 겸하고 있는 분이었는데 그 분과는 1985년 이후 친분을 유지하면서 일년이면 한 두 번「로잔」IOC 본부에서의「IOC의무위원회」에서 만나는 절친한 분이었다.

우리나라에도 아시안게임 때를 위시하여 서너차례 내한했던 사람으로 한국뿐만 아니라 세계사정에 대해서도 해박한 지식을 가지고 있는 중국신사인 楊박사는 북경을 처음 방문한 나에게 시간이 허락하는 한 많이 관광시켜 주기 위해 많은 노력을 했다.

중국풍물 중 우선 제일 궁금한 곳이 뉴스화면에 그리도 많이 소개되었던 천안문 광장이었다. 북경 중심가의 중앙에 자리잡고 있는 중국최대의 이 광장이 1백 50만이 들어설 수 있다고 했고 숱한 중국 역사의 수난의 중심지었던 이 광장에 한번 서보고 싶은 심정이 공식일정 후 첫 번째로 하고 싶은 나의 관광코스였다.

여의도 광장보다 약간 크게 느껴지는 천안문 광장에는 많은 사람들이 붐비고 사진을 찍는 관광객과 애기를 데리고 산보를 즐기는 젊은 부부내외, 더위를 식히려고 웃옷을 반정도 벗은 노인네 부부, 쇼트팬티의 젊은 여인과 팔짱을 낀「아베크」족 등등 많은 종류의 남녀노소가 섞여 제가끔의 생각과

몸짓으로 바쁘게 돌아가고 있었다. 그리고 뜻밖에도 중국특유의 국민복 차림이나 매꼬모자는 안보였고 군인이나 탱크는 더더군다나 눈에 띄지 않는 평화로운 분주한 공원모습 그대로였다.

젊은 여인의 옷차림은 발랄했고, 블라우스의 앞가슴은 느슨해 앞가슴이 들여다 보이는 색안경쓴 늘씬한 여인이 활보하고 있는가 하면, 미니스커트의 여인, 자전거를 타고 지나가는 여인의 치마가 바람에 휘날리며 순간적으로 넓적다리가 들여다 보여도 개의치 않고 달리는 직업여성들……. 모든 사람들의 얼굴색은 건강하고 밝게 보였으며 쫓기는 기분없이 배고프다는 표정없이 한가롭고 여유있는 표정의 북경시민이 천안문관광에 비치고 있었다.

무슨 사건을 기대하고 궁금해하는 외국인의 눈에 혹시 무슨 일이나 있나 해서 구석구석을 기웃거려 보았으나 모든 곳은 평안스러워 보였고 저녁 6시가 가까워 거리 한구석에 사람들이 모이는 곳이 있어 구경거리가 있나 하고 가보았더니 6시 국기하강하는 모습 주변에 사람들이 모이고 있을 뿐이었다. 이제 북경은 공연한 이념투쟁이나 권력투쟁 시기는 겪어낸 것 같고 오직 눈앞에 닥친 아시안게임을 성공적으로 치루고 아시아 사람들에게 중국의 건제를 과시한 후 90년대 올림픽 주최국가로서의 성장을 겨냥하고 노력하고 있는 듯 보였다. 실지로 중국 고위 체육담당자들도 그렇게 인정하고 있었다.

천안문 광장 남쪽 중앙에는 북경 최대의 전승기념비로서 4각형의 인민영웅기념비 기둥이 우뚝 서 있고 사방벽에는 공산혁명 당시의 전투 군인들의 총칼든 모습이 조각되어 있어 이곳이 "공산국가의 수도이구나" 하는 것을 다시 느끼게도 되었다. 이상하게도 북경을 여행하면서 이곳이 공산국가의 중심지였다고 느끼는 순간은 몇 번에 불과했고 천안문광장 관광 때와 시내 곳곳에 나부끼는 붉은 깃발을 볼때만 "이곳이 중국이구나" 하고 생각이 날 뿐이었다.

중국사람들은 옛날부터 체구는 작아도 큰 것을 좋아하고 땅덩어리는 크고 해서 모든 것을 크게 만들었다고 듣고 있어 중국에서 제일 넓은 천안문광장, 천안문광장에도 중국제일의 전승기념비, 중국제일의 인민구장, 제일 큰 절, 제일 큰 인공호수, 제일 큰 궁전 등을 만들고 있었고 숫자 중에서도 제일 큰 숫자인 9자를 좋아해서 9개의 계단, 99칸 집, 999칸 궁전, 아홉 개의 용 구룡 등 9라는 숫자를 즐겨 쓰고 있다고 듣고 흥미로웠다.

제11회 아시안게임으로 북경에서 개최되는 이번 대회는 9월 22일의 개회식과 10월 6일의 폐회식에 이어지는 16일간에 걸친 29개 운동종목에 대한 아시아인의 축제로서 중공은 금년에도 우승국으로서의 긍지와 중공체제의 자랑을 북경하늘에서 드높일 차비를 서두르고 있다. 서방세계에 문호를 개방한지 10년여에 이미 중국은 자본주의 경제체제하의 경제적 풍요와 대한민국의 86 아시안게임, 88 올림픽의 성공의 신화를 피부로 느껴 대한민국을 몇수 윗자리의 선진국으로 인정하고 있으며 모든 면에서 우리에게 배워가고 있는 처지였다. 북경아시안게임 조직위원회 부위원장 陳先氏, 중국올림픽위원회 사무총장 魏紀中氏 등의 저녁초대 식사모임에서 한결같이 화제의 중심이 되는 것은 86 서울아시안게임과 88 서울올림픽게임을 성공적으로 치룬 한국에 대한 이야기였고 성공의 밑거름이 된 뒷이야기나 서울에서의 경험담과 함께 올림픽 이후의 이야기 등이 계속 화제를 잇는 것이 다른 나라(일본) 사람의 질투를 받을 정도였다. 실로 우리나라가 이룩한 86, 88의 신화가 식기 전에 이어받아 잡자는 중국경제와 중국사람들에게 한국을 모델로 90년 아시안게임과 그 후의 올림픽 대회를 유치성공하여 세계속의 중국으로 발돋움하려는 전국민적 노력 및 조직위원회의 막대한 투자와 노력, 홍보가 북경 시내 곳곳에 넘쳐 흐르고 있음을 볼 수 있다.

확실히 대한민국의 현실은 국외에 나가보면 신흥선진국가로 경제적 풍요와 문화국민으로 올림픽의 성공신화를 남긴 국민으로 인정을 받고 대접을 받는 것은 확실한데 여행끝에 국내에 들어와 있으면 구태의연한 정치싸움으로 나라가 어수선하고 나라의 장래가 없는 듯 비쳐져 자라나는 젊은 우리 세대에게 부끄럽게 느껴지는 것이 언제나와 같이 이번 중공여행 후에도 느껴지는 아픈 마음이다.

중국사람들이 모두 그렇게 잘 먹는다는 이야기는 물론 아니지만 정식 초대손님 대상의 만찬은 세계 어느나라에서 먹던 음식보다도 다양하고 맛있는 음식이었음을 생각하면서 미국대통령이었던 「닉슨」씨가 중국을 방문해서 이런 솜씨의 중국요리를 먹고 중국에 향한 마음이 누그러지고 상호교류를 시작했을 것이라고 상상해 보기도 했다. 중국음식을 먹을 때마다 우리나라에서 먹던 김치생각이 나는데 북경시내 Bai Shi Quiao Road 3번지에 있는 友誼賓館(BeiJing Friendship Hotel)에서는 김치를 청하면 양배추로 만든 김치가 나왔고 너무 매워서 먹느라 땀깨나 흘렸지만 그런데로 서울에서의 김치생각을 면할 수가 있었다.

주방장의 말은 북경아시안게임 기간에는 좀더 맛있는 김치를 다양하게 만들 예정이라고 해서 좀 덜 매웁게 하면 더 많은 손님이 올 것이라고 일러준 기억이 있다. 북경에서 먹은 중국음식은 서울이나 중국광주(남쪽지방)에서 먹은 음식보다 훨씬 맛이 있고 종류가 다양해 보였으며 여행중 느끼는 음식 고생은 이번 북경여행 때는 단 한번도 해본 일이 없는 「먹는 즐거움」의 여행이었다. 중국음식에 대해서 북경에서 북경사람에게 들은 지식은 중국음식에는 네가지 종류가 있어 광동, 사천, 准陽, 산동식 등이 있는데 북경음식은 산동식에 속한 다른 지역보다 약간 짠편이라고 하고 광동식은 음식이 단편이라고 하고 상해에서 먹는 음식이 准陽式이라 했다.

역시 우리나라 음식이 짠 음식에 속해서 그런지 나에게는 북경음식이 아주 담백하고 느끼하지 않고 마음에 들었다. 그 전에 들은 바로 중국사람들은 동물의 손톱, 발톱만 제외하고는 모든 장기의 구석구석까지 이용해서 진품의 요리를 만들 수 있는 재주가 있다는 말을 실감하면서 중국음식의 진미를 몇 일간 만끽할 수가 있었다.

작년 9월에 「모스크바」를 보고온 이후 9개월 후 금년 6월에 북경을 다녀보고 느낀 북경과 모스크바의 차이는 북경에서는 우선 사람들이 활기있게 열심히 일하고 북경아시안게임이라는 국가적 목표하에 전력투구하고 있는 전국민적 과제가 있었던 반면 모스크바에는 「고르바쵸프」의 「페레스트로이카」의 변혁과 미지수의 잠재속에 의욕이 없고 불만에 쌓인 생기없는 시민이었다는 큰 차이었다.

어느 공산국가이건 월수입은 국가공무원인 경우 미화 100불 이내이고 일반서민은 50불 이내의 궁핍한 생활을 하고 있지만, 일하겠다는 의욕은 중국쪽이 훨씬 강해 보였고, 물자가 귀해 소비자에게 돌아가는 일용품을 사기 위해서 긴 줄을 서 있는 것은 최소한도 북경중심가에서는 볼 수가 없었다. 같은 동양인이어서인지 중국에 대한 인식이 좋은 쪽으로 생각이 되었고, 지리, 역사적 면이나 문화적으로나 우리와 가까이 있는 나라여서인지 모든 것을 이해하고 '그럴 수 있을 것' 이라는 방향으로 생각이 키워지는 것이 중국여행의 처음부터 끝까지의 생각이었다.

무척 가난하지만 무엇인가 해보려고 우리나라의 이론을 열심히 배우고 있는 중국, 그많은 노동력과 인력을 가진 무궁무진한 자원의 대륙의 나라 중국이 결국은 우리나라의 경제력을 넘어 정치 경제 대국으로 될 날도 멀지 않은 것으로 생각하면서 중국사람들의 끈질긴 대기만성의 인내심과 진부한 대외, 대인관계에 대해서 역시 제일 큰 숫자인 9자를 좋아하는 큰 나라 사람들이구나 하고 수긍하는 마음이었다.

이상 비교적 좋은 쪽으로 이야기가 많이 나열되었다고 생각되는데, 이는 역시 IOC쪽 손님으로 아시안게임 감독업무차 방문한 국빈에 속하는 손님이어서 극진히 대접해 주어 좋은 것만 보였을 가능성이 많다. 어느나라를 가던지 계층은 있어 공산당원이 되면 갖가지 혜택을 누릴 수 있어 평등사회를 부르짖는 공산국가에서도 철저한 지배계급이 존재한다는 것을 눈으로 확인할 수가 있었으며 상위급 공산당원은 서방의 어느 정객이나 재벌못지 않게 고급 요리에 고급승용차, 골프, 여행 등을 즐기고 있는 것을 볼 수 있고 공산당원의 가족이나 친인척이 여러가지 혜택을 받고 있음을 그들과의 식사도중 대화에서 얼마든지 짐작할 수가 있다.

중국공산당의 정치체제를 유지하면서 자유경제체제에 걸맞은 경제정책, 투자고취, 외국과의 합자투자 등을 서두르고 있는 중국의 모습은 마치 서방세계의 자유주의 국가에서 구색맞추기 위해서 존재하는 공산당(일본의 공산당 같이)이 집권한 것 같은 착각을 일으키게 하고있고 어떻게 보면 공산주의 국가인 소련이나 동구권이나 중국 등이 모두 그러한 정치 경제체제로 변질을 꾀하면서 정권을 유지하고 있는 듯 느껴졌다. 경제적으로 풍요한 우리사회를 생각하면서 정치적으로 뒷걸음치고 있는 우리의 국내 정치현실의 돌파구는 과연 무엇일까 한번 깊게 생각해 보게 되었다.

(2) 1990년 11월 1일 기행문

「아시아」인의 단결, 우호증진 및 발전을 대회 표어로 지난 9월 23일부터 10월 6일까지 두주일 간에 걸쳐 北京(베이징)에서 열렸던 제11회 아시안게임은 여러모로 많은 기억을 우리에게 남겨 주고 우리나라는 제2위라는 어쩌면 당연히 여기는 성적을 남기고 대단원의 막을 내렸다.

중국은 금번 대회 개최를 위하여 정부와 온국민이 혼신의 노력으로 전력투구하면서 국가의 위상정립과 자국민 홍보에 안간힘을 썼으며 「올림픽」 이념이나 「아시안게임」 정신이 비정치적인 순수한 스포츠 정신임은 아랑곳 않고 국가에서 운영하다시피 모든 것을 운영하고 관중석의 응원도 전투하는 것 같은 긴장된 분위기 속에 상대국 선수나 응원에 위협적인 분위기마저 안겨주면서 절반 이상의 금메달을 독식하는 과대의욕을 과시하기도 했다.

우리나라의 86 아시안게임과 88 올림픽게임에서의 「모델」을 많이 배워간 개폐회식 운영모습은 남녀노소가 참가한 개성있는 단체체조와 각종 「매스게임」 「카드섹션」 등으로 장관을 이루었던 개회식과 중국민속무용과 별빛 찬란한 밤하늘을 그려내고 불꽃놀이로 꿈나라를 장식했던 폐회식 모두에서 상당수준(오히려 경제수준 이상)의 성취와 만족을 외국손님들에게 안겨주기에 충분했고 2000년대 올림픽 개최를 희망하는 중국에게 어느 정도의 「크레디트」를 개폐회식에 관한한 사람들로부터 얻어냈다고 평가된다.

특히 경기장 관람석에 천안문, 한문글씨, 각종 무늬의 꽃, 국기 등을 그려내는 카드섹션은 공산국가에서만 가능한 장관이라고 생각되었고 26만여명이 넘는 대인원이 85가지 이상의 의상(색깔변화)으로 꾸며내는 한시간 이상의 단체체조 시범 매스게임은 전체 아시아인의 스포츠 축제의 개회식에 걸맞는 지상최대의 스포츠쇼였다. 다만 이런 장관을 이루는 「매스게임」 뒷그늘에는 언제나 음지가 있어 단 몇분의 출연을 위해서 몇 달 몇 년씩 연습과 동원에 시달려야 하는 어린이나 노령 출연자들의 고생과 강제성이 있게 마련이어서 개폐회식 입장 때 길거리에 쭈그리고 앉아 지쳐 기다리고 있던 어린 출연자들의 지친 모습이 연상되기도 하였다.

중국은 확실히 이번 아시안게임을 올림픽유치 예행연습과 그 기량을 IOC 관계자들에게 인정받기 위해서 최선을 다하고 있는 것이 눈에 띄었고 과욕을 나타낸 나머지 아시안게임 개회식 첫머리에 「올림픽」 깃발이 내려지는 실수를 범해 뜻 있는 사람들의 비판을 받은 일도 있다.

제11회 북경아시안게임 개회식 모습은 중국 전역에 그리고 세계에 인공위성을 통해서 방영돼, 중국 사람들에게는 자기 나라에서 연출된 생전 처음 보는 지상최대의 스포츠쇼에 대해서 상당한 놀램과 자신과 자부심을 갖게 되었고 또한 중국정부는 그것을 그런 방향으로 홍보하느라고 애쓰고 있었다. 개회식의 성공은 아시안게임 성공길의 3분의 2를 이룬 것이나 다름 없다는 생각에서 개회식 이후 상당히 낙관적인 기분이 모든 경기장이나 회합, 회식장소에서 교환되었고 누구나가 성공적인 아시안게임의 성취를 예측하기에 이를었다.

운동경기에서의 「도핑」 문제는 88 서울올림픽에서의 「벤 존슨」 선수 사건을 계기로 전세계 사람들의 관심의 대상이 되었고 현재 IOC 의무위원회에 집계된 세계 일급 국가대표급 선수간에서의 약물복용 건수는 1.5~2.0% 정도의 선수가 약물을 사용하는 것으로 나와 있다.

따라서 올림픽 경기나 아시안게임 등 대형국제경기에서 금메달리스트에 대한 적잖은 보상이 소속국가에서 주어지고 있는 한 어떤 형태로서도 선수나 코치는 금메달을 위해 무슨 노력이라도 할 것이며 이는 상당수준의 과학지식과 기술이 동원된 수법에 의할 것으로 예상되고 있다. 금번 아시안게임에서도 86년 서울아시안게임에 이어 철저한 약물검사가 시행되었으며 24개 종목의 625명 선수에서 경기 후 채취한 소변을 대상을 홀몬제, 흥분제, 이뇨제 등 금지약물에 대해서 검사를 실시하였고 검사위반 선수 중에는 금 · 은 · 동메달 선수는 거의 포함되어 있지않다.

약물검사 결과는 3명의 선수에서 약물복용 사실이 적발되었고 86년도 서울아시안게임의 12명에 비하면 훨씬 감소된 숫자였다. 그리고 적발된 약물의 종류는 Nandrolone 이라는 Anabolic Steroid 홀몬과 Furosemide 라는 강력한 이뇨제였는데 전자는 2명에서 후자는 1명에서 각각 검출되었는데 이들 3명 모두가 역도경기 종목이었다.

국가별로는 역시 스포츠 대국에서는 「도핑」 문제에 대해서 사전 교육 홍보 예방조치등이 강구되어 있어 우리나라, 일본, 중국, 북한 등에서는 단 한명도 약물복용 선수가 없었는데 비해서 「예멘」이나 「파키스탄」 「레바논」 등 저개발국가 선수에서 근육강화제 홀몬과 이뇨제 등이 발견되어 역시 선수교육과 홍보가 상당히 중요함을 나타내주고 있다.

그리고 이상 세명 선수는 모두 다 금 · 은 · 동메달권 밖의 선수여서 메달 박탈의 촌극은 북경에서는 없었으며 현지 「매스컴」에도 노출되지 않은 채 해당경기 연맹이나 OCA 본부에 보고되는데 그쳤었다. 결과적으로는 아시안 써클에서는 국가대표 금 · 은 · 동메달 선수에서의 약물복용은 감소되고 있다고 확실히 말할 수 있었으며 오히려 일부 관계인사 간에서는 과연 세사람 정도의 약물복용 선수를 잡아내기 위해서 그렇게 많은 예산과 인원 노력을 기울일 필요가 있느냐는 의문도 제시되었지만 그러나 단 한명을 색출하는 한이 있더라도 경기중 약물검사는 실시해야 한다는 것이 관계인들의 지배적인 의견이었다.

그리고 그 이유에 대해서는 만일에 약물검사를 실시하지 않는 경우 훨씬 많은 선수가 아니 그보다는 누구나가 약물을 복용하게 될 것이라는 의견이 지배적인 견해이며 이는 본래의 스포츠 정신에 어긋나는 일종의 범죄라고 까지 표현되기도 하였다.

약물검사건에 관해서, 검사대상자를 선정하고 검사결과 정리, 재검사지시, 해당선수단의 청문회 소집, 의무위원회 소집 등을 거쳐 OCA 본부와 해당연맹에 보고하는 과정을 전부 책임지고 추진해야 했던 필자의 입장에서는 우리나라 선수나 북한선수가 단 한명에서도 양성반응을 안보였던 것이 무엇보다도 다행이었으며 남북한 어느쪽 선수이던 메달권 선수가 약물검사 양성으로 메달을 박탈 당하는 사건이 발생했더라면 상당히 곤욕스러운 북경체재가 되었을 것이라고 생각해 몹시 다행스럽게 생각하고 있다.

우리나라는 여자농구를 제외하고는 축구, 탁구, 배구, 배드민턴 등 거의 모든 구기경기에서 금메달을 내주었고 대부분이 중국에게 뺏겼었다.

배구나 배드민턴 같은 중형실내 경기장에서의 운동경기에서 중국응원단이 보여준 응원태도는 대국답지 않았고 주최국에다 금메달을 반이상 독식하는 나라 국민답지 않게 응원석에서의 인심과 스포츠 정신은 얄팍하고 옹졸했으며 몇 명 안되는 우리나라 응원단은 몇마디 외치고는 그 뒤에 덮쳐 오는 위협에 가까운 공격인 중국측 공박응원에 주눅이 들어 응원도 못하는 장면을 여러번 목격할 수가 있었다.

중국은 응원단수와 그 수에 걸맞는 장내를 꽉 메우는 응원의 함성으로 단연 압도적인 응원에다 질서정연하게 응원단 「유니폼」을 입은 일사불란한 응원단의 집단행동인데 반해 우리나라 응원단은 제각기 놀아대는 무질서하고 자유스러운 응원단이었다는데서 도저히 응원에 관한한 대적이 못 되는 상황이었다.

북한 응원단은 수적인 면에서는 중국에는 훨씬 못 미쳤지만 공산주의 국가의 응원단은 모두 그렇게 인식을 시켜주듯 중국응원단과 상당히 흡사하고 질서정연한 행동통일과 명령에 따라 움직이고 있음을 볼 수 있었다. 입장식 때의 하나의 놀라움은 북한응원단석에서 우리나라 선수단 입장 때 미리 준비한 듯한 우리나라 태극기가 몇 개씩이나 휘날렸고 남북한 사람들간에 상당한 친교가 예측되기도 했었다.

그리고 경기 도중에서도 선수단 간부나 인솔자 간에 자주 왕래하고 서로 의견교환을 하는 것을 보고 역시 핏줄은 못 속이는 하나의 동족임을 옆에서 같이 느껴볼 수가 있었다.

무엇보다도 필자의 입장에서 가장 씁쓸한 것이 있었다면 600여명에 달하는 약물검사 선수의 이름과 경기내용을 「랩 · 톱」 컴퓨터에 입력하고 프린터에 뽑아내고 하면서 김씨, 박씨, 이씨 등 이름을 입력하고 국적을 기록할 때 몇 번이고 남북한 중 어느 쪽인가의 실수를 했었고 그럴 때마다 어째서 남북한은 같은 성을 가지고 있으면서 나라가 남과 북으로 두 쪽이 나있는가 하고 통분해 하기도 했었다.

의료관계면으로 표출된 북한의 의료수준은 우리와는 상당히 뒤져 있었고 북한 선수단 의무관이 제출하는 선수치료 내역보고서류를 보면 중국식으로 나열된 한문으로 모든 것을 기록한 몇 십년 전 의무기록을 연상케 하는 치료보고서를 제출하고 있어 국제의료수준에서는 상당한 거리가 있음을 알 수 있다.

그러나 한 가지 확실하게 체감한 것은 북한의 코치는 이제 우물안 개구리 신세를 벗어나 바깥세상의 스포츠 의학과 국제활동에 참여하기 위하여 상당히 노력하고 있는 것 같이 보였고 외부 정보에 민감하게 반응하고 있었다. 특히 95년 북한에서 개최되는 동계아시안 게임에 대비하여 국제적 감각을 늘리기 위하여 분주하게 움직이고 있는 것이 눈에 띄었다.

운동(체육)을 하면서 다른 직업없이 생활을 영위한다면 「프로」 선수라고 할 수 있겠고 생업으로 운동을 하지 않는 스포츠맨은 「아마추어」 스포츠인이라고 할 수 있을 것이다. 그러나 최근의 아시안게임이나 올림픽 게임에서는 「프로」와 「아마」의 구별이 없으며 프로선수가 출전하여 메달을 따는 수도 있고 또 프로선수가 아니더라도 아마선수로서도 운동만 하고 지내는 국가대표급 선수가 얼마든지 있어 이런 선수는 프로선수라고 해도 틀리지 않은 경우가 많다.

또한 공산국가에서는 국가에서 운동선수를 관리하여 어렸을 때부터 운동기량이 높은 선수를 선발하여 특수환경에서 운동만 하면서 군대생활같이 죽기 아니면 살기로 운동을 시키는 경우가 많다. 따라서 과거의 올림픽에서는 동독이나 소련 등 공산국가의 스포츠가 금메달수로 단연 우위를 차지하여 중국이 문호를 개방하여 세계스포츠 무대에 나온 후는 단연 아시아 뿐만 아니라 세계무대에서 두각을 나타내고 있다.

이번 아시안게임에서의 중국의 금메달 독식은 이런 차원에서 해석이 가능하며 스포츠를 군사훈련식으로 강제성을 띄고 특수 선발군에서 집중적으로 육성하고 있어 일종의 국위선양, 국가위상 정립에 스포츠를 이용하고 있는 공산국가의 전략이라고 해석할 수가 있다.

확실히 이번 아시안게임을 통해서 중국은 자국민에게 중국의 위대성을 홍보하는데 성공한 듯 보였고 40~50년간의 폐쇄정치 끝에 불과 개방 10년만에 외부세계에 대한 정보나 지식이 전연 없었던 중국인에게 중국수도 북경에서 열린 아시안게임을 통해 유감없이 중국이 제일이라는 홍보를 한 셈이고 정치력 과시를 한 셈이라고 현지에서 느껴 보기도 했다.

스포츠는 프로 스포츠와는 구별되어야 하며 정치에 이용되어서도 안 되는 국민건강을 위하는 국력의 바탕으로서의 사회체육에 근간을 두어야 하는 것으로 되어 있음에도 변절된 스포츠 발달이 중국에서 이루어져 있다고도 평가됐다. 그 많은 중국인구의 사회체육이 이루어질 때 진정한 의미의 금메달이 중국 국민에게 가치있게 전달 소유되리라고 믿어진다.

88년도 서울올림픽에서는 세계 제4위라는 엄청난 성적을 냈고 이번 북경아시안 게임에서는 아시아 제2위를 기록하고 있는 우리나라 스포츠는 지구가족으로 볼 때 동양의 적은 나라 대한민국으로서는 세계 유수의 스포츠 강국임에는 틀림이 없다.

그러나 큰 국제경기 대회 때마다 뒤에 앉아 메달권 선수를 대상으로 실시하는 약물검사(도핑 검사) 대상을 정리하면서 느끼는 소감은 우리나라의 스포츠는 특정 종목에만 우수선수가 집중되어 있고 모든 종목에 선수가 고르게 분포되어 있지 못하다는 큰 결점과 아쉬움을 안고 있다. 우리나라 스포츠의 강세는 양궁, 사격, 싸이클 등 개인 경기 이외에 레슬링, 유도, 복싱 등 투기경기에는 강하나 구기에서는 배드민턴 이외에는 축구경기에서까지 금메달을 놓쳤고, 육상, 수영, 체조 등 기본 경기에 두드러진 약세를 보이고 있고 육상경기의 그 많은 메달 중 우리 차지 금메달이 귀해 메인 스타디움에서 태극기가 올라가고 애국가가 연주되는 기회가 없다시피 해 안타까움을 더해주고 있다. 북경 아시안게임 기간의 매일 매일의 메달 집계 중에도 경기 중반에 일본에 메달수로 뒤졌었고 종반의 양궁과 레슬링으로 금메달 수를 추가해 2위에 올라서게 되었음은 한동안 불안한 2위를 점치게 하기도 해 근심스럽게 만드는 우리나라 스포츠 인구 저변확대라고 생각해왔다.

확실히 스포츠는 누구나가 남녀노소를 막론하고 사회체육의 보급차원에서 보급되어야 하며 많은 스포츠 인구 중에서 우수선수가 발굴되어 국가대표로 성장하는 과정을 밟을 때 진정한 스포츠로서, 국민체육으로서 발전할 수가 있다. 일부 직업선수의 양성형식으로 특정종목에 국한해서 엘리트 선수만 육성하는 스포츠 정책은 진정한 의미에서의 아마추어 스포츠 발전 및 사회체육 개발이라고는 할 수가 없다.

4. 1992년 "바르셀로나" 올림픽의 도핑 문제와 대회 참관기

[1] 1992년 "바르셀로나" 올림픽의 도핑 문제

(1) 0.01초(1/100)와 22초차의 기록다툼

「92 바르셀로나」 올림픽은 우리나라로서는 오래 기억되는 올림픽이 될 것이고 그것은 누구나가 동의하고 수긍하듯 마라톤의 영웅 「황영조」선수의 위업 때문이라고 할 수 있다. 결국 지중해연안의 뜨거운 햇빛과 언덕으로 유명한 어려운 「마라톤」 코스를 우리 「황영조」선수가 불굴의 투혼과 경기력으로, 바싹 뒤따르는 일본선수를 막바지에 따돌리고 우승함으로써, 건국이래 최고의 올림픽경사를 이룩했고, 「바르셀로나」 「몽주익」 올림픽경기장에 태극기를 게양하면서 애국가 연주속에 경기장의 7만관중과 TV를 시청하는 수억의 지구인들에게 우리나라 국기를 쳐다보며 한국인의 강한 체력과 정신력을 느끼게 한 정말 애국적 쾌거이었기 때문이다. 이렇듯 일등하는 금메달선수와 그 뒤에 처지는 선수간에 주어지는 영광과 온갖 명예, 영화가 엄청나게 다르지만 실제로 경기력면에서는 이들 선수간에 그날의 기후, 경기환경, 선수의 심리적 · 육체적 상태에 따라 종이 한 장의 차이도 없는 모두가 일급선수들임에는 틀림없다. 「황영조」선수 뒤에 가리워진 일본의 「모리시다」 선수는 황영조선수의 2시간13분23초의 기록에서 22초 모자라는 2시간13분45초의 기록으로 은메달에 그쳤고 장장 42.195 m의 전 마라톤코스를 40 km까지 우승권에서 뛰다가 「몽주익」 경기장으로 들어서는 언덕에서 뒤져버린 22초 차이로 불운을 감수해야 했던 거의 같은 수준의 일급 대형선수라고 할 수 있다. 마라톤코스 42.195 m 달리기에서의 22초 차이가 그 많은 올림픽마라톤 우승자의 영광을 판가름지어준 차이라는 것을 놀라움속에서 되찾아 보게 된다. 그뿐만 아니라 올림픽경기의 또다른 꽃이라고 할 수 있는 남녀 100 m 결승전에서의 우승기록은 남자우승선수 「크리스티」의 우승기록 9초 95와 2등의 10초 2와의 0.25초 차이로부터의 엄청난 영광의 차이였고, 더욱이 여자 100 m 결승에서 금메달, 은메달, 동메달 선수간의 차이는 1위 10초82, 2위 10초83, 3위 10초84로서 0.01(1/100)초 차이로 금, 은, 동메달이 결정된 것을 볼 때 실로 올림픽경기에서의 메달색깔은 1/100초 차이로 결정난다는 것이 이번

「바르셀로나」 올림픽에서의 기록경기였다. 따라서 1/100초를 겨루는 단거리경주와 22초를 겨루는 마라톤경기 등의 선수경기력을 향상시키기 위해서 많은 선수들과 선수뒤의 코치, 감독들이 무엇을 시도하겠느냐는 것은 지금까지의 올림픽경기에서의 약물검사(도핑) 결과를 미루어 볼 때 인간능력 한계에다 약물메달을 노리는 계속적인 노력이 감추어져 있음을 짐작할 수가 있다.

(2) 「바르셀로나」 올림픽에서의 약물복용사례

1/100초~22초를 겨루는 올림픽경기장 출발지점에서의 선수들의 행동, 몸가짐은 기도하는 선수, 주문을 외우는 선수, 위협이 되는 상대방 선수에게 욕설을 하는 선수, 하늘을 쳐다보며 무엇을 찾는 선수 등등 여러가지이며 또 가장 확실한 방법으로서 「도핑」검사에 검출되지 않는 약물을 이용해서 경기력을 향상시키려는 욕심이 「올림픽 금메달」의 영광이 존재하는 한 언제나 끊이지 않고 선수와 코치를 유혹할 수 있게 마련되어 있다. 그런 속이고 속고 속지 않으려는 「약물메달막기」 작전은 최신 약리학지식을 동원하는 선진국 선수진과 그것을 막으려는 IOC 의무위원회와 개최국 「도핑」검사실 사이에 언제나 비상작전으로 밤을 새워 움직이는 검사실의 검사결과를 바탕으로 올림픽메달의 향방을 결정해주는 과학올림픽작전으로 이어지고 있다고 할 수 있다. 그것은 금번 「바르셀로나」 올림픽에서의 검출약물이 Clenbuterol이나 HCG (Human Chorionic Gonadotrophin) 같은 약물학적 분류와 생체측정이 어려운 약들로 변화되고 있는 것으로도 알 수가 있게 된다. 제25회 하계 Barcelona Olympic에서 검출된 약물의 종류와 경기종목은 표에 표시된 바와 같이 8명의 선수가 흥분제(Mesocarbe)나 새로운 약물로서 Clenbuterol 등의 사용으로 선수자격정지 및 경고처분 등을 받았는데, 하나의 특징은 과거부터 알려진 도핑 약제를 고의적인 도핑목적으로 사용하지는 않았고 새로운 약제로서 Clenbuterol 같은 약이 사용됨으로써 IOC의무위원회 자체에서도 이 약의 분류를 놓고 흥분제종류에 분류할 것인지 Anabolic 홀몬제에 분류할 것인지 상당히 어려운 검토과정을 겪어야 했던 지능적인 도핑이 감행되었다는 점이었다. 그 숨겨진 이유는 Clenbuterol이 검출되어 벌을 받더라도 흥분제로서 분류되어 3개월 출전 정지처벌을 받는 것은 홀몬제로서 분류되어 2년의 출전금지처벌을 받는 것보다는 훨씬 가볍고 선수생활에 큰 지장이 없어 흥분제로서 분류된다는 해석하에 이 약이 이미 선수간에 널리 사용되고 있으며 「바르셀로나」 올림픽 전에 이미 세계적인 약물파동화제를 일으켰던 독일의 육상스타 「카다린 · 크라베」 선수도 이 Clenbuterol을 사용했던 것으로 알려져 있다.

표 : Barcelona Olympic 약물검사 결과

	국가	경기종목	성별	약물명	분류	처리
1.	중국	핸드볼	여자	Strychinine	흥분제	경고
2.	EUN	마라톤	여자	Norephedrine	흥분제	선수자격 정지
3.	미국	투햄머	남자	Clenbuterol	홀몬제	선수자격 정지
4.	영국	유도	여자	Caffein	흥분제	경고
5.	나이제리아	핸드볼	여자	Dihydrocodein	마약진통제	경고
6.	미국	투햄머	여자	Clenbuterol	홀몬제	선수자격 정지
7.	EUN	투햄머	남자	HCG*	홀몬제추가	검사후 결정
8.	EUN	역도	여자	Mesocarbe	흥분제	선수자격 정지

* HCG : Human Chorionic Gonadotrophin

도핑검사에 양성반응을 보였지만 IOC 의무위원회 결정으로 「경고처분」에 그쳤던 3명의 선수는 중국의 핸드볼선수가 월경불순의 치료목적으로 한약을 먹고 Strychinin 양성반응을 보였던 예와 영국의 여자 유도선수가 경기당일 5~6잔의 커피와 콜라 등을 먹고나서 소변 Caffein 농도가 13.3 μg/ml 검출됐던 예로서 많은 토의 끝에 「경고처분」으로 끝났었다.

표 : 올림픽(과거)경기에서 도핑약제

년도	개최지	약물종류
1968	Grenoble	Alcohol
1972	Sapporo	Ephedrine
	Munich	Coramine, Amphetamine, Ephedrine
1976	Insbruck	Ephedrine, Codein
	Montreal	Amphetamine, Fencamfamine
		Phenylpropanolamine
		Anabolic steroid
1984	Sarajevo	Anabolic steroid
	Los Angeles	Ephedrine, Testosterone,
		Anabolic steroid
1988	Calgary	Testosterone
	Seoul	Caffein, Furosemide, Propranolol, Stanazolol (Anabolic steroid),

IOC의무위원회 「도핑」 규정에는 요중 Caffein 12 μg/ml 이상을 「도핑」으로 규정하고 있으나 해당선수의 측정치가 13.37 μg/ml±0.25로서 경기장내의 여러 요인의 검토결과 고의적인 「도핑」으로 규정할 수 없다는 결론하에 내려진 결정이었다. 참고로 우리 주변에 많은 음료수에서 검출되는 Caffcin 양을 표시하면 표와 같고 경기에 임하는 선수자신이나 코치는 마시는 음료의 선택에도 주의를 해야 할 것이다. 요중 12 μg/ml의 Caffein을 배출시킬 수 있는 Caffein 양은 대개 500 mg Caffein 함유음료를 단시간내에 섭취하는 경우로 되어있어 경기당일 커피 다섯잔이면 「도핑」에 걸리는 「카페인」 양이라는 것을 인식할 필요가 있다.

표 : 음료의 Caffein 함유량

음료수 종류	카페인 함유량
커피	50~100 mg/cup Tea 40~8 0 mg/cup
Cola 음료	30~50 mg/cup
Chocolate Bar	150 mg/Family Block
약국감기약 드링크	32~64 mg

그리고 스포츠드링크제와 관련된 신문 화제로서 최근 중국의 수영선수들이 복용해서 금메달 7개를 따내며 수영강국으로 급성장한 이면에 「長健」이라는 약이 큰 역할을 한 것으로 전해져 국제스포츠 화제난의 뉴스거리로 등장하고 있는데(1992년 9월) 이는 어디까지나 진위여부가 불확실한 상업성이 개재해 있는 신문의 화제이고 또 이런 일이 스포츠계에 있어서는 절대로 안되는 것으로 되어 있음을 우리모두가 상기해야 할 것이다. 그것은 현재의 의과학기술로 검출되지 않는 어떤 금지약이라

도 경기력향상 목적으로 사용해서는 안되고 약물의 힘을 빌어 근력을 향상시켜 우승하겠다는 그 발상부터 금지되어 있는 것이므로 「신비의 약」이니 하는 식으로 운동선수와 코치를 유혹하고 있는 「악마의 상술」임을 우리모두 인식해야 할 것같다. 중국의 이런 이야기는 1980년대 후반에도 나왔었고 중국스포츠의학연구소에서 개발했다는 「질란보우」라는 스포츠드링크가 선수들의 경기력을 향상시킨다고 선전되어 「Magic Drink」라는 음료수로 불리웠던 일이 있었다. 우리나라에서도 이와 유사한 스포츠음료가 스포츠과학원에서 개발되어 대표선수에게 주어졌다는 국내보도가 있었으나 이런 모든 종류의 시도는 스포츠음료수를 개발하려는 학자의 공명심과 일급대표급선수를 대상으로 무분별하게 임상시험하려드는 위법적인 만용을 가진 학자, 그리고 그들을 내세워 돈벌이하려는 기업의 상업성이 끼어있는 절대 있어서는 안되는 국가관리체계 영역이라는 것을 재인식하여야 할 것 같다. 오늘의 과학기술이 검출 못하는 약도 내일이면 새 검출방법이 개발될 수도 있고 또 소변에 검출되지 않는 약은 혈액검사로의 전환을 통해 색출하려는 방향으로 나가고 있는 이즈음 소변검사에 나타나지 않는 약이라고 해서 근력증강 및 경기력향상 목적으로 함부로 선수에게 사용하여 올림픽의 영광을 얻겠다는 것은 그 생각 그 발상부터 잘못된 생각임을 우리모두 인정하고 사리를 분별하는 학자, 지도자, 체육인으로 되돌아와야 할 것으로 생각된다.

(3) IOC 금지약물의 종류

현재 IOC 의무위원회가 규제하고 있는 약의 분류는 다음과 같이 3개항목 12개 부류에 대해서 규제하고 있다.

I. DOPING CLASS
- A. Stimulant
- B. Narcotics
- C. Androgenic-Anabolic steroid
- D. Beta-Blocker　　E. Diuretics
- F. Peptide Hormon & Analogues

II. DOPING METHODS
- A. Blood Doping
- B. Pharmacological, Chemical & Physical manipulation

III. CLASSES OF DOPING SUBJECT TO CERTAIN RESTRICTION
- A. Alcohol
- B. Marijuana
- C. Local Anesthetics
- D. Corticosteroids

「I-A : 흥분제」에는 Caffein, Ephedrine, Amphetamine, Mesocarbe, Strychinine 등 42개 약품과 그와 유사한 성질을 가진 약이 포함되며 Caffein의 양성경계수준치는 전술한 바와 같이 12㎍/ml 이상으로 되어있다. 그리고 기관지천식에 사용되는 Beta-2 Agonist는 다음과 같은 다섯가지 약제에 대해서 흡입제 형태로만 사용하게 되어있고 그 이상의 경구 및 주사약이 필요할 때는 경기전에 의사의 진술서를 IOC 의무위원회에 제출하게 되어있다. 즉 Bitolterol, Orciprenaline, Rimiterol, Salbutamol, Terbutaline 등 다섯가지로 제한되어 있다.

「I-B」에 속하는 마약성진통제(Narcotic Analgesic)에는 Codein, Methadone, Morphin 등을 위시

한 19개 품목과 그 유사약품이 속하고 있다.

「I-C」에 속하는 Androgen-Anabolic Steroids에는 Testosterone, Nandrolone, Stanazolol 등을 위시한 16개 약품과 그 유사물질이란 단서가 붙어있다. 그런데 금번 「바르셀로나」 올림픽 전후에서는 그 어느 올림픽에서도 문제가 되지 않았던 이 I-C항목 중 Testosterone과 「그 유사물질」란에 해당하는 문제로서 많은 고충과 토론이 소모됐던 올림픽이었다고 할 수 있다. 즉 Testosterone에 해당되는 Testosterone/Epitestosterone Ratio (T/E Ratio)와 「그 유사물질」에 해당되는 새로운 약품인 「Clenbuterol」을 사용한 선수가 갑자기 2명이나 적발됨으로써 관계있는 사람들을 긴장시켰고 또 Testosterone과 T/E Ratio를 가지고 우리나라에서는 올림픽대표선수 6명을 대상으로(그 6명 중에 국민의 영웅 황영조선수가 포함되어 있음) 출전여부를 가지고 불필요하고 전세계에 망신스러웠던 필요없는 「도핑」 논쟁을 벌였던 것이 바로 이 항목이었음을 상기하고 있다(T/E Ratio 항에서 상세히 기술).

「I-D」에 속하는 「베타」차단제(Beta-Blocker)에는 Atenolol 등 9개 약품과 그 유사물질이 속하고 「I-E」에 속하는 이뇨제에는 Furosemide, Ethacrynic Acid 등 15개 품목과 그 유사물질, 「I-F」에 속하는 Peptide Hormone에는 HCG (Human Chorionic Gonadotrophin), ACTH, Growth Hormone (HCG, Somatotrophin), Erythropoietin (EPO) 등이 포함되어 있다.

「II-A」 항목에서는 혈액도핑을 금지하고 있으며 「II-B」 약물학적, 화학적, 물리적 조작으로서 금지하고 있는 것은, 소변채취에서의 도뇨(導尿) 금지, Probenecid나 T/E Ratio 조정을 위해 Epitestosterone을 사용하는 것도 금지하고 있어 Epitestosterone 농도 150 μg/ml 이상일 때는 T/E Ratio 조작혐의로 더 이상의 조사를 받는 대상이 되고 있다.

「III-A, B」에 속하는 알콜이나 Marijuana는 선수뿐만 아니라 심판에게도 해당되는 사항으로 국제경기연맹(IF)의 요구가 있을 때는 측정할 수 있게 되어있다.

「III-C」의 국소마취제에 대해서는 의학적으로 적용되는 경우에 한해서 Procain, Xylocain, Carbocain 등은 국소나 관절내 주사만을 허용하고 있다.

「III-D」의 Corticosteroid에 대해서는 Topical (Aural, Ophthalmological, Dermatological) 흡입제, 국소 및 관절내 주사만을 허용하고 있고 이상의 모든 경우에 병명과 적응증, 용량, 사용기간 등을 IOC의무위원회에 서면보고하게 되어있다.

(4) CLENBUTEROL의 약리작용

Clenbuterol은 약리학적으로는 기관지확장 치료제인 Beta-2 Agonist에 속하는 약으로 IOC의무위원회의 금지약물 목록에는 흥분제(Stimulant)에 포함되어 있다. 그러나 최근 이 약은 동물실험상 기관지확장효과 뿐만 아니라 Anabolic Effects가 있어 근(육)력을 필요로 하는 경기종목선수에서 이 약을 광범위하게 사용하고 있고, 「바르셀로나」 올림픽에서 미국의 남녀 「투해머」 선수에서 이 약이 적발되었고, 영국선수가 자국출국전에 이 약의 검사양성이 적발되어 경기참가가 중지되었었고, 독일의 육상스타 「카다린 · 크라베」 선수가 이 약을 썼다가 세계적인 물의를 일으켰었다. 따라서 IOC의무위원회는 1992년 7월 31일자 추가성명으로 「Status of CLENBUTEROL」을 발표한 바 있다. 즉, ① Clenbuterol은 IOC 의무위원회에서 허가된 5가지 기관지확장제가 아니라는 점과 ② Clenbuterol은 Anabolic agent도 되어서 근력을 증진하고 근육지방을 감소시키는 근육증진에 도움이 되는 약이므로 IOC-의무위원회 사용금지약물목록 및 분류상 I-C Androgen-Anabolic Steroids군에 속하는 약으로 생각하고 있다. 라고 발표하여 Clenbuterol 사용후 적발시에는 흥분제 사용의 벌칙 3개월 자격정지가 아니라 홀몬제 사용시의 벌칙인 2년 선수자격정지에 해당된다고 분명히 밝힌 바 있다.

Clenbuterol은 우리나라 시중에도 단일약제 또는 복합약제로서 많이 유통되고 있는 약물로서 국가대표급선수의 건강관리를 담당하고 있는 의사로서는 특히 이 방면의 관심을 필요로 하고 있다. Clenbuterol의 Anabolic Effects에 대해서는 최근에 동물실험 등을 통해 그 효과가 알려지기 시작했고 그 Anabolic Effect의 기전에 관해서는 Beta-2-Agonist의 장기적인 투여로 인해 Beta-2-Agonist가 Beta-Receptor에 결합되어 직접적으로 Anabolism을 촉진시킨다는 설과 Adipose tissue에 비해 Muscle tissue로 이행하는 혈류를 증가시켜 Anabolic effects를 나타내는 것으로 추정하고 있기도 하다. Rats를 대상으로 한 실험에서 Clenbuterol의 단독사용시에 Anabolic effects가 나타났고 TPN (Total Parenteral Nutrition)을 Clenbuterol을 함께 투여했을 때 Muscle Protein content가 증가된 것이 확인되었고 Anabolic effects는 단백질과 에너지가 같이 공급될 때 더욱 증가되었다고 보고되어 있다. 그리고 소, 사슴 등 동물에게 Clenbuterol이나 Salbutamol을 투여하여 Anabolic effects를 얻어왔다는 시중이야기도 유럽에는 잘 알려져 있다.

국가대표급 및 일급 국제수준선수간에는 기관지천식환자가 많이 보고되어 있고 이들이 정말 운동유발성 천식환자인지 아니면 Corticosteroid나 Clenbuterol을 사용하기 위한 허위(Pseudo-) 환자인지의 구별은 앞으로 엄격히 가려져야할 스포츠계와 IOC 의무위원회의 큰 과제라고 할 수 있다.

표 : 국내시판중인 Clenbuterol 포함약제의 종류

	성분 함량	상품명	회사	Tablet	Syrup
단일제제	1 tab 또는 syrup 20 ml 중 Clenbuterol 20 mcg	Clenbuterol	영일약품	-	0
		Danbron	대원제약		
		0-Etoclen	남강제약	0	0
		Oxibrong	하원제약	0	-
		Spiropent	한국베링거	0	-
		Tempacol	청계약품	10 mcg	0
		Venticil	상아제약	0	0
복합제제	1 tab 또는 syrup 20 ml 중 Clenbuterol 20 mcg Ambroxol 30 mg	Albron	제일약품	0	0
		Ambenil	한국센트랄	0	0
		Ambinal	진로제약	0	-
		Ambpheron	정원약품	0	-
		Ambroncoba	삼희제약	0	0
		Ambrocol	한미약품	0	0
		Ambuterol	순천당제약	0	0
		Ambtar-C	럭키제약	cap	-
		Amcle	서울제약	0	-
		Balsorol	한유약품	0	-
		Botonils	경남제약	0	0
		Breanal	경주제약	0	-
		Brochdil	구주제약	0	-
		Broncoban	고려제약	0	0
		Brontril	한일양행	0	0
		Burocopan	세화제약	0	-

성분 함량	상품명	회사	Tablet	Syrup
	Clantol	대동약품	0	-
	Clenasth	신풍제약	0	-
	Copan	현대약품	0	-
	Diacolon	대화제약	0	-
	Gaberol	동신제약	0	0
	Glenbutol	태준제약	0	0
	Greencol	녹십자	0	0
복	Karben	종근당	-	0
합	Konytop	코오롱제약	0	0
제	Mucotussin	영일약품	0	0
제	Naolten	금강제약	0	-
	Pectrol	수도약품	0	-
	Protenol	동구약품	-	0
	Solvan	국제약품	0	0
	Supre	초당약품	0	-
	Tabron	대일제약	0	-
	Tour상아제약	0 0		
	Vibrax	대우약품	0	-

참고문헌 : Martindale 29th edition
한국베링거제약회사의 SPIROPENT에 관한 자료
MEDICAL INDEX(1991), KIMS(1992)
CD-ROM REVIEW: MEDLINE(1987~1992)

(5) T/E Ratio와 우리나라의 Doping 파동

IOC 금지약품분류 I-C에 속하는 Androgen-Anabolic Steroids 군에는 Testosterone이 속해 있는데 Testosterone은 우리몸에서 자생하는 남성홀몬으로서 그 양적기준에 대해서 상당한 어려움을 제시하고 있는 규제대상 홀몬제이다.

과거 수년간 이 Testosterone의 양적규제기준으로 Testosterone과 그 대사물질인 Epitestosterone의 양적비율이 6 : 1을 넘는 경우는 외부에서 Testosterone을 공급받은 것으로 「도핑」분류하고 있었으나 최근 이 6이라는 수치의 학문적, 과학적 근거에 대해서 많은 이론이 제시되어 1992년 5월 이후 다음과 같이 그 「도핑」규정이 변경된 바 있다.

즉 T/E Ratio가 6 이하가 정상임은 확인하고 10 이상인 것을 「도핑」으로 정의하되 6~10의 수치가 측정될 때는 그 선수의 3개월 전 측정치와 3개월 후 측정치를 비교함과 동시에 다른 육체적 질병유무를 검진한 다음에 「도핑」판정을 하는 것으로 규정 변경된 바 있다. 또한 T/E Ratio 「6」을 가지고 논할 때 Testosterone과 Epitestosterone을 같이 투여하여 T/E Ratio를 6 이하로 유지하려는 선수와 코치도 있어 Epitestosterone 측정치가 150 $\mu g/ml$ 이상일 때는 「도핑」을 의심하여 재검하도록 규정되어 있기도 하다.

그런데 국내에서 올림픽 한국선수단 출국전인 7월 15일에 시중 일간지나 방송매체를 통해서 특종기사로 보도되었던 우리나라 올림픽 대표선수 6명의 T/E Ratio는 133쪽 표시된 바와 같이 7.0 이내였으며 1992년 5월 이후 개정된 IOC 의무위원회 규정에 의하면 하등의 하자가 없는 수치임을 알 수가 있다.

참고 X장 2항

(6) 맺음말

국제육상경기연맹이나 이와 연루된 법률관계인들간에는 올림픽을 위시한 각종 국제경기대회가 「도핑」을 관장하는 사람들, 과학자들에 의해서 좌우되어서는 안되겠다는 강한 의지를 표시하고 있는데 반해, 올림픽에서의 Fair Competition과 선수건강보호 차원에서 「도핑」검사는 계속되어야 한다는 의견이 강하게 확산되고 있는 것도 사실이다. 이런 경향은 올림픽에서 사용되고 있는 금지약물의 종류와 그 변화추세를 봄으로써 스포츠계 사람들이 얼마나 약물 복용문제에 대해서 연구하고, 새로운 것을 찾고, 검출되지 않는 안전한 것을 찾고, 잡히지 않으려고 애쓰고 있는 것만 보아도 알 수가 있다. 그뿐만 아니라 최근에는 비록 「도핑」에 색출되어도 흥분제로 분류되는 약은 3개월 출전정지이므로 3개월간을 담보로 도박을 해보려는 선수가 있는가하면 또 「도핑」에 걸려도 복잡하고 오래끄는 송사(訟事)제도를 이용해서 값비싸고 유능한 국제변호사를 이용해서 우선 메달을 따내고 시간을 끌어보자는 심산으로 약물을 복용하는 선수도 있어 이 「도핑」문제는 정상급 선수간에 널리 퍼져있는 감추어진 공개된 비밀이 되어가고 있다. 「올림픽」 금메달만 얻어내면 일생 일대의 대변화와 각종 영광이 뒤따르는 한, 올림픽에서의 「도핑」유혹은 끊이지 않을 것으로 전망되며 이런 간계(奸計)에 뒤지지 않는 검출방법도 계속 발달하는 일종의 과학전쟁이 「올림픽」이라는 국제친선스포츠 제전에 당분간은 계속 확산될 전망에 있다고 할 수 있다.

주기 새로운 도핑 약제인 Clenbuterol에 대한 정보와 국내 시장에 유통되는 약품에 대해서 자료제공을 해준 서울대학교병원 약품정보실 조윤희 선생께 감사드립니다.

[2] 1992년 Barcelona Olympic 참관기 (1992년 8월 20일)

1) 머리말

「영원한 친구들」(Friends Forever)이라는 대회목표를 내세우고 뜨거운 이 곳 지중해연안 항구도시 바르셀로나에서 개최되었던 지상최대쇼장인 제25회 하계올림픽은 이제 대단원의 막을 내렸다. 16일에 걸쳐 개최되었던 92 바르셀로나 올림픽은 그다지도 많은 예측과 화제, 인간드라마, 새로운 올림픽 스타 등을 배출하면서 청명한 날씨 속에 큰 탈 없이 마무리 지었었고, 우리나라는 남자마라톤 우승을 위시하여 금메달 12, 은메달 5, 동메달 12개 총 29개 메달획득 국가로서 소련연합팀, 미국, 독일, 중국, 스페인, 헝가리에 이어 7번째 상위국가로서 국위를 세계에 과시하였다.

이번 바르셀로나 올림픽은 대체적으로 성공한 것으로 의견이 모아지고 있고 이곳 「카타루냐」 및 「스페인」 사람들의 응집능력을 세상 사람들에게 과시하는데 충분했다는 평가를 받고 있다. 언어소통 장애, 교통의 불편함, 물가고 등의 어려움이 있었으나 이는 어느 올림픽대회를 가도 공통적으로 정도의 차이를 가지고 있을 수 있는 일이고 서울올림픽 때도 적지 않게 듣던 이야기이기도 했다. 그러나 조직위원회의 치밀한 경기운영, 수 많은 자원봉사원들의 정성과 자발적인 참여에서 우러나온 성원의 결과와 IBM, Seiko, Panasonic 등 대기업기술진의 「테크놀로지」 과시 및 AMIC 컴퓨터시스템의 완벽운영 등, 이번 「바르셀로나」올림픽을 세계속의 「바르셀로나」, 세계 속의 올림픽게임, 세계 속의 지구상 최대의 평화의 축제로 이끌어 올리는데 성공했다고 보여지며 특히 「테크놀로지」의 발달로 각종 경기에 참가하는 세계정상급선수의 숨결, 우승을 향한 일그러진 숨가쁜 절규의 표정, 성취의 환희,

좌절의 아픔, 괴로움 등이 TV 화면에 크게 비치고 있어, 정말 실감나는 인간 드라마를 맛볼 수가 있었다. 뿐만 아니라 언어가 불통하는 바르셀로나에서 단지 올림픽이라는 이름과 목에 건 ID 카드를 앞세우고 모든 사람들이 바르셀로나의 정취를 즐기고 있는 것을 보면 역시 올림픽이라는 이름의 마술의 힘(magic)이 있는 것만은 부인할 수가 없다. 올림픽이라는 「五輪마술」은 정말 인종이 다르고 언어가 다르고 생활습관이 다른 이곳 바르셀로나에서 마치 영화 「별들의 전쟁」(STAR WARS)에서 보듯 외계에 와 있는 듯한 기분을 가지고 있지만 서로가 우정과 친절을 나누면서 지내는 평화의 올림픽 기간이 된다. 특히 이번 올림픽의 여러 모습은 역사와 문화를 가진 스페인 국민에 걸맞게 세계인의 귀에 익은 「컬럼버스」「피카소」「미로」「가우디」「플라시도 도밍고」 등등 이름과 사람들을 내세우며 개회식에서의 화려한 문화행사와 각종 전시회 및 문화 공연을 하고 있어 이곳 사람들의 깊은 문화적 전통을 체감할 수가 있다.

특히 100의 얼굴 표정을 가진 바르셀로나 올림픽 「마스코트」「코비」의 삽화는 이곳 바르셀로나의 명물 중의 하나이고 그 바보스러운 무표정이 여러 모습으로 필요에 따라 경기장안내, 건물표시, 경기성적발표, 상품광고 등에 여러 표정으로 나타날 때 시간이 지날수록 친근감과 그 다양한 표현을 구사하는 재능에 감탄케 되기도 한다.

이 코비의 작가는 30대의 젊은 바르셀로나의 삽화가 「마리스칼」이며 이번 바르셀로나 올림픽으로 일약 유명인이 되었다고 듣고 있고 과연 「피카소」의 고향답게 많은 재능있는 화가가 탄생할 것이라고 수긍해본다.

2) 開會式 모습

6~7만명 이상의 관중과 30~40억 지구상인구 TV 시청자의 뜨거운 관심으로 열기가 달아오르고 있는 「몬주익」 올림픽경기장의 개회식은 왕년의 스페인출신 양궁선수인 「안토니오 레볼로」의 지상에서 성화대를 향해 쏘아올려 점화한 성화의 불길과 함께 개막식의 기대와 환희, 흥분의 절정을 이루었고, 이어지는 스페인 특유의 개막식 문화행사로서 수준높은 스페인국민 「카타루니안」(Catalunyan)의 숨결을 전세계에 유감없이 발휘하고 있었다.

3시간에 걸쳐 진행된 이번 개막쇼는 사람들의 함성, 불꽃놀이, 누구에게나 안겨주는 숨가쁜 감정의 치솟음, 정상급 오페라 스타들의 정교한 목소리의 극치, 대형 오케스트라와 합창단의 웅장한 합창연주, 깃발의 물결, 사람들이 만들어내는 상상의 바다, 거기에서 연출되는 해전모습, 승리자와 패자의 절규 등 스페인의 체온이 물씬 풍기는 숨가쁜 지상 최대쇼의 연속이었다.

88 서울올림픽에서의 개막쇼가 우리나라 전통예술을 주테마로 표출한 전통 문화쇼 였다면, 이번 이곳 「바르셀로나」의 개막쇼는 스페인 특유의 전통과 현대음악을 곁들인 수준 높은 문화쇼였다고 평가하고 있다.

3) 우리나라 경기성적

우리나라에게 첫 금메달소식을 전해준 선수는 18세의 미인사격선수 「여갑순」 선수였고 이는 제25회 하계올림픽대회의 첫 금메달이었다. 26일(일요일)에 거행된 공기소총 경기에서 금메달을 따냈고 27일 발행의 그곳 신문 첫면에 태극마크 유니폼에 금메달 걸친 한국미녀의 얼굴이 크게 게재되어 참으로 기쁨이 넘치는 순간이었다. 여갑순 선수는 운동선수답지 않게 굉장히 미인이라는 것이 사진을 보는 모든 사람들의 의견이었고 한국여자는 보통 이 수준 이상이라 자랑을 하는 으쓱함도 만끽할 수가 있었다. 그 후 이어지는 유도 「김미정」 선수의 진땀나는 일본선수와의 격돌 끝의 금메달의 승리,

환희, 그리고 김미정 선수역시 수준급 미녀였음에 한국여성을 향한 많은 칭찬, 그리고 예상했던 전병관선수의 우승, 세계기록갱신, 양궁경기장의 우리나라 일색의 경기성적, 조윤정 선수의 세계기록갱신의 벅찬 순간 등 참으로 장하게 느껴지는 한국선수들의 쾌거의 연속이었다.

팀우승한 여자양궁뿐만 아니라 빛나는 남녀「배드민턴」복식조의 우승, 여자핸드볼의 88에 이은 연속 우승의 감격, 그리고 이은철 선수, 레슬링의 안한봉 · 박장순 선수의 피나는 선전 끝의 금메달 등은 12개의 값진 금메달과 5개의 은메달, 12개의 동메달, 도합 29개의 메달획득국가로서 세계 제 7위를 기록했다. 88 서울올림픽에서의 벅찼던 제4위라는 꿈을 재현시키기에는 역부족이었다해도 세계 7위권을 지켜가며 이곳 바르셀로나에서 펼쳐지는 세계인들의 축제 속에 우리는 우뚝 서 있는 듯한 기분에 자랑스럽게 느껴지기도 한다.

4) 世界에 울려퍼진 애국가

이번 우리가 얻은 12개의 금메달 중 가장 값진, 우리 민족의 자긍심을 크게 높여준 것은「황영조」선수의 마라톤 우승이며, 이는 올림픽의 꽃이요, 대회 마지막 날 금메달이고, 올림픽 폐막식 직전에 7만여 관중 앞에 입성하는 올림픽 최고의 스타로서 그리고 또 우리나라 건국이래 처음으로 올림픽메인스타디움에 대한민국의 국기를 게양하면서 우리나라 애국가를 연주하게끔 그리고 그것을 시청하는 지구상 수억의 사람들에게 우리나라 사람의 강인한 체력과 경기력 · 투혼 · 끈끈한 지구력, 국력을 과시하며, 애국가와 대한민국 국기를 기립한채 경청응시하게 만든 황영조 선수는 정말 위대한 한국인이었다는데서, 이는 56년전 손기정 선수가 이룩한 위업보다 더 값지게 느껴지는 우승이었다고 현장에서 느꼈다. 그리고 그 기록에 있어서 2시간 10분대를 끊지는 못했지만 그 더운 지중해연안의 뙤약볕을 받으며 언덕이 많고 바람부는 난코스를 2시간 13분 23초에 주파하고 올림픽스타디움「몬주익」경기장에 입성하는 황영조 선수의 모습은 그 뒤를 바싹 따르는 일본선수의 지친 모습과는 대조적으로 원기넘치는 밝은 표정으로 양손으로 환호하는 7만관중에게 입맞춤 사인을(우리선수답지 않게?) 보내면서 양쪽 손을 번쩍 휘두르면서 테이프를 끊었고, 그 순간 4천만 우리민족의 한 맺힌, 억압되었던 그 무슨 감정을 통쾌하게 전 지구촌 사람에게 유감없이 발산해 주었다. 황영조 선수는 초인간적인 능력을 가진 한국인 올림픽스타이면서 전세계에 한국인의 우수함을 유감없이 과시한 거인이고 그리고 누구와도 비교할 수 없는 애국자로 거듭 느꼈었다.

5) 스페인의 경기성적

올림픽 개최국가로서 자국의 국민 앞에서 금메달을 얻으며 영웅이 되는 것은 경기에 참가하는 모든 선수들의 최대의 목표임에 틀림이 없으며 특히 이번「바르셀로나」올림픽에서의「스페인」선수들의 각오는 더 뚜렷하게 비치고 있다. 각 경기장에서 터져나오는 관중들의 함성은 단연「카타루니아」기와「스페인」기의 물결과 함께 이 지역 사람들이 관객의 2/3를 차지하고 있음을 보여 주고 있고, 크고 작은 경기종목 결승전에 스페인 선수가 경기하는 날은 스페인 국왕 Juan Carlos와 왕비 그리고 Felipe 왕자의 모습이 어김없이 보여, 경기에 임하는 스페인 선수와 스페인 응원관중들의 사기를 최고조로 북돋아주고 있었다. 그래서인지 스페인은 전례없이 많은 메달을 획득해 금메달 13개, 은메달 5개, 동메달 2개로서 메달순위 제5위를 이룩하는 위업을 성취했고 우리가 서울올림픽에서 그랬듯이 스페인「바르셀로나」인들도 자국민 최대의 긍지와 응집력을 메달 획득 수에서 뿐만 아니라, 국민화합력, 국위선양, 국민성 과시 면에서 유감없이 발휘하고 있다.

6) 약물검사 결과

금번 「바르셀로나」 올림픽에서의 약물검사는 88 서울올림픽대회 못지 않게 엄격하게 실시되었으며 특히 대회개최전부터 영국의 역도선수가 자국내 사전「도핑」 검사에서 양성으로 판명됨으로써 귀국조치되었다는 보도가 나오고, 또 우리나라 선수들의 약물소동 소식도 NBC, 「로이터」 통신 등 국제통신망을 통해 보도된 바 있어 많은 관심 속에 주의 깊게 진행되었다.

그리고 9명의 선수에서 금지약물이 검출되어 IOC 의무위원회의 청문회를 거쳐 선수자격정지와 경고조치 등을 받았다.

7) 우리나라 선수 약물검사 파동

「바르셀로나」올림픽에서 입상권에 들었던 모든 선수는 「도핑」 검사를 받아야 하는데, 우리나라 29개 종목의 메달선수 중 단 한 사람도 약물검사건으로 IOC 의무위원회에 소환됐던 경우는 없었으며, 이는 아무도 약물검사에 양성반응을 보이지 않았다는 결과였다.

무척이나 다행한 일이었고 우리나라 올림픽대표선수가 「바르셀로나」행 출국직전에 겪었던 7월 15일 전후의 약물검사파동은 대표선수, 임원진, 체육청소년부, 국민, 국가 모두가 필요없이 당했던 어이없는 촌극이었고 부정확한 측정결과와 잘못된 해석이 대한올림픽위원회(KOC) 「의무위원회」의 토의, 검증없이 일부언론에 유출됨으로써 공연히 외국에 망신당한 다시는 있어서는 안되는 실수였음을 자탄하지 않을 수 없다.

다행히 뒤늦게나마 열린 KOC 의무위원회에서 말썽이 된 선수들의 수치가 IOC 의무위원회 규정수치 이내였다는 해석에서 한 사람의 대표선수의 누락도 없이 전원출전할 수 있게 결정이 되었으며 이는 지금 돌이켜 볼 때 너무도 잘한 결정이었다고 자인하고 있다.

그것은 국민의 영웅 황영조 선수도 수치가 높다는 선수중에 포함되어 있어 경솔한 결정으로 황선수의 출전을 막는 어떤 愚를 누가 범했다면 이는 대한민국 국가와 국민의 천추의 원흉이 되었음은 틀림없다.

8) 폐회식

긴 밤을 즐기는 스페인 사람들의 올림픽 폐막식은 밤 10시에 Joseph Pone 지휘의 오케스트라와 합창단의 연주로 시작되면서 Juan Carlos I세 국왕의 입장으로 장엄한 폐회식이 열렸고 스페인 국가연주와 스페인 국기게양 등으로 스페인일색의 올림픽 폐막식이 전개되었었다.

7만관중으로 꽉 메워진 올림픽스타디움 구석구석까지 울려퍼지는 확성기의 하이테크 음향효과로서 개막식 분위기를 상기시키는 장내분위기는 「베토벤」 9번 교향곡 연주곡에 172개국 국기와 기수가 입장하고는 「파스칼」 조직위원장, 「사마란치」IOC 위원장들의 올림픽운영 성공을 자축하며 수고한 사람들에게 감사하는, 그리고 「카타로니안」「스페인」사람들의 자긍심을 내세우는 폐막연설이 있었고 바르셀로나를 기쁨의 도시(City of Joy), 희망의 도시(City of Hope), 평화의 기원지(Hope for Peace) 등으로 극찬 표현하고 있었다.

그리고는 1996년 하계올림픽 개최지인 미국 「애틀랜타」시에 올림픽기가 「플라시도 도밍고」의 우렁찬 독창과 합창단의 협주속에 운동장을 퇴장하고 있었다. 그리고 이어지는 불꽃잔치(Festival of Fire)라는 제목의 15분간에 걸쳐 계속되는 하늘의 불꽃놀이는 오색풍선과 풍선에 그려진 각종 그림의 조화 속에 장엄하고 아름다운 밤하늘의 하나의 예술작품이었고 성능 좋은 확성기를 통해 나오는 오케스트라와 합창과 함께 그야말로 지상최대의 예술작품같이 느껴졌다.

그리고 이런 폐막쇼의 극치는 그 동안 정들었던 「코비」가 풍선배를 타고 온갖 조명을 받고 나와 인사를 하며 Good-bye를 외치며 하늘로 사라져 가는 장면이었고 모든 사람들이 정말 가슴에서 솟아나는 슬픈 이별을 고하듯 하늘로 사라지는 코비의 전송을 마지막으로 올림픽의 끝맺음을 아쉬움 속에서 실감하게 되었다.

그리고 계속 이어지는 개막식에 못지않은 신비롭고 장엄한 민속적인 대형쇼는 7만관중을 계속 흥분의 도가니로 몰아넣었고 완전축제 분위기에 빠진 전관중이 폐회식 종료선언과 함께 운동장 안으로 몰려들어 스페인 특유의 율동있는 리듬음악에 맞춰 모든 사람들이 몸을 흔들어대는 춤판을 벌이는 흥을 돋우고 있었다. 이런 분위기가 30분 이상 계속되어도 아무도 자리를 뜨지 않으려 하는 가운데 올림픽경기 폐막식 종료후의 퇴장시의 혼잡이 전연 안 보이는 흥분과 아쉬움과 기쁨과 환희가 가득했던 장엄한 폐회식의 막이 내려졌었다. 참으로 예술적 감각이 뛰어난 지상최대의 올림픽쇼였다고 느꼈다.

5. 「제16회 "알버빌" 동계올림픽」 (1992. 3. 20)

지도상으로는 유럽의 중심이고 독일과 스위스, 이태리의 국경에 인접해 있는 「프랑스」 땅 「알프스」 산에 위치한, 세계에서 가장 아름다운 자연경관을 자랑하는 사보이(Sovoy) 지역에서, 「알버빌」을 중심으로 16일간에 결쳐 개최되었던 제16회 동계올림픽은 여러가지로 많은 관심과 화제를 낳고, 그리고 우리에게는 역사상 초유의 동계올림픽 금, 은, 동메달 획득이란 엄청난 성과를 안겨주고 세계 제11위라는 자긍심을 심어준 후 지난 2월 23일 대단원의 막을 내렸다.

그러지 않아도 최근에 있었던 88 서울 하계올림픽에서 올림픽 역사상 최고의 참여, 운영과 경기성적 면에서도 세계 4위라는 믿기 어려운 성과를 올렸던 대한민국으로서는, 동계 종목에 약하다는 선입견을 안은 채 「쇼트트랙」에서의 가능성만을 점치며 움츠린 입장식 모습을 보였다고나 할까. 현지에서의 느낌은 입장식 날의 추위 못지않게 그다지 신나는 출발은 아니었다고 느꼈었다.

또한 온 세계에 방영됐을 2월 8일 밤의 개회식 모습은 현지 관람석에서 추위에 떨며 앉아있던 참관객에게는 어린 남녀학생들의 「서커스」의 대장관이었고 스포츠의 개념이 들어 있지 않은 얼음판에서 벌인 하나의 지구상 최대의 쇼였고 TV화면에 더 화려하고 실감 있게 투영되는 광대모습들의 인간-생물-자연-생동 등의 이념이 표시되어 있는 움직임의 연속이었다.

결국 관중들의 시선과 관심을 끝까지 잡지 못한 개막쇼는 추위에 떠는 관중들의 술렁임에 밀려 끝맺음을 잃은 채, 서울 올림픽 개막쇼에 버금가는 끝맺음의 장관을 이루지 못했음은 문화적 배경이 다른 한국인, 나만의 소견은 아니었으리라.

오히려 「올림픽」이라는 이름으로 어린 학생 등을 동원해 그 추위 속에 관중을 위해 얇은 옷을 입혀서 몇 시간씩 떨게 하는 「쇼」 제작자나 연출가에게 안쓰러운 동정이 가는 것은 많은 사람들의 공통된 느낌이었다고나 할까. 우리나라의 겨울은 다른 겨울스포츠 강국에 비해 짧은 기간이고 또 눈이 내리는 시기도 지역에 따라 큰 차이를 보이고 있어 스키 등 겨울스포츠의 보급이 늦은 나라에 속하고 있다.

또한 겨울 스포츠는 여러 가지 종류의 스포츠 장구와 시설이 필요해서 돈이 드는 스포츠로 알려져 있어 그만큼의 경제적 뒷받침 없이는 우수한 선수가 나오기 어려운 스포츠 종목들이라고 할 수 있다. 그러나 다행히 신설종목이라고 할 수 있는 「쇼트트랙」에서 우리나라는 강세를 보여 「칼가리」 대회 때의 시범종목에서 이번 「알버빌」 대회의 메달종목으로 채택됨으로써 우리나라에 「금」「동」의 영광을 안겨주었고 거기에 예상 안했던 「스피드 · 스케이트」 1,000 m 경기에서 김윤만 선수의 은메달이 얻어짐으로써 세계종합순위 11위를 기록하는 위업이 이룩되었다. 실로 벅찬 기쁨이었고 김윤만 선수가 은메달을 목에 걸고 서서 태극기가 게양되면서 이국 땅「알버빌」산골짜기에 애국가가 울려 퍼지는 순간은 목젖이 뜨거워지고 눈물이 앞을 가리며 가슴이 뿌듯해지는 기쁨과 희열의 순간이기도 했다. 더구나 이것이 현지 선수단의 이야기로는 예상 밖의 입상이었다는 데서 기쁨은 더욱 컸으며 우리도 하면 된다는 다짐을 다시 굳히는 순간이기도 했다. 그 후 우리나라의 강세종목인「쇼트트랙」에서 김기훈 선수를 위시한 정예림의 눈부신 활약 끝에 메달 수를 배가시켜 우리나라를 종합순위 11위에 끌어올렸음은 모두가 알고 또 흥분했던 쾌거였다. 그러나 현지에서 느끼는 한가지 아쉬움은 이번 동계올림픽에서는 일본세가 각 종목에 강세를 보이고 일본의 경우 선수층이 각 종목에 고르게 분포되어 있어 모든 종목에서 고른 성적을 획득한 반면 우리나라는「쇼트트랙」에만 의지하고 있어 좀 더 먼 장래의 스포츠 강국으로 체면을 유지하기 위해서는 모든 종목의 선수를 육성해야겠다는 생각이었다. 이제 우리도 우리나라의 열악한 겨울 스포츠 시설만 확충 보완한다면 능력 면에서 얼마든지 유럽의 겨울 스포츠 강국과 견줄 수 있는 자신을 스포츠 지도자뿐만 아니라 국민 모두가 몸소 느꼈으리라고 생각하고 있다.

금번 동계올림픽 대회에서는 473건의 약물검사가 실시되었으며 그 중 단 한 건의 양성 예가 발견되지 않아서 오래만에 깨끗한 올림픽이라는 기록을 남기었다. IOC 의무위원회의 기능은 올림픽 경기때마다 선수의 건강보호 차원에서 부상선수의 치료시설, 응급환자의 후송체계, 약물검사실의 준비사항, 약물검사 결과에 따른 후속조치 등을 관할하며 모든 검체(소변) 채취과정에 입회하여 하자와 이의가 없다는 것을 확인하고 서명해야 하는 의무가 있어 각 경기장을 바쁘게 돌아다녀야 하게 되어 있다.

그리고 매일 밤 10시와 아침 7시에 정규 의무위원회를 열어 그 동안의 진행사항과 현안문제를 토론하고 양성검사 결과가 나온 것에 대한 대응책, 치료선수에 대한「팀 닥터」의 치료 보고 등을 검토하는 일과를 갖게 된다. 금번「알버빌」대회는 약물복용 선수 없는 깨끗한 올림픽이었지만 스키 선수간에 발생된 각종 부상 및 소련(전에 쓰던 국가이름) 선수에서 발생한「쇼크증상」증례 때문에 이것이 혈액「도핑」에 의한 부작용이냐 아니냐에 대한 의심과 정식 조사과정을 밟자는 의견과 환자의 질병부터 치료하고「쇼크」의 원인을 찾아야 한다는 장시간의 토의 끝에 우선 환자의 회복을 기다리자는 토의 등 장시간이 지나는 사이 정식 수사 과정 없이 환자는 회복하여 소련으로 귀국시켰던 증례가 있어「혈액도핑」에 대한 진지하고 어려운 토론이 많이 진행되었던 의무위원회였다.

현재 문제가 되고 있는 IOC 의무위원회의 현안은 다음과 같다.

① 계속적으로 증가하고 있는 신약 종류에 대한 규제대상의 확대와 혈액「도핑」을 색출하는 객관적인 방법의 개발.

②「에리드로 포이에친」투여선수에 대한 검사방법의 개발.

③ 부상선수 및 천식 등 치료를 받아야 할 선수에게 투약되는 금지약품의 사용한계(예 : Corticosteroid 등) .

④ 후천성면역결핍증(AIDS) 및 간염(HBV) 보균자에 대한 처리문제.

⑤ Endogenous/Exogenous Testosterone의 구별 문제(Testosterone/Epitestosterone Ratio : T/E Ratio)의 정상한계.

⑥ 남녀를 구별하는「성검사」(Gender test)의 한계 및 새로운 방법의 개발, 개선방안 및 PCR 방법 도입문제.

⑦ 소변검사로는 검출해낸 수 있는 한계가 있어 앞으로 혈액채취방향으로 나가야겠다는 의지구축 등등 많은 현안 문제를 끊임없이 토의하고 전문가의 의견을 수렴하고 있으며 스포츠에서의 약물 오 · 남용의 근절을 위해서 끝없는 전쟁을 선포하고 계속 노력하고 있다.

현재 IOC 의무위원회에는 25명의 의무위원이 있으며 동양권에서는 일본의「구로다」교수, 중국의

「양」 교수, 그리고 우리나라에서 필자가 참여하여 3명의 동양인이 아시아인의 스포츠-의무관계 일을 결정짓고 있다. 결국 모든 生統計(Biostatistics)가 그렇듯이 인체 내 홀몬 측정치, 적혈구의 형태학적 수치의 분포, 약물대사 속도 등을 거론할 때 백인, 아시아인, 흑인 간에 인종적 차이가 있을 수 있어 범세계적으로 통용될 어떤 원칙을 결정할 때는 반드시 동양인으로서의 의견제시를 해서 불이익을 받지 않도록 늘 토의일선에 참여하여 중요결정에 관여하고 있다.

IOC 의무위원회의 업무 중 2/3는 운동선수의 약물검사에 관한 것이고 선수의 경기력 향상 목적으로 복용한 약물을 색출하는 작업과 질병치료 목적으로 사용한 약과의 구별을 하기 위하여 선수보호 차원에서 많은 노력과 예산을 투입하고 있다.

소변채취는 A, B 두 병에 받아서 A병을 먼저 검사하고 여기에서 약물이 검출될 때는 관계선수, 임원 입회 하에 B병을 분석하며 대부분의 경우 A와 B병의 검사는 같은 결과를 얻는 것이 상례 이다.

그리고는 관계선수의 코치, 팀 닥터, 단장 등을 불러 청문회를 갖고 과학적 분석결과에 대한 이의가 없음을 확인하고 약물검사 결과를 발표하고 메달몰수, 선수자격정지 등의 엄벌을 결정하여 lOC 집행위원회에 보고하게 된다.

그리고 이 벌칙은 그대로 해당 국제경기 연맹에 전달되며 국제경기 연맹은 lOC 결정에 따르든지 그보다 더 무거운 벌칙과 벌금까지 과하는 경기연맹이 있기도 하다.

따라서 경기력 향상 목적으로 약물을 복용한 선수가 적발될 경우는 해당선수 뿐만 아니라 코치, 그 나라 체육관계기관 등 모든 관련인이 큰 피해를 받게 마련되어 있다.

우리나라의 경우는 많은 국가 대표급 선수들이 보약형식으로 이름, 성분도 모르는 약을 사용하고 있고 개소주 등 민간약을 출처가 불명한 처방 하에 무분별하게 사용하고 있어 언제고 국제경기에서 「메달」권 선수가 배출될 때는 그만큼 큰 마음고생과 조바심을 겪어야 하는 것이 lOC 의무위원회에 앉아 있는 한국인의 입장이라고나 할까. 금번 「알버빌」에서의 첫 「은」메달이 나온 1,000 m 스피드 스케이팅 때만 해도 현장에서 목젖이 뜨거운 감격을 느낌과 동시에 그날부터 시작되는 소변검사의 약물검출 여부의 근심은 그 다음날 저녁까지 계속되어 미리 검사실에 전체검사 결과를 물어보고 거기에 양성반응자가 없다는 것을 확인 받은 후에야 그 메달이 정말 우리의 것이구나 하는 확신을 갖는 곤욕스러운 시간을 메달선수가 배출될 때마다 겪고 있다. 소망하건대 모든 국제경기에 출전하는 우리나라 선수는 승부의 예상에 관계없이 그리고 국내에서의 예산 타령 없이 모두가 도핑검사를 받고 깨끗한 상태에서 출국해야 된다는 소신을 가지고 있다. 만일의 경우 애써 메달을 얻어낸 선수가 소변검사에서 약물이 검출되어 메달몰수의 수모를 겪는 한국선수가 생긴다면 이는 무지와 경솔과 고집과 오만 속에 생긴 국민에 대한 배신행위이고, 국가에 대한 모독행위가 될 수도 있다고 생각했다.

국내 한약업계 및 생약취급인 또는 의료인들에게 이런 실상이 정확히 전달되어 선수에게 투여되는 약물의 성분에 대해서 좀 더 정확하고 진지한 숙고가 있어야 되리라고 생각하고 있고 이는 앞으로 7월에 있을 「바르셀로나」 하계올림픽에 대비하여 관계인 간에, 그리고 각자 선수 간에 깊게 한 번 다루어져야 할 문제라고 생각하고 있다.

6. 1994년 Lilihammer 동계올림픽 참관기

1) 「모델」 동계올림픽

동계올림픽 역사상 가장 성공적이고 모범적인 올림픽으로 기록될 이번 제17회 「릴리하머」 동계 올림픽대회는 여러 가지 면에서 풍성한 기록과 화제를 창출하면서 축제분위기 속에 개최되었다. 우선

67개국에서 1천8백84명의 선수가 참가했다는 사실에서 가장 큰 참가규모였다는 것을 차치하고서도 가장 많은 관중을 동원한 노르웨이 범국민적인 모든 사람들의 올림픽 축제이면서 자연환경보전에 세심한 신경과 노력을 기우린 모범적인 스포츠행사로 인용되고 있다.

이미 이 성공적인 올림픽축제의 자축을 하려는 의도에서인지 IOC 고위층 일각에서는 2010년에 한번 더 이곳 릴리하머에서 동계올림픽을 개최해야 한다는 이야기와 이번 대회 조직위원장인 Genhand Heileng씨를 차기 IOC 위원으로 추대한다는 말까지 나돌고 있을 만큼 이번 대회는 모범적인 대회로 사람들의 입에 오르내리고 있다. 이런 칭찬은 이곳에 처음 온 많은 외국인들에게도 공감되는 사실로써 불과 상주인구 2만 3천명밖에 안 되는 오슬로(노르웨이 수도)에서 1백 80 km 떨어져 있는 이곳 산골짜기 소도시 릴리하머에서 전 세계인의 겨울축제인 동계올림픽을 치러내고 있는 것을 체험하면서 이곳 사람들의 근면성과 검소함, 외양보다는 내적충실을 추구하고 꾸준한 성격의 이곳 노르웨이의 국민성을 짙게 체감하면서 성공적인 대회운영의 저력과 가능성을 공감하고 있기도 하다.

이곳 사람들이 검소하면서도 내실 있는 생활인이라는 징표는 개막식과 개막문화행사에서도 두드러져 짧지도 않고 길지도 않으면서 그들의 겨울 속 전통문화를 물씬 세계 사람들에게 보여주면서 짧은 하이라이트로 눈(雪)의 축제분위기를 한껏 이곳 참석자와 TV스크린을 통해 전 세계인에게 유감없이 보여주는 슬기를 보여주었고 스타디움이 아닌 스키점프경기장을 임시개조한 산골짜기에서, 그리고 멋있고 수준 높은 개폐회식을 기획할 수 있는 재주도 겸비한 현대감각을 지닌 문화인들이었다고 공감하고 있다. 그리고 경제적인 올림픽행사라는 점에서도 두드러져 최소한의 선전현수막이 보일 뿐 외견상으로는 들끓는 사람인파와 그 사람들 등가방에 꽂힌 노르웨이 국기의 행렬 이외에는 그다지 큰 흥분이 안 보이는 거리 풍경을 보이고 있기도 하다.

그러나 일단 경기장에 가보면 영하(섭씨 -15~25도)를 오르내리는 추위 속에도 경기장을 꽉 메운 관중에 하나의 스포츠행사라기 보다는 온 가족 온 지역사회 온 국민의 축제장이자 애국심을 발산하는 국민단합 모임같이 뜨거운 열기가 팽만한 가운데 매일 매일의 경기종목은 풍성한 기록과 화제를 기록해 나갔다.

2) 돋보이는 화제들

12개 종목에 16일 동안 개최된 이번 동계올림픽에서는 개최 11일째인 22일에 쇼트트랙에서 쏟아져 나온 우리나라의 두개의 金메달과 하나의 銀메달에 대하여『역시 쇼트트랙은 한국이다』는 감탄의 찬사와 함께, 올림픽 역사상 13세라는 가장 어린 나이의 금메달리스트가 되는 영광을 차지한 쇼트트랙 여자 3,000 m 릴레이에서의 김윤미 선수에 대한 화제로(지금까지는 1928년에 출전했던 15세 피겨스케이터가 최연소였음)한국스포츠에 대한 화제가 한때 풍성하기도 했다. 그러나 역시 대회 개최 전부터 세계인의 관심을 필요이상 모으면서 이곳에서도 늘 톱뉴스였던 것은 미국의 여자 피겨 스케이터 「낸시 · 캐리간」과 「토냐 · 하딩」에 관한 화제였고 23일에 있었던 경기에서 「토냐 · 하딩」이 메달권 밖으로(10위) 밀려나기까지는 계속 초미의 관심 속에 많은 화제를 모은 세계 톱뉴스이기도 했다. 결국 이곳 경연에서는 경쟁상대가 안 되는 경기성적 차이로 「토냐 · 하딩」은 슬픈 빙판의 마녀로 전락하는 반면 「낸시 · 캐리간」은 은반의 요정으로 돈방석에 올라서는 올림픽의 영광을 얻는 인간드라마가 연출되기도 했다.

그러나 무엇보다도 더 큰 화제와 들끓은 열기는 이곳 노르웨이 선수들에서의 쏟아지는 금메달 소식이며 매일 매일 추가되는 노르웨이선수의 메달소식은 이곳 사람들이 모이는 곳 어디서나 환성과 박수열기로 올림픽무드를 한층 상기시켜 주는 역할을 해 주고 있다. 어떤 경기장을 가나 영하(섭씨 -20도 이상)로 내려가는 그렇게 추운 날씨에도 불구하고 방한복으로 잔뜩 무장하고 등가방에 적은 노르웨이 국기를 꽂은 노르웨이 사람들은 어린이부터 장애인과 노인들에게 이르기까지 한마음으로 환성과, 즐거움 속에 이 동계올림픽을 성공적인 스포츠 축제장으로 만들어가고 있었다. 그리고 이런 대군중의 이동 속에 그래도 무엇보다도 다행한 일이 있다면 개막일로부터 계속 좋았던 날씨였으며 개막일 직전에 내렸던 10 m 이상의 폭설로 많은 어려움과 우려를 조직위원회가 겪었던 것에 비하면 너무도 다행스러운 일이었다고 모든 사람들이 입을 모았다. 같은 시기에 미국 등 다른 지역 대륙에 폭설과 극심한 한파로 수십 명이 사망하기도 했다는 소식을 뉴스 전문방송인 CNN 뉴스를 통해서 들으면서 이 올림픽 기간의 좋은 일기가 얼마나 축복받은 사람들에게 내려진 하늘의 도움인가라고 생각도 해보았다. 오늘 현재(폐막 3일전인 24일) 우리나라는 금2, 은 1개로 세계 7위를 기록하고 있으며 북한의 불참과 아직도 핵사찰 문제로 세계인의 눈총을 받고 있는 북한소식이 계속 CNN 방송을 타고 여러 사람들의 눈쌀을 찌푸리게 하고 있는 가운데 우리나라는 쇼트트랙에서 더 많은 메달을 추가하려고 안간힘을 쓰고 있었다(추기: 결국 금4, 은1, 동1로 6위를 기록함).

3) Asthma Olympic(천식환자들의 올림픽)

금번 노르웨이 릴리하머에서의 동계 올림픽은 의학적인 측면에서 특징지운다면 이곳 지방신문에서도「Asthma Olympic」이라고 까지 표현되고 있게 「운동유발성 천식환자」(EIA:Exercise Induced Asthma)가 선수 중에서 많이 의무위원회에 보고되고 있으면서 그 EIA의 예방 및 치료로 Salbutamol 같은 Beta-2-Agonist가 1백여명 이상의 선수에서 흡입제(Aerosol)로 치료되고 있는 사항이라고 할 수 있다. 즉 IOC 의무위원회에 치료목적으로 약을 사용했다는 서류보고 1백 44건 중 96명의 선수가 Salbutamol 흡입제 사용이었다는 것을 볼 때 가히 천식환자 올림픽이라고 표현할 수가 있어 치료목적 사용약과 도핑 여부건으로 문제거리를 제시하고 있다.

보통 운동선수에서 거론되는 운동유발성 천식(EIA)은 운동선수의 약 7~8% 내외에서 발생될 수 있는 것으로 알려져 있는데 이곳 동계올림픽에서는 30% 이상에서 특히 근력과 지구력을 많이 필요로 하고 찬 한냉한 공기를 많이 마셔야 하는「크로스 컨츄리스키」 선수에서 높은율로 보고되고 있으면서 Salbutamol 흡입이 예방 및 치료제로 많이 사용되고 있어 IOC 의무위원회를 긴장시키고 있다.

IOC 의무위원회로서는 최근 Clenbuterol 같은 Beta-2-Agonist가 Anabolic Agent로 분류됨에 따라 꼭 필요한 환자에서 흡입제(Aerosol)로서만 Salbutamol과 Terbutaline을 허용하고 있다. 그러나 흡입요법도 경구투약 못지 않게 상당량의 치료용량이 투여될 수 있으므로 만일의 경우 Clenbuterol 이나 Salbutamol 같은 Beta-2-Agonist의 Anabolic 효과를 인정한다면 당연히 이 약의 흡입요법도 규제되어야 마땅할 것으로 생각된다.

그러나 아직도 일부 스포츠 의학자간에는 Clenbuterol이나 Salbutamol의 Anabolic effects를 인정하지 않고 있어 문제해결을 어렵게 하고 있는 것이 현재의 State of Arts라고 할 수 있다. EIA의 과대진단, Salbutamol의 과대사용과 오남용, 그리고 이런 약의 사용선수가 금메달을 딴 올림픽 챔피언이 되었을 때의 약의 도움과 영향(도핑여부)이 없었나 여부 등 IOC의무위원회로서는 다시 한 번 Beta-2-Agonist의 사용 · 허락 하는 범위에 대해서 재정비를 필요케 하는 Asthma Olympic이 되고 있다고 할 수 있다. IOC 의무위원회의 정책결정이 빠른 시기에 나올 것으로 믿고 있다.

4) 혈액검사 올림픽

금번 릴리하머 동계올림픽에서의 의무위원회 업무상 또 하나의 중요한 계기는 올림픽사상 처음으로 도핑검사 목적으로 혈액채취를 시작한 것으로 스포츠 醫科學史上 중요한 전기로 기록될 것으로 보인다. 그러나 동계올림픽 종목 중 전 종목에서 혈액채취를 시행한 것이 아니고 지구력과 근력을 필요로 하는「크로스 컨츄리스키」종목에서만 국제스키연맹(ISF) 주관으로 IOC의 후원 하에 실시되었으며 그 결과를 IOC 의무위원회와 공동으로 분석 관리하고 있는 초기단계라고 할 수 있다.

혈액채취는 4 cc의 소량으로 주로 혈액 도핑과「에리드로포이에친」(EPO) 사용여부를 검출하기 위해서 ① 적혈구의 형태변화(Macrocytic Hypochromic 여부)와 적혈구의 TRC (Transferrin Receptor Concentration) 등을 조사해서 도핑선수를 가려내려는 노력을 이번 대회부터 시작하고 있다. 그 이상의 혈액검사항목은 채혈량이 많아야 하고 채혈량이 많아질 경우 선수의 불평, 인권 등 문제가 제기될 수 있어 올림픽에서의 도핑 검사 목적의 혈액검사는 당분간은 초보단계의 현재수준으로 지속될 것으로 전망된다.

제17회 동계올림픽도 16회 알버빌 동계 올림픽에 이어 두번째로 DRUG FREE Olympic, 금지 약물복용으로 메달반납이나 처벌되는 선수는 없었으나 천식약인 Salbutamol 남용의 문제와 혈액검사 결과의 분석 및 해석의 숙제 등을 남겨놓는 중요 계기가 되었다.

IOC 의무위원회로서는 그 동안 경주해 온 많은 노력과 홍보, 효과적인 투자 결과 얻어지는 좋은 결과라고 자체평가하며 계속 스포츠에서의 도핑문제를 올림픽에서의 Fair Play 정신을 지키기 위해서 추적해 나가고 있다.

5) 스포츠과학「올림픽大賞(상)」제정발표

금번 릴리하머 동계올림픽을 맞이하여「스포츠의과학」분야에 큰 계기가 마련된 바 있는데 그것은 IOC의무위원회가 그동안 몇 년을 걸쳐 사전준비를 해 왔던 Olympic Prize in Sports Science가 확정되어 개회식 전날 기자회견에서 공식발표된 바 있다.

이 상은 IOC 의무위원회가 전세계의 스포츠과학자를 대상으로 가장 큰 연구업적을 이룩한 과학자에게 수여하는 大賞으로 美貨 25만불과 상장을 주게 되고 그 첫 수혜자가 1996년 미국 아틀란타 하계올림픽 때 수여될 예정으로 있고 매 2년 동 · 하계올림픽 때마다 선정 수여될 것으로 예정되어 있다.

물론 전 세계를 대상으로 하는 만큼 수상자 선정은 IOC 의무위원회에서 선정하는 전문위원회의 엄격한 심사를 거쳐 결정하게 된다.

스포츠 과학분야에 관여해 온 사람들에게는 반가운 소식임에는 틀림없으며 우리나라의 학자도 되도록 많이 참여할 수 있는 기회가 마련되었으면 하고 생각하고 있다.

6) 자연과 조화이룬 환경보존 올림픽

릴리하머 동계올림픽은 Green Olympic 으로 표현화되고 있을 정도로 이번 대회는 자연과 조화를 이루고 자연을 훼손하지 않는 스포츠 시설건설을 계획했다는, 전에 없는 특징을 나타내고 있어 IOC 위원장인「사마란치」를 비롯한 많은 사람들의 찬사를 받았다.

노르웨이 국가의 환경 책임자인「투리비온 · 벤슨」씨는 모든 스포츠시설이 자연환경을 고려해 기존환경을 훼손하지 않게 계획했으며 새로이 건설된「요빅」마을의 아이스하키 경기장은 지하에 동굴같이 건설되어 있어 밖에서는 그 모습을 볼 수 없으며「훈더 · 호센」마을에 건설된「루즈」경기장도 산골짜기 그대로의 모습에「루즈」주행로를 만들어 나무하나 훼손하지 않고 건설되었다고 자랑하고 있다.

그리고 또 하나의 특징은 모든 건물이 목조(木造)건물로써 건축자체가 자연에 그대로 있는 큰 구조물같이 보여지고 있으며 유명한 큰 배를 엎어논 배 밑바닥같은 모습을 자연스럽게 보이고 있다.

노르웨이의 건축기술은 하이텍을 이용하여 고도로 발전된 것으로 보이고 이곳 주택의 90% 이상이 목재건축이고 올림픽 시설의 70% 이상이 목재로 이루어졌다고 자랑하고 있다.

석기시대부터 이곳에 정착해 무궁무진한 자연의 자원 속에 산과 눈(雪(설)) 속에 살아온 이곳 사람들의 슬기와 지혜가 목재를 이용한 각종 기술개발로 국제시장화로 확산되어 가고 있어 무서운 지구력을 가진 저력을 느끼게 해 주고 있다.

7) 앞으로의 과제

88년 서울 하계올림픽때 세계 4위를 기록했던 우리나라 스포츠는 이번 94년 동계 릴리하머올림픽에서 세계 6위에 올라섬으로서 부동의 세계스포츠強國(강국)으로 부상했다.

비록 쇼트트랙에 편향된 금 4개를 포함한 6개의 메달이었지만 그 메달의 값어치는 우리국민의 자긍심과 국가의 위상을 전 세계에 떨치는 데 부족함이 없었다.

쇼트트랙 경기에서 善戰한 우리나라 선수들 특히 나이어린 여자선수들의 분투에 국민의 한사람으로서, 그리고 현지에서 도핑업무에 종사했던 실무자로서 큰 찬사와 박수를 보낸다. 다만 현장에서 느끼는 아쉬움이 있다면 동계종목 여러개 중 쇼트트랙에서만 우리 선수들이 돋보여 스포츠 종목확대의 필요성을 강하게 느꼈고 역시 스포츠인구 저변확대와 그것을 뒷받침해 줄 스포츠 시설확보가 중요함을 재삼 느끼고 있다.

그리고 올림픽은 국가간 메달경쟁 뿐만 아니라 전 세계 사람이 참여해 즐기는 모든 사람의 축제인 것만은 틀림없으며 문화올림픽, 친선올림픽 등으로 우리모두가 관심과 참여의식을 가져야 할 것으로 믿는다.

7. 히로시마 · 아시안게임 에서의 중국선수 약물파동의 전말

Hiroshima Asian game에서 문제가 되었던 도핑약제는 DHT (Dehydrotosterone)으로서 지금까지 어떤 올림픽이나 아시안게임에서도 문제가 된일이 없었던 새로운 도핑 약제였다.

따라서 기록에 의하면 92바르셀로나올림픽이나 서울88올림픽에서도 이 DHT는 검사대상에 들어있지 않았으며 94년도 IOC의무위원회 규정에 비로서 DHT라는 이름의 Testosterone계 도핑약물로서 이름이 나타나기 시작됐던 새로운 도핑약제였다. 이 DHT가 경기기간중 도핑 검사에서 11명의 중국선수에서 검출되기 시작됐다는 것이며 그 첫번째 보고가 10월 5일 수영선수 도핑검사에서, 그리고 계속 10월 14일에는 사이클선수와 육상선수에서 DHT양성반응을 보였고 전부가 중국선수 11명에서였다는 것이 「구로다」(黑田) OCA의무위원장(일본인)이 후에 내 놓은 보고서에 기술되어 있다. 그러나 94년 10월 2일~16일까지 개최되었던 히로시마아시안게임 중에는 의무위원회에 그 사실이 전혀 보고되지 않았으며 B-Sample 확인과정의 수순도 밟지 않은채 「구로다」위원장은 자기 단독판단하에 DHT양성반응 자체의 확인(Further investigation 이라고 표현하고 있음)만을 동경 도핑검사실에 주문하고 있었다. 그러나 동경검사실에서는 무슨 이유에서인지 재확인 과정을 「아시안게임」공식폐회 이후로 미루었으며 그 이유로서 「구로다」교수의 진술에 의하면 당시 매일 매일의 검사때문에 너무 바빴고 FINA가 요구하는 경기기간이외의 도핑검사(OOCT)도 해야 하므로 중국선수 DHT 재검/확인 작업을 미룰 수밖에 없었다고 변명하고 있다. 그런 이유하에 중국선수에 대한 A-Sample의 DHT 확인 재검사는 11월10일에야(아시안게임 폐회 4주일 후) 마칠수 있었다. 그때 Steroid Profile도 전부 검사완료했다는 것이었다. OCA 의무위원장인 구로다 교수와 동경도핑검사실이 아시안 게임 폐

회 4주일후에 독단으로 밟은 수순은 다음과 같다. (구로다위원장과 필자가 교환한 문통에 근거한 것임)

① 10월5일 :동경검사실에서 「구로다」위원장에게 처음 FAX로 보고된 것이 「수영선수 다수에서 DHT 양성이 의심된다는것」이었다.
이 보고를 받고 「구로다」는 검사실에게 더 확인작업을 실시하라고 주문했고 이 사실을 독일 「퀼른」대학의 교수이며 IOC 의무분과위원회 도핑분과위원장인 Dr. Manfred Donike 박사에게 보고했고 매일 개최되는 OCA 의무위원회에는 일절 비밀에 부치고 있었음.

② 10월6일 이후 매일 10월 10일까지 수영경기와 「카누경기가 완료될때까지 DHT 양성 반응이 「구로다」에게 보고됨.

③ 10월14일에 다시 「사이클」과 육상선수에서 DHT양성반응이 구로다 에게 보고됨.
그러나 역시 OCA 의무위원회에는 DHT양성자에 대해서 언급된 바 없음.

④ 동경도핑 검사실은 「구로다」가 주문하듯 A-Sample의 DHT양성반응 확인작업을 할 수가 없었다고 함. 그 이유로서 검사실의 검사능력한계를 들고 있고 당시 매일매일의 도핑검사와 FINA OOT 도핑검사 때문에 너무 바빠서 실시하지 못했다고 하며 그리고 DHT양성 확인 작업이 검사기술상 상당히 고도의 난이성을 가진 검사대상물이라고 변명하고 있음.

⑤ 11월10일경(아시안게임 종료 4주일 후) 동경도핑검사실에서는 해당선수의 DHT확인작업과 Steroid Profile 검사를 완료함.

⑥ 「구로다」는 Donike박사에서 DHT검사를 위한 5개 홀몬지표(Hormon Parameters)의 참고정상범위 (Reference Range)를 새로운 Data Base에 의거해서 내 줄 것을 부탁.

참고 이때까지는 홀몬수치에 관한 DHT에 관계된 인종별, 운동선수간의 정상범위치가 알려진 것이 없음

⑦ 이 새로운 Reference Range(참고치)에 의해서 「구로다」는 Donike와 의논한 후 16개의 A-Sample에 대해서 11월13일에 DHT양성판정을 단독으로 내림. 그리고 이 과정에서 OCA 의무위원회와 위원에게는 일절함구로 일관했으며 선수측 이야기를 듣는 Hearing session(청문회)을 갖은 바 없음.
「구로다」가 단독결정한 DHT 양성판정내용은 수영에서 12개 A-Sample(남자 6, 여자 6), 카누에서 2개 A-Sample(남자 2명), 싸이클에서 1개 A-Sample(여자), 육상에서 1개 A-Sample(여자)였고 이들 16개 A-Sample 모두가 중국선수였다.

참고 이 결정과정에서 OCA 의무위원회가 열리고 전문가의 의견교환이 있었더라면 16명의 중국선수 중 반수정도가 도핑판정을 받을 수도 있다고 생각되며 그 이유는 DHT 양성판정을 하기 위한 5개의 호르몬지표의 범위가 아직 공식화된 것이 없으며 정상범위를 설정하는데 상당히 인위적인 사항이 개입될 수 있다는 것과, 특히 이 지표에 영향을 줄 수 있는 운동효과, 영양식품(예:로얄젤리 등)의 영향에 대해서 우리는 현재 아는것이 없다는 사실 등을 들수있다.

⑧ 「구로다 」는 OCA본부에 이 사실을 국제전화로 보고 했고

⑨ B-Sample 확인 검사를 한다는데 대한 OCA 동의얻음.

⑩ 11월14일 : 「구로다」는 중국대표부에 B-Sample 확인작업에 임석해 줄 것을 알렸다.

⑪ 11월17일에 이 사실을 OCA President에게 알렸고 또 IOC 의무위원회 위원장에게도 알림.

⑫ 11월 26일~27일에 동경도핑검사실에서 B-Sample 재검사가 Donike박사, 중국측대표, 「구로

다」교수 입회하에 실시되었다.

⑬ B-Sample도 A-Sample과 동일한 DHT 양성이라는 것이 동일한 기준(Reference Valus)을 이용해 양성판정함.

⑭ 11월28일 OCA본부는 「구로다」에게 B-Salmple 검사결과를 보내라고 지시했고 선수명, 약명, Sample 채취일 등 상세한 것을 OCA본부에 보고함.

⑮ 11월30일 : OCA President는 긴급회의 소집을 통고해서,

⑯ 12월3일 :OCA 최고수준회의를 Kuwait에서 긴급 개최했고 이 회의 참석자는 OCA President 자신과 중국 NOC사무총장 Wei Ji Jong 그리고 「구로다」 등 세사람 이었다.

⑰ 그 회의를 최종으로 OCA President는 중국선수 11명의 DHT 반응양성결과를 「도핑」양성으로 결정해서,

⑱ OCA Press release(언론공식발표). 그내용은 후일의 참고를 위해 일부를 옮겨 놓으면 다음과 같다.

「OCA President decided that Article 73 of the OCA Constitution and Rules be applied to all 11 Chinese athletes (Name and details attached) Whereby all Honors and medals won by them during the XII Asain games held in Hiroshima from 2nd to 16th of October, 1994 be withdrawn.」

⑲ 그리고 1994년 12월3일에 발표된 lOC의 공식의견은 다음과 같이 요약할 수가 있다.

가) OCA의 중국선수에 대한 공식발표를 접했고,

나) lOC는 모든 과정(Structure & Procedure)에 있어서, 검사결과가 좀더 빨리 얻어졌으면 (Available)좋았을 것이라고 바라는 바(desirable)였지만, Olympic movement의 테두리안에서 이상없이 진행된 것으로 생각하며,

다) lOC는 OCA의 본보기가 되는(Exemplary)자세에 대해서 환영을 표시한다.

이상이 Hiroshima Asian game의 공식폐회 후 일본의 「구로다」와 동경도핑검사실이 진행시켜 DHT양성으로 중국선수 11명을 침몰시킨 사건 전말이다.

그 후 발표된 중국 NOC(국가올림픽위원회)의 성명은 다음과 같이 정리할 수가 있다.

① 아시안게임 종료 1개월후에 11명의 중국선수에서 금지약물반응 양성이라는 통고를 놀라움 속에 접하고 심히 유감으로 생각하고 있다.

② 이 사실은 중대한 사실로서 「특별조사위원회」를 구성하여 조사에 착수했다.

③ 중국은 도핑에 관한 한 국가적 3대 목표를 세우고 노력하고 있다.

가) 철저한 금지정책 (Strict Prohibit)

나) 엄격한 검사(Strict Test)

다) 엄벌주의 (Strict Sanction)

④ 그러나 불행하게도 몇 명의 선수가 의학상식없이 영양제(Nutrition, Tonic)로 잘못 알고 금지약물을 섭취하는 일이 있어 문제가 되고 있다.

⑤ 「히로시마 · 아시안게임」에서의 11명 중국선수의 도핑 양성예는 선수 개인차원의 행동(Only an act by Individual)이었으며 중국 국가 올림픽위원회는 이 사실을 중대한 사건으로 취급하고 있다.

⑥ 중국NOC는 lOC와 IF등 국제기구와 동조해서 이 도핑에 대한 분투노력(Struggle)에 동참할 것이다.

그리고 1995년 3월 27일 Kuwait에서 개최되었던 OCA 의무위원회에 보고한 중국의 lOC · OCA

의무위원인 Yang Tianle 박사에 의하면 중국은「구로다」위원장의 통고를 받고 중국 NOC 주관으로 3개월에 걸쳐 해당선수를 대상으로 개인 인터뷰, 청문회(Hearing)를 개최하고 또 FINA(국제수영연맹)와 합동으로 Joint investigation을 한 바 있으나 의심되는 약과 구입경로 유통 배후 등에 관해 심층 조사했지만 아무것도 알아 낼 수 없었다고 공식발표하고 있었다. 그리고 관련된 모든선수가 도핑 목적으로 먹은 약이 없다는 사실과「구로다」의무위원장과 동경검사실의 수순에 대해서 큰 불만을 표시하고 있는 선수들의 동정을 구두 보고중에 전했다. 그러나 중국 NOC는 OCA의 공식결정 통고를 받고, 증거는 없지만 선수들이 외국원정시 불법지하조직에서 DHT성분이든 무슨, 무엇을 얻어서 복용하지 않았나 의심하고 있을 뿐이라고 하면서, Yang 박사 자신의 의견은 Matter of Science(과학에 근거한 소견)이므로 과학적사실을 존중해야 한다(We must respect Science)는 입장이라고 말하고 있다.

※ DHT란 어떤 물질(홀몬)인가?

DHT는 5α-Dehydrotestosterone의 약자이며 이 홀몬은 Testosterone 같은 강력남성홀몬제/근력강화작용을 나타내는 內生性(몸 안에서 생기는, Endogenous)남성홀몬제이며, Testosterone보다 더 강력한 작용을 가지고 있다. 과거에 Pesomax(혀 밑에 넣는 약 Sublingual)라는 이름으로 DHT가 포함된 약이 지하조직에서 거래된 일이 있으며 지하조직에서 정보교환으로 돌고 있는 책 Steroid Handbook에 의하면 이 Pesomax는 서울올림픽때 많이 유통됐던 DHT포함약물이고 이 약은 먹어도 도핑검사에 양성반응으로 잡히지 않는다는 소문이 나돌았던 것으로 알려져 있다. Pesomax는 현재 시중(암시장)에서 구입할 수 없는 것으로 되어있고 대신 근래에는 Andractim 이라는 이름의 피부에 부치는 의용약(Percutaneous Application)으로서 프랑스에서 시판허가가 되어있으며 남성성기발육부전환자(Hypogonadal men)에 Gel form으로 이용되고 있다. 현재로서는 미국이나 유럽암시장에서 Pesomax잔여품이나 Andractim 및 그 유사약이 돌고 있을 가능성을 전문가들도 배제하지 않고 있다.

이 DHT는 Doping 세계에서도 아주 새로운 물질로서 88서울올림픽이나 92바르셀로나 올림픽 등에서 도핑검사실 검사항목에 포함되어 있지 않았으며, 분석화학적측면에서도 아주 검사/색출 하기가 어려운 물질(홀몬)이고 또 검사에서 검출하더라도 그것이 內生性(Endogenous 몸 안에서 自生된 것)인 것인지 외부에서 섭취한 것(Exogenous)인지 그 양적/질적, 구분/해석에서 아주 어려운 것으로 되어 있다. 또한 어떤 운동(강도 있는)이나 생체조건이 내생성 홀몬산출을 증강시키고 인종(아시아인 백인,흑인별)별로 정상범위 수치가 어느 범위이냐는 것도 현대의과학은 모르고 있는 새로운 남성홀몬제이다. 뿐만 아니라 소변검사에 DHT가 검출됐다고 해서 도핑양성판정을 할 수 있는 홀몬제가 아니고 최근 발표된 영국 런던의 Kings College의 Drug Control Center의 Andrew T, Kickman 교수에 의하면 DHT 투여(Exogenous)를 증명하기 위해서는 한 두가지 지표를 이용하기 보다는 7~8개(Several Ratio/Parameter) Hormone Profile Ratio를 이용/사용해야 할 것이라고 결론짓고 있으며, 현재 IOC 의무위원회가 인준하고 있는 세계 23곳 도핑검사실 전부가 이 DHT를 확실하게 검출해낼 수 있는 능력이 있는것도 아닌 새롭고 어려운 물질로 알려져 있다. 결국 도핑의 새로운 약제로서 이렇게 어려운 의과학적/분석화학적 해석상 어려운 DHT가 세계스포츠사상 처음 이번「히로시마 아시안게임」에서 무더기로 11명의 선수를 회생시키므로서 앞으로 계속되는 도핑세계의 더 큰 난제를 제시하고 있는 격이 되었다고 할 수 있다.

8. 새로운 挑戰, 도핑과의 전쟁은 안전한가?

1)「아틀란타」올림픽 · 100주년대회

올림픽 100주년을 맞아 거행된「96 아틀란타」하계올림픽대회는 사상 최대의 참가국 규모인 197개국 11,000여명 선수가 참가한 가운데 최대 규모의 올림픽대회를 기록하면서, 또한 가장 덥고, 상혼이 깃들었던, 지구상 최대의 한마당 스포츠 잔치였다. 물론 지나친 상혼(Olympic Commercial-ism)이 올림픽정신을 흠집냈고, 사제폭탄이 온 세계 사람들을 놀라게 한 일도 있었지만, 현지에서 느꼈던 올림픽분위기는, 미국「아틀란타」,「조지아」지역 사람들이, 그들 나름대로 최선을 다해 준비한 최고의 올림픽이었고, 미국 남부 특유의 인정(Hospitality)과 그늘졌던 그들의 역사를 밝게 조명시키려는 많은 노력을 경주했던「아틀란타」지방의 역작이었다.

우리나라는 참가국 197개 국가 중 금 7, 은 15, 동 5, 통합 27개의 메달을 획득함으로서 세계 8위를 차지하는 놀라운 성과를 올렸으며, 지구상 모든 국가 단위 중 인구규모나 GNP규모가 세계 20위권 밖에 있는 우리나라가 유독 스포츠에서만 세계 10위권을 계속 유지 하고 있는 것에 대해서 우리국민들은 모두가 긍지를 가져야 할 것이다.

2)「아틀란타」에서의「도핑」선수들

필자가 속해있는 IOC-의무위원회 일에도 이번「아틀란타」올림픽에서 큰 변혁이 일어나 앞으로의「도핑」추방운동에 제동이 걸릴 것으로 우려되는 사건이 있었다. 16일간의 열전 중 10명의「도핑」(약물복용) 선수가 적발됐는데(표 참고) 그 중 6명이「러시아」선수였고 이 6명중 5명에게 Broman-tan이라는 새로운 약이 적발되어 IOC 의무위원회에 어려움을 안겨주었다.

이「Bromantan」이라는 약은 서방 세계에는 없는 약이고 구(舊)소련에서 한참 우주계획이 성행했을 무렵 우주비행사의 감염예방, 내열능력(耐熱能力) (Heat Tolerance) 및 각성제로 이 약을 소련군부일부에서 사용했다가 소련의 우주계획축소와 함께 사용이 제한된 약이라고 알려져 있을 뿐이다. 이 약이 근래에는 수년전부터 운동선수에게 광범위하게 쓰이고 있으면서「도핑」약제에는 속하지 않는다는 소련 고위 스포츠계 방침에 따라 비타민을 사용하듯이 쓰여온 약이라고 한다.

> Bromantan이
> 도핑 관련「뜨거운 감자」로 떠올랐다.
> IOC와 IOC의무위원회가 도핑으로 결정한 Bromantan을
> 이번 올림픽부터 처음 가동된 스포츠중재재판소(CAS)가 판정을 번복시켜
> 도핑 문제에 대혼란을 예고했다. IOC의무위원회에 심각한 도전으로 등장한 CAS의 결정은
> 의료전문인과 법률전문인간의 약물효과에 대한 견해차에서 비롯된 것으로
> 올림픽정신을 위배하는 도핑 억제에 걸림돌로 등장했다.
> Bromantan과 CAS에 대해 알아본다.

표 : 「아틀란타올림픽」의 약물복용선수

운동 경기	국 가	약 명	처 리
Judo, women (over 75 kg)	Cuba	Furosemide	Warning (medical use)
Swimming (200m breast-stroke)	Russia	Bromantan	Excused by CAS (Bronze medalist)
Wrestling (Greco-Roman)	Russia	Bromantan	Excused by CAS (Bronze medalist)
Cycling	Lithuania	Bromantan	Excused by CAS (Bronze medalist)
Swimming (200m back-stroke)	Russia	Bromantan	Excused by CAS
Athletlcs (100m sprinter)	Russia	Bromantan	Excused by CAS
Athletics (sprinter)	Warning	Ireland	Robitussin (medical use)
Volleyball	Russia	Bromantan	Excused by CAS
Athletic (100m hurdle)	Russia	Stanazolol	Disqualification
Athletic (triple jump)	Bulgaria	Methandienol	Disqualification

■ 러시아, CAS에 IOC결정 제소

그러나 IOC의무위원회에서는 이 약을 흥분제로서 중추신경자극제에 속하는 약으로 규정함에 따라 5명의 「러시아」 선수에게 「아틀란타올림픽 」에서의「자격정지」조치가 취해졌고 그 5명 중 2명이 「동메달」선수여서 자동적으로 동메달이 박탈되었다. 그러나 이런 IOC의 결정에 불복한 「러시아」측이 이 문제를 금번 「아틀란타」경기부터 새로 생긴 제도인 「스포츠 仲裁 재판소」(CAS: Court of Arbitration for sport)에 제소하므로서 IOC결정에 정면도전하는 사건이 생겼다.

「러시아」측은 Bromantan이 흥분제에 속한다는 과학적 증거가 부족하다는 비 의료인 변호사들의 의견을 도출해 냄으로서 5명의 Bromantan 복용선수들은 모두 무죄판결을 받았고 그중 2명이 동메달을 찾아가는 「해프닝」이 있었다.

IOC와 IOC 의무위원회로서는 큰 충격을 받은 사건이어서 앞으로의 귀추가 주목되고 있다. 이번 경기 기간 중 "「도핑」 의심선수" 로서 IOC 의무위원회 청문회에 소환된 선수는 표에 나타난 바와 같이 10명의 선수이며 6명의 Bromantan 복용선수 이외에 2명의「남성홀몬제」 복용선수와 1명의 「이뇨제」복용, 1명의「감기약」먹은 선수가 포함되어 있다. 2명의「남성홀몬제」복용선수는 「자격정지」 처분되었고, 「이뇨제」 Furosemide를 고혈압치료목적으로 의사에게서 주사 맞았던 「쿠바」 여자유도선수와 감기약인 Robitussin을 약국에서 모르고 사먹었던 「아일랜드」 육상여자선수는 의료적 이유하에 면책(免責)되었다.

3) Bromantan이라는 약은 어떤 약인가

서방세계에는 전혀 알려지지 않은 이 약에 대해서는 전술한 바와 같이 구소련에서만 5~6편의 연구논문이 발표되어 있을 뿐 서방세계의 Martindale 사전이나 medicine 검색 어디에서도 찾아볼 수 없는 약이다.

IOC의무위원회 청문회에 출석해서 증언한 「러시아」측 전문가에 의하면 그들은 이 약을 면역자극제(Immunostimulator)와 정신자극제 (Psychostimulator)로 구분하고 있지만 「중추신경자극제」로 구분하지 않는다는 이유로 「러시아」선수에게 복용금지조치를 내린 바 없다고 주장했다. 그러나 IOC 의무위원회는 이 Bromantan은 Ephedrine이나 Caffeine 부류의 흥분제(Stimulant)로 분류해 「도핑」약제로 규정했으며, 6명의 Bromantan 복용선수에게 「자격정지」 처분을 결정했다. IOC의무위원회에서 이 약을 흥분제로 규정한 이유는 분석화학(Analytical Chemistry)적 측면에서 이 약이 남성홀몬제의 존재를 나타내는 「그래프」상 「피크」를 흐리게 하는 「마스킹」효과를 나타내 「도핑」약제로서 이미 수년 전부터 의심을 강하게 받아온 약제였기 때문이다. Bromantan이 중추신경자극효과가 있는 약이냐, 없는 약이냐 하는 것을 입증하고, 동물실험상 증명 출판한 근거 논문이 없다는 이유로 「러시아」선수들의 Bromantan 복용은 면책되었으며 이런 결정은 醫科學 및 藥理學的 이론에 근거한 과학자들의 결정이라기보다는 새로운 제도인 스포츠 중재법정(CAS)의 개입(介入)으로 발생된 일시적인 혼동으로 해석되므로, 앞으로 이에 대한 IOC나 IOC 의무위원회의 대응이 주목되고 있다. 만일 앞으로 올림픽 경기 대회 때마다 「도핑」문제에 관한 IOC의 결정에 사사건건이 스포츠중재법정(CAS)이 해당선수국가편에 서서 손을 들어주는 결과를 낳는다면 IOC로서는 중대한 도전과 곤경을 당할 것으로 전망되며 「도핑」선수와 그 뒤에 숨은 코치나 변호사들의 농간(弄新)으로 스포츠에서의 도핑금지운동(노력)은 중대한 시련을 맞을 것으로 보여진다.

4) 스포츠중재법정(CAS: Court of Arbitration for sport)이란?

스위스 로잔에 본부를 두고 새로이 IOC등이 중심이 되어 발족한 CAS(스포츠중재법정, 스포츠조정재판소)는 올림픽 기간 동안의 「도핑」판정 등에 대한 이의가 있을 때 일반재판에 제소하는 대신에 경기기간동안에 마무리지을 수 있는 CAS에 제소하게끔 참가선수의 편의를 위해서 마련된 새로운 제도로서 이번 「아틀란타」올림픽대회부터 가동되었다. CAS본부는 IOC본부와 동일한 호텔에 설치되며 그 구성은 12명의 국제조정인, 판사, 변호사 등으로 이들 12명은 모두 독립적이고 IOC나 국제경기연맹(IFs)과 무관한 스포츠에 견식이 깊은 150명의 리스트 중에서 선출한다고 되어 있다. 제소된 안건은 24시간 내에 처리하게 되어있고 가능한 한 선수에게 유리하게 하자는데 그 취지가 설정되어있다.

CAS 발족후 첫 예로서 제소된 「러시아」측 Bromantan건은 CAS로서도 아주 어렵게 처리한 첫 사건으로, 보도 자료로서 발표한 공식결정문을 읽어보아도 CAS의 결정이 그들에게도 난제였으며 판정과 조치에 모순을 드러내고 있음을 나타내주고 있다.

스포츠중재재판소 (CAS) 보도자료

CAS는 「도핑」 금지 노력과 「도핑」 위반에 대해서 엄격하게 책임지운다는 것에 대해서 재차 천명한다. 그러나 「러시아」선수들에게는 불충분한 과학적 증거하에 「의심의 여지가 있다」는 법률 해석상의 이득을 인정해 준다.

올림픽 · 스포츠중재법정의 배심원은 1996년 7월 27일, 러시아 동메달리스트인 「안드레이콜니스」(수영)와 「자칼 · 쿨리에스」(레슬링) 이 제출한 제소신청에 대해서 금일 결정을 발표한다.

두 선수는 새로운 약으로써 IOC의무위원회가 흥분제로 규정한 Bromantan이라는 약의 양성으로 검사되었고 따라서 IOC는 두 선수를 실격 처분했다.

이 결정에 대하여 두 선수는 스포츠중재법정에 제소했고, 러시아 선수대표는 이약은 고온다습기후에서의 선수들의 면역기능강화 목적으로 사용한 것이지 경기력향상 목적으로 사용한 것이 아니라고 논박했다. CAS는 이번 주간동안 광범위한 청문과정을 가졌다.

이번 사건의 관계인과 증인으로부터의 청문 이외에 CAS는 중립적인 전문과학자인「아틀란타」「머서」대학 「홀부룩」교수를 전문가 증인으로 임명하여 Bromantan의 약리성격에 대한 자세한 증거를 얻었다.

「홀부룩」교수의 결론은 비록 적은 수의 과학적 문헌에 근거한 것이지만 Bromantan이 경기력 향상을 일으킬 수 있는 흥분제일 수도 있으나 다만 면역계통의 기능증강의 목적만으로 이 약을 사용했을 가능성도 배제할 수 없다고 결론지었다.

이런 결론에 근거하여 배심원은 Bromantan이 선수들의 메달을 박탈할 정도의 엄벌을 줄만한 수준의 흥분제라는 증거가 부족하다는 결론 하에 선수들에게 「의심의 여지가 있다」는 법률 해석상의 「이득」을 인정해 준다.

그러나 동시에 배심원은 「도핑」이 공정한 경기정신을 저해하고 선수의 건강을 해치는 주 위험 인자라는 것을 인정하고 「도핑」반대운동에 적극 전념하고 있음을 재천명한다.

또한 「러시아」올림픽위원회는 청문과정에서 제시한 「러시아」선수들에게 Bromantan사용을 즉시 중지하겠다는 제안을 즉시 받아들일 것을 촉구하는 바이다.

이상이 CAS의 판결문인데 자세히 음미해보면 IOC가 금지하고 있는 흥분제일 수 있는 Bromantan 복용선수에게는 과학적 근거가 부족하다는 이유로 免罪符(면죄부)를 주면서, 「러시아」당국에게는 앞으로는 이 약을 국가차원에서 사용 금지시키라는 모순된 결정을 내리는 한편, 그 동안 이 방면의 최고결정기구였던 IOC 의무위원회의 전문성을 전연 고려 안해 준 CAS 특유의 한 판례(判例)를 남겨 놓았다.

5. 앞으로의 전망

이제 CAS제도가 얼마나 활성화되고 어떻게 전문성에 근거한 결정과 판례(判例)를 남기면서 「도핑」 금지운동에 기여하느냐에 따라, 전망이 달라질 수 있겠지만, 한 가지 확실한 것은 IOC「의무위원회」나 각 연맹 「의무위원회」가 「도핑」판정시 상당한 어려움과 도전을 받음으로서 「도핑」과의 전쟁에 차질이 빚어지지 않을까 우려되는 목소리가 커지고 있다.

그것은 과거의 명백한 「도핑」사건으로서 독일의 「캐더린 · 크라베」선수나 미국의 「부츠 · 레이놀드」선수들의 법정투쟁과 그것을 주도하고 있는 변호사 등 법률해석자의 법정 술책이 언제나 누구나가 수긍하는 상식선의 결정에 이르지 않는, 어렵고 복잡한 결정으로 유도하고 있음을 알고 있기 때문이라고 할 수 있다. 이번 「아틀란타」에서의 CAS의 첫 判例도 판결문에 나타냈듯이 애매한 구절이 있어 앞으로의 전망에, 특히 IOC 의무위원회로서는 큰 우려를 갖게 하고 있다.

IOC자체가 이 문제를 어디까지 끌고 갈 것인가에 대해서도 관심이 모아지며 IOC 의무위원회의 결정에 의거하여 취해졌던 IOC의 결정이 CAS의 결정에 따라 그 자리에서 번복되는 수모와 권위상실을 경험하게 된 것에 대해서 어떤 조치와 대비가 준비될 것으로 예상된다.

6. 맺음말

올림픽에서의 「도핑」문제는 이제「금메달」에 따르는 그 엄청난 영예와 부(富) 뒤에 감추어진 「도핑」의 유혹 속에 점점 더 지능화되고 과학화돼 가고 있으며, 최신 의학지식, 약리학 지식과 그리고 새로운 약의 시도로서 「도핑」판성을 어렵게 해주고 있다. 또한 기관지천식 치료제로서의 근육 강화제를 운동유발성천식이라는 과대 진단하에 분별없이 과용하고 있으며 이의 저지를 위하여 고심하고 있기도 하다.

또한 CAS 제도가 도입됨으로서 의료인, 과학인이 아닌 변호사, 법률인이 관여되기 시작함으로서 과학적 「입증방법론」까지 거론해야 하는 이중부담을 안게 되었다. 선수관리 뿐만 아니라 효과적인 「도핑」 전쟁을 위해서는 유능한 변호사와 법정투쟁 방법까지 터득해야 할 것으로 전망된다.

9. 태능선수촌 건강강좌 "국가대표선수의 건강관리와 약물검사" (體育 2000년 5월 31일 제36권1호.)

김 건 열
(의학박사, KOC 의무위 부위원장, IOC 의무위원회 의무위원 및 아시아 대표)

1) 운동이 인체에 미치는 효과(영향)

① 세계의 장수촌은 산악지대에 살면서 산을 오르내리며(운동) 생활하는 산악지대 사람들 :
- Kashimir의 Karamoran산악지역 주민
- 러시아남부의 Agkaxia 지방주민
- Ecuador의 Andes 산맥 지방주민

① 규칙적인 운동이 건강에 좋다는 유명한 역학조사 :
- 영국 런던의 2층 버스 근무자에서 운전기사와 차장 간에 비교한 심장 질환률
- 미국 Sanfrancisco의 부두근무자중 blue color와 white color worker 비교
- 미국 하바드대학교 졸업생대상 건강상태조사(재학생때 운동/비운동간 비교)

(1) 혈액에 미치는 영향

① 적혈구(산소운반)수를 증가, 혈소판기능향상, 젖산(Lactic acid) 생성지연
② Cholesterol 중 심장혈관 질환발생과 밀접한 관계가 있는 LDL(Low Density Lipoprotein)을 감소시키고, 좋은 쪽 HDL (High Density Lipoprotein)을 증가시킨다.
③ 혈액내 지방농도를 감소시키고(태우고), 지방의 혈관벽 침착을 방지해준다.
④ 혈전(Thrombosis)형성을 예방한다.

(2) 혈관에 미치는 영향

① 심장관상동맥의 내경을 증가시켜 혈류를 증가시킨다.
② 활동하는 혈관수를 증가시켜준다. 우리 몸에는 예비혈관이 많음(특히 심장, 내장, 사지근육 및 폐장)

(3) 심장에 미치는 영향

① 나이가 증가하면 동반되는 두가지 변화 :
- 심장박동수가 감소(젊은이의 최대박동수 =200/분, 60세 이상은 =160/분)
- 심장박출양의 감소(심장근육약화에 기인)

사람의 근력소실은 20세 이후 일년에 0.85%로 추산되고 있다.
그런데 규칙적인 운동을 하면 위 두가지 기능의 감소폭을 현저히 감소시킨다.

(4) 폐장에 미치는 영향

① 호흡의 시작은 호흡근육(횡경막, 늑간근육, 복근)의 수축으로 시작(근력이 중요)
② 휴식시 호흡량=6~8리터/일분간, 운동시 호흡량=100리터/일분간
③ 호흡량이 많으면 산소섭취량이 많아지고, 산소섭취량이 많아지면 운동능력이 증가된다.
④ 운동능력평가에 최대산소섭취량측정
⑤ 최대산소 섭취량은 년령증가에 따라 감소 / 운동하던 사람이 안하면 감소
⑥ 수개월동안 강도 높은 운동한 후 최대 산소섭취량이15~20% 증가했다는 연구 내용이 있음

(5) 근육골격계에 미치는 영향

① 인체는 500~600개 종류의 근육이 있고, 이 모든 근육이 운동으로 득을 본다.
② 규칙적인 운동은 골연화증(골다공증)을 예방해준다. (특히 여자에서)
③ 운동은 근력을 강하게 해준다.
④ 운동은 근육이 굳어지는 것을 방지해주고 관절이 제 기능을 발휘하게 해준다.
⑤ 운동은 체중을 감소시키는데 도움이 된다.

(6) 정신위생에 미치는 영향

① 운동은 항 우울작용이 있다.
② 운동은 뇌에의 혈류를 증가시켜 뇌기능을 좋게 유지시킨다.
③ 운동은 수면을 좋게 해준다.
④ 운동은 뇌의 홀몬 중 Norepinephrin이나 Endorphin의 분비를 증가시켜준다.
⑤ 운동은 간장기능을 호전시킨다.

(7) 내분비계에 미치는 영향

① 부신피질에서 ADRENALIN 홀몬의 분비를 증가시킨다.
② Endorphin의 분비를 증가시킨다(Second wind).

2) 사람의 수명감수인자:(사람의 천수는 120세)

① 흡연 : 하루에 담배 두 갑 이상 피울 때 = -12년
② 과음 : 하루에 위스키 100 cc 이상을 매일 섭취할 때 = -8년
③ 흡연 : 하루에 담배 I~2갑 피울 때 = -7년
④ 기혼남자가 혼자 살 때 = -7년
⑤ 공격적인 성격일 때 = -4년
⑥ 가까운 친척이 50세전에 심장병으로 사망시 = -4년
⑦ 자주 앓고 건강상태가 나쁠 때 = -5년
⑧ 직업이 노동자이고 불규칙적인 생활자 = -4년
⑨ 결혼했던 여자가 이혼/별거 = -4년
⑩ 주거환경 오염 = -3년
(우리나라 평균수명 =남자 : 69, 여자 : 76)

3) 우리나라 국민의 3대 사망원인

(1) 제일의 사망원인-심장혈관 질환(30% 차지)

① 예방가능한 부류의 질환군(우리가 노력하면 피할 수 있다)이라는 것이 아주 중요.

② 중요 관심대상=혈압, 혈중콜레스테롤, 흡연, 체중, 당뇨, 스트레스(성격), 음주 등

③ 혈압 : 대부분의 경우 조절가능, 그러나 지속적인 노력이 필요(생활방식을 바꿔야 한다)

④ 먹는음식, 체중관리, 절대금연, 절주, 스트레스 처리능력 키우고, 열심히 혈압 치료

⑤ Cholesterol 정상범위 : Cholesterol-230 mg/dl, Triglyceride-160, LDL-150(콜레스테롤은 동맥경화증의 원인이고, 동맥경화는 모든 병의 원흉)

⑥ Cholesterol 함유량이 많은 식품 :쇠간, 계란, 오징어

⑦ 금연 : 운동경기능력은 흡연에 의해서 직접적으로 나쁜 영향 받는다.

⑧ 흡연은 만병의 원인 : 심장혈관, 각종 암, 폐질환, 임신합병증, 위장, 정신, 신경계 질환 : 금연법 : 몇 가지가 거론되고 있고, 금연약(니코친패취)등이 시판되고 있으나, 모두 한계가 있고, 제일 중요한 것은 자기 자신의 의지가 중요하고 금단현상의 극복 여부에 달림(국가대표 선수가 담배를 피우면 선수생명이 단축된다. 아주 확실한 이야기, 인간의 마약).

⑨ 우리나라의 음주문화=망국적 음주행태, 술로 찌들어가는 우리나라 국민건강, 국가대표 선수는 개인이 아니라 태극마크를 단 국가 공인, 자기 몸 관리를 해야 할 의무가 있다.

⑩ 세계에서 몇 째 가는 술소비국/간염, 간경화증, 간암이 많은 나라이고, 40~50대 사망률이 높은 나라, 세계의 좋다는 소위 보약상인들의 시장(특히 한약)등 문제가 많음.

⑪ Stress 처리능력을 키워야 한다. 융통성 있는 성격, 욕심 버리고 지금 가지고 있는 것에 대한 감사, 종교(사람의 생로병사 때의 의식으로서도 필요), 인간의 한계(한치 앞을 못 보고 사는 인간의 능력, 취미생활, 한 분야의 전문가, 대가로서의 성취 등등)

(2) 각종 암에 대한 대비(25% 차지)

① 암의 원인과 치료에 대해서는 현재의 의과학이 모르고 있는 것이 너무 많다.

② 암에 관한한 모든 방법에 앞서 암의 예방과 조기발견에 힘쓰는 것만이 현재의 지혜

③ 암예방을 위해 지켜야 할 최소한의 세가지 원칙

- 암 위험인자를 찾아 최대한도로 피할 것
- 암 위험군에 속하는 대상을 중심으로 집중 검진
- 각종 암 특이한〈암표지자(종양표지자)〉 연구

④ 암 위험인자 : 폐암(흡연, 석면, 화학물질, 방사선, 라돈), 위암(음식 탄 것, 썩힌 것, 방부제, 착색제, 환경오염물질, 각종화학물질, 음식첨가물 등등), 간암 (간염, 과음 특히 가짜술, 음식 속의 화학물질, 각종 약 한약, 양약, 성분미상의 민간약 보약 등) 대장/직장암(가족력, 고지방/저 섬유 식사), 유방암(연령증가, 가족력, 임신 안 한 여자, 늦은 폐경, 빠른 초경), 전립선암(연령증가, 흡연, 고지방식사, 가족력), 췌장암(연령증가, 흡연, 고지방식사), 림프종(면역기능 저하, 농약, 살충제, 유기용제, Vinyl chloride), 백혈병

(추기 : 노화와 암 발생을 같은 차원에서 보는 학자도 있다. 결국은 우리 몸에 생기는 암의 발생을 100살 이후로 미루면 되지 않느냐? 라는 것)

(3) 각종사고사에의 대비(15% 차지)

① 예방 가능한/예방해야 하는 인재(사람으로 인한 화)라는 점에서 중요

② 내 주변의 정리, 남에게 피해 주지 않아야 한다는 생활방식(태도), 규제하는 사람들이나 받는 사람들의 준법정신 등등이 기본적으로 바로 잡혀야 할 것이다

4) 국가대표선수의 건강관리

(1) 국가대표선수는 스포츠에서 태극기를 달고 활약하는 공인이므로 자기 혼자만의 몸이 아니고, 국가에 속하는 귀한 몸이다. 따라서 몸을 소홀히 해서는 안 된다.
(2) 자기 심신의 올바른 관리를 위해서 항상 관심을 가지고 책임 있는 전문가와 항상 연계를 유지하면서 계속 노력해야 한다.
(3) 선수촌 의무실의 이용을 좀 더 가까이 하는 가운데 모든 질병은 조기발견/조기 대처해야 한다는 것이 중요하다.
(4) 대표선수가 먹는 모든 약은 의무실 담당의사의 지도를 받아야 하며, 일상적으로 약국에서 감기약으로 사 먹는 약에도 doping약(선수가 먹어서는 안 되는 약)이 들어 있다는 것을 명심할 것.
(5) 국가대표선수를 지내는 사람이나 지낼 사람은 오래 살아서 운동을 많이 하면 오래 산다는 모범/효시를 일반사람들에게 보여주어야 한다/의무가 있다.

5) 약물검사(Doping test)에의 대비

(1) Olympic, Asian game, Championship 등 국가를 대표해 출전한 대회에서 메달은 따고 나서 약물검사에 걸려 메달을 박탈당하고/한시적 기간이라도 출전정지 처분을 받는다는 것은 개인에 대한 수모(억울함)는 물론, 국가의 망신(몰라서 그랬다는 이야기는 있을 수 없는 일이다)
(2) 우리나라에서 특히 문제가 되는 것은 보약이라는 이름으로 각종 성분 모르는 민간약이 일반 국민간에 광범위하게 통용되고 있어 큰 문제이다.
(3) 국가대표선수의 보약, 민간약 복용은 반드시 선수촌 의무실과 상의한 다음에 doping test를 거친 약만 복용해야 한다. Doping test를 거치지 않은 보약은 절대로 복용해서는 안 된다. 약품, 보약, 강장제 등을 유지로부터 기부 받을 때는 doping test 비용까지 합쳐서 받아야 한다.
(4) IOC의 도핑검사실 통계에 의하며, 올림픽 경기에서의 금지약물 소변검사 양성률은 올림픽 경기종목에서는 0.72%, 비 올림픽 경기 종목에서는 1.37%로 조사되어 있고, 최근에는 doping약의 종류도 점점 지능화되어 성장홀몬이나 치료 약제를 가장한 약(예 :운동유발성 천식이라는 가짜 진단하에 사용하는 흡입약 Salbutamol (Ventolin, Albuterol) 등으로 계속 확산되고 있다.)
(5) IOC나 국제연맹 등에서 많은 노력을 하고 있으나, 그에 못지않게 광범위한 지하조직(Clandestine Industry)이 있어 소변검사에 안 걸리는 doping약을 계속 개발하고 있어서, 규제를 어렵게 하고 있다.
(6) 따라서 일부 국제연맹에서는 혈액검사를 시행하는 연맹도 있으나, 혈액 검사한다고 이 문제가 해결되는 것도 아닌 것으로 알려져 있다.

(7) 금지약물의 사용빈도(표)

약의 종류(1996)	수	비고
Anabolic steroid(근력강화제)	552	
Stimulant(흥분제)	221	
Narcotics(진통제)	72	
Diuretics(이뇨제)	47	
Beta-Blocker(베타차단제)(심장약)	10	
기타(Masking agents, Peptide hormones)		(최근 증가추세)

추기 : Peptide hormones에 속하는 것은 성장홀몬(Growth hormone), EPO(Erythropoietin), Chrionic Gonadotrophin 등 소변검사에 안 잡히는 홀몬종류이다.

추기 : Masking agent라는 것은 약을 먹고 그것을 감추기 위해서 또 다른 약을 먹는 경우이고, 여기에 속하는 약으로서는 Diuretics(이뇨제)와 Probenecid, Bromantan이라는 약 등이 포함된다.

(8) 왜 이런 약이 문제가 되나?

① Unfair(불공평), Cheating(사기), 스포츠정신에 위배

② 각종 부작용(심장, 돌연사, 암, 사고, 목소리. 몸 모습의 변화 등)

③ 홀몬 계통의 약은 한번 쓰기 시작하면 계속 사용해야 하는 마약과도 같은 약

④ 알고 쓰는 경우도 있으나 모르고 쓰는 경우가 있어서 문제가 된다.

⑤ 특히 최근에 문제가 되는 것은 Nandrolone이라는 Anabolic steroids가 있는데 이 약의 식품함유량에 대한 논란으로 유명선수가 관련되어 문제가 되고 있다.

⑥ 백만불 상당의 올림픽 금메달이 걸린 논쟁이라서 영원히 끊이지 않는 고양이와 쥐의 쫓기고 잡는 game이 최신 과학, 의학, 약리학 지식을 동원하여 계속될 것이다.

(9) 우리나라에서 문제가 되었던 Doping 문제(절대 반복되어서는 안 될 일이다)

① T/E Ratio(황, 전 등 올림픽의 대형 간판선수에게서 문제가 되었음)

② Ephedrine(장, 박 등 아시아게임의 대형 간판선수에게서 문제가 되었음)

③ Clenbuterol(육상선수의 곤욕)(경기기간외 검사에서 적발되었음)

(10) Out of Competition Test(경기기간 외 검사)

① 최근의 발전으로서 WADA (World Anti-Doping Agency) 세계도핑방지 기구가 창설 되었다.

② 올림픽경기기간의 약물검사는 IOC가 종전과 같이 주관이 되어서 주관하며

③ 경기기간 외(Out of Competition)의 Doping 문제는 WADA가 주관한다.

④ WADA 기구는 그 나라 정부의 깊은 관여, 투자, 관리를 주 골자로 하고 있다.

⑤ Canada와 호주가 주축이 되어 있고, 우리나라에서는 문화관광부와 과기부가 주관하고 있음.

⑥ 특히 우리나라는 WADA의 조사대상이 자주 될 것이라고 전망되고 있어 WADA 출범 이후의 선수촌 선수관리의 대처가 중요한 시기를 맞고 있다고 할 수 있다.

(11) Caffeine은 Stimulant(흥분제)에 속하는 금지약물이며 우리가 흔히 마시는 음료수에 다음과 같이 다량 함유되어 있으므로 경기당일에는 한두 잔 이상 안 마시는 것이 안전하다.(경기당일 긴장한다고 또는 마실 물이 손 가까이 없다고 해서 커피, tea, 콜라 등을 너덧 잔 마

시고 나서 경기에 임한 뒤 doping 검사에 걸린 선수가 있었음.(Caffeine은 소변에 12 ug/mg 이상 검출되면 doping 양성으로 판정한다)

음료수의 caffeine 함유량

커피	50~100 mg/cup
tea	40~80 mg/cup
cola 음료	30~50 mg/cup
chocolate bar	150 mg/family block
약국 감기약 드링크	332~64 mg

(12) 우리나라의 인삼제품, 청심환, 기타 강장제, 좋다는 약에 대하여
  ① 성분이 분석되어 있지 않아서 국가대표 선수는 조심해야 하며, 꼭 그것을 먹어야 경기성적이 좋아진다는 마음속 고집이 있다면, 그 약에 대한 성분분석 doping test를 하고 난 후에 섭취할 것, 특히 시중에서 여러 가지 상품명으로 판매되고 있는 이들 약에는 흥분제, 진정제, steroid 성분 등이 함유되어 있는 것으로 알려져 있음.

(13) 혈액 doping :근거없는 통념(Myth)이며, 부작용의 문제로 심각한 위해를 입을 수가 있다.

(14) EIA(Exercise-Induced-Asthma)(운동유발성 천식)에 대하여: 운동유발성천식(EIA)이란 심한 운동, 특히 건조하고 찬 공기를 들여 마시며 운동하는 경우 말초기관지가 좁아져 경기 중 숨이 더 차지는 경우를 말한다.
  ① 일급선수의 약 10%가 어떤 진단기준을 쓰느냐에 따라서 EIA부류에 속할 수 있다. 문제는 이런 선수들에게 무제한 허용 되었던 EIA의 흡입치료약인 salbutamol, ventolin, albuterol이란 이름의 약들이 이제는 IOC의 규제를 받는다.
  ② 주로 선진, 개발국가 선수간에 많이 사용되어 왔다.
  ③ 1984 LA Olympic때 기록은 미국대표선수의 11%가 EIA로 분류되며, 메달 딴 선수의 61%가 salbutamol을 들여 마시면서 경기를 했다.
  ④ Lilihammer 94년 동계올림픽 : 하도 많이 이 약을 들여 마시면서 경기를 해서 그 지역 신문의 표현은 "천식환자 올림픽" 이라고 보도했을 정도이다.
  ⑤ 문제는 이 약은 근력강화효과(Anabolic effects)가 있어서 먹어서 섭취하는 경우 doping 약으로 금지되어 있는데도 들여마시는 경우는 무제한 허용되어 있다는 맹점이 있었음. 그러나 1999년 10월 이 문제를 몇 년째 집중 거론한 김건열 교수의 조사보고 후 이 약 성분도 일정 양 이상 소변에 검출되면 규제를 받게 Rule이 변경되었음.
  ⑥ 그러므로 모든 약에 대해서는 다음과 같은 두 가지 조치가 반드시 취해져야 한다.
    - 절대적으로 의무실 담당자와 의논/상담 하고 섭취할 것.
    - 경기당일 doping test 대상으로 지목되어 검사실에 가서 문답할 때 다음 사항을 분명히 말해둘 것. 즉 지난 3일 사이에 무슨 약 먹은 것 있느냐는 의례적인 질문에 이상하게 생각하지 말고, 확실하게 말해둘 것(어디가 아파서 누구에게 처방받아 무슨 약을 몇 알 몇 시에 먹었다) 식으로 이야기 할 것.
    - 최선의 선택은 약을 아파서 먹었던 안 아파서 먹었던 경기기간 동안은 안 먹어야 되고 몸이 아파서 꼭 약이 필요한 경우는 의무실의 지도를 받을 것.

10. 대한민국 "부산" 아시아게임의 "도핑" 문제

1) 우리나라의 "도핑"검사실 KIST 가 범한 실수:

2002년 9월29일부터 10월 14일에 걸쳐 우리나라 제 2의 항구 도시, "부산" 에서 개최 되었던, 2002년 제14회 하계 "아시안게임(Asian Game)" 은, 출전 선수들의 "도핑" 문제는 그리 심각하게 대두 되지는 않았으나, "인도(India)" 육상선수의 "도핑" 검사 결과의 양성 판정을 보고한 우리나라 도핑 검사실 KIST와 도핑 위반 해당선수인 "인도" 선수 및 인도 선수단 간의 검사결과의 신빙성에 대한 논란이 이어져, 문제를 심각하게 제기했던 "도핑검사실" 의 문제가 있었던 대회였다.

결국, OCA 의무위원회 차원의 논의를 넘어, OCA 본부 및 IOC 의무위원회의 도핑 전문가 까지 동원 되어 우리나라 서울의 KIST 검사실 현장 답사까지 벌이는 검사 관련 감독 당국의 개입으로 KIST 검사과정의 부적격함이 발견됨으로서, 인도 선수의 도핑 양성 판정 결과의 무효는 물론 그런 부실한 검사를 해 보고한 KIST가 규제당국 으로부터 한시적인 검사 제한(Down Grade)인 "Phase II" 의 격하(格下) 판정을 받는 곤욕(困辱)을 당했던 쓰라린 기록을 남긴 대회였다.

"Phase II" 의 격하 판정은, 국내 경기대회의 "도핑" 검사 자격은 인정하지만, 국내개최 국제경기에서의 "도핑" 검사 결과에서 "양성" 결과가 검출 되었을 때는, 그 검사결과를 외국의 인증된 검사기관의 확인을 거처야 인정이 되는, 그야 말로 "도핑" 검사실로서의 자격이 국제적으로 인정 취소되는 격하 판정이다.

우리나라에서 개최되는 수많은 국내 및 국제 대회의 "도핑" 검사를 책임질 KIST의 입장으로서는 절대로 있어서는 안 될 일이 발생한 것이며, 이런 잘못이 반복되지 않기 위한 조치가 관련 기관간의 철저한 검증 절차를 통해 지속적으로 취해져야 할 것이다.

사건의 개요는 다음과 같이 정리 할 수 있다.

(1) 2002년 10월 12일 육상경기 후(메달 획득선수), 채취한 "인도" 여자 육상선의 소변 시료의 A-병(A172395) 검사에서, 금지약물인 Nandrolone 이 10 ng/ml 검출 되어 의무위원회 위원장(일본의 "구로다 요시오" 위원장) 에게 보고 됨.

(2) Nandrolone 은 근육강화 작용을 갖는 홀몬제로서 금지약물에 속하고, 5 ng/ml 이상은 도핑 위반으로 판정함 (당시 IOC 규칙)

(3) 의무위원회 청문회에 참석한 해당 "인도" 선수와 선수단은, 인도 선수의 약물 복용 사실을 강력히 부인하며, B-병 시료 검사를 요구함.

(4) 경기 기간 중 보고 된 B-병 시료의 Nandrolone 은 7 ng/ml 양성으로 보고 됨.

(5) 이에 A, B 병 시료의 Nandrolone 양성검사 결과를 가지고 개최된 2차 청문회
에서, A 와 B 병 시료의 Nandrolone 측정치를 인도 측이 제기했고, A 와 B 측정치
가 차이가 있음을 지적하며(A는 10 ng/ml, B 7 ng/ml), KIST 검사실 검사의 검사능력 및 정도관리(精度管理)(QA) 문제를 제기하면서, KIST의 검사 결과를 인정할 수 없고 받아들일 수 없음을 주장했음.

(6) 결국, 인도 선수와 인도 선수단의 주장은 OCA 집행부까지 전달 되었으며,
인도 측의 주장이 이유 있다는 OCA 집행부의 판단에 따라, 관련 상부 기관인 IOC 나 ISO(국제표준화기구, International Standardization Organization)까지 보고 되는 조사를 거쳐, KIST 검사 과정이 잘못 되었다는 판정이 내려 졌었다.

(비공식적인 보고에 의하면, B병의 Nandrolone 검출 확인 과정의 여러 단계 중 한 단계가 빠지는

검사 과정을 밟음으로서, A병의 검사결과와 다르게 검출되었다고 함)

(7) 따라서, 인도 선수는 엄연히 금지약물인 Nandrolone 양성 선수인데도, KIST의 실수로, 메달과 명예를 되찾아 가는 행운을 얻는 횡재를 했으며,

(8) 반면에 KIST는 검사 능력 평가에서 한 단계 하향 조정되는 Phase II(2 단계)로 잠정 하향 조정되는, 일종의 징계 조치를 받았다.

(9) 이러한, 경기 중 실시된 "도핑"검사에서의 검사 결과에 대한 선수 측의 항의 및 도전(Challenge)은, 대형 국제대회에서는 매우 드문 예외에 속하는 일로서, 88 올림픽 대회 때 "벤 존슨"선수의 "도핑"검사 실력으로 명성을 쌓았던 우리나라 KIST "도핑" 검사실의 명예와 신뢰에 큰 타격을 주는, 두 번 다시 발생 되어서는 아니 될 "헤픈잉" 이라고 모든 스포츠인들은 생각하고 있다.

(10) 그 뿐만 아니라, 부산 아시아 대회가 폐막 된 후에도 몇 달간 계속된 이 사건의 뒤처리는 그 많은 인원(선수, 관련자 및 OCA 사무처 및 집행위원회 등)과 이들의 귀중한 시간을 동원한 소모적인 불필요 했던 사항들로서, 이런 불명예와 소모전의 빌미를 제공한 우리나라 부산 조직위원회와 KIST 검사실은 그에 해당하는 불명예와 불신을 받았어야 했다.

2) "보디 빌딩"(Body Building)경기 메달 획득 선수의 "도핑" 위반 사건:

"보디빌딩" 경기종목은 건장한 남성미를 자랑하는 경기 종목으로 "아시아" 대회를 위시하여 세계대회를 개최하는, 규모가 큰 국내 및 국제연맹으로 조직 되어 있는 스포츠 기구이다. 그러나 불행이도, "도핑"에 관련해서는 스포츠 경기종목 중 가장 높은 "도핑"위반 사건이 통계적으로 기록 되어 있는 불명예를 안고 있어, 관련 연맹이나 규제 당국 모두가 "도핑"에 대해서 특별한 관심과 "반(反) 도핑" 정책을 지속적으로 실행하고 있다.

부산 아시아 대회에서 발생 되었던, 한 가지 특이했던 "도핑 위반"사건 및 그에 따른 선수 스스로의 "동(銅)" 메달 반납 사건의 개요는 다음과 같다.

(1) 아랍 권의 선수가 "보디빌딩" 종목에서 3위를 하고 "도핑"검사실에 소변 채취를 위해서 검사요원의 안내를 받아, "도핑"검사실로 동반 되어 왔다.

(2) "도핑"검사실에서의 채뇨(採尿)과정은 검사요원의 입회가 필수이며, 채뇨 시에는 검사요원의 관찰 하에 모든 옷을 무릎(knee) 아래로 내리게 규정 되어 있다.

(3) 그러나, 이 선수는 채뇨과정의 검사요원의 입회를 거부하며, 그의 종교적 입장과 가정에서의 생활 즉 선수 부인에게도 성기(性器)를 보이지 않는다는 종교적 입장을 주장하며, 검사요원의 입회 및 관찰을 거부 하였다.

(4) "도핑"해당 선수의 이런 부적절한 행위는 의무위원회 담당관에게 보고되어 "도핑위반행위"로 규정 되었고, 끝내 선수는 도핑검사를 위한 채뇨행위를 거부하고 애써 노력해 획득한 동(銅)메달 마저 반납하고 실격되는 "헤픈잉"이 발생 했었다.

(5) 이런 부적절한 행위는 두 가지 면에서 엄연한 "도핑"위반(ADRV=Anti-Doping Rule Violation)행위에 속한다. 즉:

* 금지방법(Prohibited Methods)의 2 항(M2): 약물학, 화학적 및 물리적 조작(Pharmacological, chemical and physical manipulation)에 해당하는 명백한 "도핑" 규칙 위반에 해당 되며,

* 실제로, 선수가 채뇨과정에서 남의 소변을 감추어 가지고 와서 대치한다거나, 신체 내부에 특별한 장치와 특수한 방법(예: 튜브를 사용 혹은 프라스틱 백 사용 등등)으로 보관했던 소변을 대치하는 예가 발견되고 있다.

(6) 부산 아시아 대회 "보디빌딩" 종목 동 메달 획득의 "아랍" 선수는, 이런 면에서, "도핑"위반 선

수로서 충분한 의심을 받게 되어 있었으며, 선수 자신도 규제 당국의 양보 없는 원칙 주장에 미련 없이 동 메달을 포기하고 "도핑" 검사에 불응한 것은 "도핑" 부정행위를 감행했을 충분한 가능성을 제시하고 있다.

3) "도핑 위반"(ADRV=Anti-Doping Rule Violation) 결과발표 형식의 문제:

국제대회의 "도핑" 위반 선수에 대한 발표(Press Release)는 해당 선수와 해당 선수단 및 국가에 대한 치명적인 결과를 초래함은 물론, 관련인들의 앞으로의 본국 스포츠계 생존에 관한 중요한 문제임으로, 발표 시기, 발표하는 책임부서(Authority) 및 누가 발표 하느냐 등에 대한 형식(Protocol)이 중요하다.

그러나 불행히도 부산 아시아 대회에서는 이런 Protocol이 지켜지지 않아서 관련인들의 빈축을 샀던 것은 부산 대회조직위원회 관련인들의 실수라고 말할 수 있으며, 물론 대회의 막 바지 시기의 약간의 무질서가 원인일 수도 있었겠지만, 앞으로의 국내 개최의 대형 국제대회에서는 반복 되지 않아야 할 사항이라고 생각하고 있다.

대형 국제 대회에서의 "도핑" 양성 선수가 색출되어 일반에게 발표 되기까지의 과정을 소개하면 다음과 같은 수순을 밟게 된다.

(1) "도핑" 검사 결과가 제일 먼저 보고 되는것은 해당 의무위원회 위원장에게 인비(人秘)로 보통은 본부 호텔 의무위원장 방의 fax 통신으로 보고 됨.

예를 들면, 올림픽대회는 IOC 의무위원회 위원장(88 서울올림픽 때는 신라호텔의 Prince Alexandre de Merode 방), 아시아 대회에서는 OCA 의무위원장(86 아시아 경기대회때는 우리나라 "김집" 위원장, 2002 부산 아시아 대회때는 일본의 Yoshio Kuroda 위원장) 방의 fax 통신에 인비로 보고된다.

(2) 해당 위원장은 검사실의 보고서를 분석하여, "도핑" 위반(ADRV) 사건에 해당하는지 여부를 검토 후 금지 약물 사용의 근거가 있는 경우에는 먼저, "치료목적사용면책(Therapeutic Use Exemption)" 위원회(TUEC) 위원장을 통해 치료목적 사용면책 신청 및 허가가 취득 되었는가 여부를 조사한다.

(3) 그리고는, 의무위원회에 상정하여 의무위원회 위원들에게 자문을 받을 수 있으며, 필요하면 자문 및 청문 과정 없이 위원장의 권한으로 Disciplinary Commission(징계 위원회)에 상정할 수 있다.

(4) 징계위원회(Disciplinary Commission)는 IOC나 OCA 의 집행위원급(법률담당이 선호 됨) 위원이 위원장이 되어 의무위원장을 포함한 여러 명의 전문가를 포함하여 구성되며, 선수 청문회 및 최종 징계 결정 권한을 가지고 있다.

(5) 참가선수의 "도핑" 위반(ADRV) 결정은, 징계위원회의 결정 후 집행위원회에 보고되며, 집행위원회의 검증을 거쳐, IOC/OCA 집행위원회에 의해서 발표되게 된다.

참고 2002년 부산 아시아 경기대회에서는 부산 조직위원회 간부가 발표하는 이례적인 일이 있었으며, 이런 실수는 반복되지 않아야 할 사항이라고 강조 한다.

(6) 이런 일련의 "도핑" 관리 과정은, 집행위원회가 발표할 때 까지 모든 단계가 인비(人秘)(Confidential)사항이며, 도중에 누구에 의해서도 전언(傳言)되거나 보도(報道) 되어서는 안되게 되어 있다.

(7) 더욱이 "도핑" 검사실의 금지약물 양성 반응 결과가, 곧 "도핑" 위반(ADRV) 이 아니며, 최종 판

결 전에 TUE 제출 여부 및 다른 특수 사정이 청문회(Hearing) 및 징계위원회(Disciplinary Commission)에 의해서 청취되고 집행위원회의 최종 판단에 의해서만 "도핑" 위반이 결정됨으로 집행위원회의 공식 발표가 있을 때 까지는 누구도 "도핑" 위반 선수라고 낙인(烙印)할 수 없는 것이 현존하는 "도핑" 관리 규칙이다.

(8) 불행히도, 우리나라에서는, 지난 88 올림픽대회나 92 바르셀로나 올림픽대회 출전을 앞둔 국가대표선수 "도핑" 검사 관리 등에서, 이런 과정에 허점을 들어 내어(도중 정보 누설 발생) 관련 인들 모두가 곤욕을 당한 쓰라린 부끄러운 경험을 가지고 있다.

참고 XII-2

앞으로 있게 될 우리나라 국내 개최의 대형 국제 대회에서는 다시는 이런 실수와 불명예가 반복 되지 않아야 할 것이다.

11. 도핑문제로 얼룩진 2002 솔트레이크 동계올림픽

<경기 전 혈액검사 논란 새 불씨, 러시아 선수단 철수 거론되기도>

올림픽 역사상 최대의 도핑 문제로 인한 선수 파멸 예로 기록될, 2002년 2월 25일 발표된 세계 최고 정상급 크로스컨트리 선수 세 명에 대한 선수 징계 결정 발표는, 금번 미국 솔트레이크 동계올림픽을 도핑 문제로 오염된 말썽 올림픽으로 기록하기에 충분한 문제를 낳고 있다.

세계 정상급 선수이면서 이번 대회에서 세 개의 금메달을 획득했던 스페인의 '요한 무웨레그' 선수(남자)와 이번 대회에서 금메달 한 개와 은메달 두 개를 획득했고 이전의 7번의 올림픽 메달리스트였던 러시아의 '라리사 라주티나', 그리고 금메달 한개와 은메달 한 개를 획득했던 러시아의 '올가 다니로바' 등 세 명의 세계 정상급 대형선수들이 경기 시작 전 혈액검사에서의 실격 판정과 소변검사에서의 '아라네스프' 양성반응에 근거한 도핑 양성 판정 및 금메달 박탈 사건은 러시아의 푸틴 대통령의 항의를 포함한 크나큰 문제를 제시했다. 앞으로의 문제 해결 방향에 많은 관심이 쏠려 있을 뿐만 아니라, 향후의 올림픽대회에서 계속될 새로운 도핑 약물 검출 방법과 그 합법성(정당성)에 대한 논란을 불러일으킬 전망을 낳고 있다.

이번 솔트레이크 대회에서 전에 없이 올림픽대회 도핑 문제로 말썽을 갖게 된 시작은 다음과 같은 두 가지로 요약 정리 할 수 있다.

(1) 처음으로 시작된 현장 혈액검사 결과가 대형 선수의 실격을 현장에서 선언하고 있음

이번 대회에서 처음으로 경기장 현장에서, 경기 출발 전 혈액 검사를 실시하여, 혈액검사결과 혈색소(Hemoglobin)와 망상적혈구(Reticulocyte)가 일정 수치 이상이 되면 경기장 현장에서 국제 스키연맹 경기 책임자(Race Director)에 의해서 경기 참여가 금지(NO START)되는 엄한 규칙을 적용했다. 문제가 된 러시아의 여자선수와 스페인의 남자선수가 혈액검사 현장에서부터, 검사 결과에 항의하는 불만을 표시했고, 급기야는 러시아 선수단이 철수를 거론하기도 했다. 이러한 현장혈액검사와 그 결과에 따른 경기 참여정지결정(NO START)은 오직 국제경기연맹(ISU, FIS, IHF 등)의 주도로 이뤄졌다. 그러나 각 연맹 (IF)간에도 혈색소 수치만을 NO START의 기준으로 하는 연맹도 있고, 혈색소와 망상적혈구(Reticulocyte) 양자의 높은 수치를 NO START의 기준으로 하는 국제스케이트 연맹(ISU, International Skating Union)도 있듯이 동계 올림픽 종목의 각 국제 연맹 간에도 의견의 일치가 이뤄지지 않고 있고, 새로운 혈액검사 방법이 이번 대회에서 처음 시도됨으로써 문제의 시작을 예고하고 있었다고 할 수 있다.

혈액검사를 공식적으로 수행한 경기 종목은 지구력(Endurance)을 필요로 하는 종목으로 크로스컨트리, 바이애슬론, 장 · 단거리 스피드 스케이팅 등 이다. 이번 경기동안 1,200건의 혈액 검사가 실시됐으며, 다음과 같은 문제점들이 경기 시작 전부터 거론됐다.

경기 당일, 모든 참가 선수 중 무작위(random)로 선택된 선수를 대상으로 혈액검사를 현장에서 실시하여, 혈색소(Hemoglobin) 측정치가 남자는 17.5 gm/dL 이상, 여자는 16.0 gm/dL 이상이면 국제 경기연맹 경기 책임자에 의해서 경기 참여가 허락되지 않는 NO START가 현장에서 선언된다. 그러나 국제 스케이트 연맹(ISU)만은 혈색소 수치의 상승뿐만 아니라 망상적혈구(reticulocyte)의 수치가 2.0% 이상 (남녀 공히)이어야 NO START 를 적용하는 서로 다른 기준을 적용하고 있다.

그러나 이 검사에서 NO START 선언을 받은 선수와 코치는 대부분 강한 항의를 표시하며 재검사를 요청, 규정에 없는 재검사를 실시할 수밖에 없는 소용돌이에 빠지는 경우가 대부분이며, 그 예로 러시아의 「라리사 라주티나」 선수나 스페인의 「요한 무웨레그」 선수 등 모두가 강한 불만속에 재검사를 현장에서 강하게 요구했다. 「라리사 라주티나」는 재검사에서도 혈색소 수치가 16.0 gm/dL를 초과하여 끝내 4×5 km 릴레이 경기에서 NO START의 실격판정을 받은 반면, 스페인의 「요한 무웨레그」는 집요한 재검사를 요청, 재검사 수치가 17.5 gm/dL 이하로 측정되어 경기에 참여하는 모순된 모습을 연출하기도 하였다.

4×5 km 릴레이 경기 전 혈액검사에서 혈색소가 16.0 gm/dl 이상이라고 해서 실격처분된 러시아의 「라리사 라주티나」는(현장에서의 혈색소 측정치는 16.8 gm/dL였음) 여자 크로스컨트리에 관한한 세계정상의 선수이다. 월드컵 순위에서 1997~1998년 기록이 세계 1위이고, 지나간 3회의 올림픽 대회에서 7개의 올림픽 메달리스트(금 5개, 은 1개, 동 1개)이고, 16개의 세계 선수권대회 메달리스트(금 11개, 은 3개, 동 2개)이며, 2000~2001년도 월드컵 순위에서 세계 3위의 대형 선수이다. 이런 대형 선수가 산골짜기 스키장에 마련된 임시 혈액검사소에서, 혈액검사 기사에 의해서 행해진 한 번의 혈액검사(규정상 한번 검사하게 되어 있음) 결과로, 그 자리에서 출전 정지처분(NO START)을 받는다는 것은, 선수의 권리 보호상 문제가 있다. 특히 그 이유가 선수의 건강보호 차원이라고 연맹에서는 말하고 있어 더욱더 문제를 일으킬 소지를 내포하고 있다.

그 뿐만 아니라 인체를 대상으로 한 혈액검사의 혈색소치는 검사 때마다 동일한 수치를 보이는 것이 아니고, 상이한 수치를 나타낼 수 있다. 측정 기계의 교정(Calibration)이 선행되어야 하는 정밀측정이 필요한 것으로서, 측정 기계의 오작동 등의 가능성을 배제할 수가 없어 문제가 될 수 있다(실제로 이번 대회에서도 경기현장에서의 혈액측정기계의 고장으로 몇 일 동안 현장 혈액검사가 지연됐던 사실도 있음)

이렇게 말썽의 실마리를 제공하고 있는 경기시작 전 혈액검사는 선수의 건강 보호 차원의 결정이며, 경기 후 소변 검사는 도핑 검사라고 국제연맹 관계자는 말하고 있어 선수 측의 법적인 대응이 있을 때는 문제를 복잡하게 만들 가능성을 내포하고 있다.

특히 솔트레이크 동계 올림픽대회부터 본격적으로 시작된 혈액검사 작업은 국제올림픽위원회 의무위원회와도 완전히 합의가 안됐을 뿐 아니라 국제 경기연맹에서 주도해야 할 사항으로 좀 더 신중하게 더 많은 조사 연구 끝에 실시해야 했다는 비판을 받고 있다.

과거에는 올림픽 참가 선수의 도핑 양성 판정에 IOC 의무위원회가 깊게 관여해서 금지 약물이 소변에서 검출된 경우, 이것이 경기력 향상 목적의 약물 복용인가 아니면 환자 치료 목적의 약물복용 여부인가, 나아가 인체의 각종 홀몬 측정 수치를 거론할 때는 인종간, 지역간, 훈련 강도 및 방법, 섭취하는 음식 등 여러 가지 측면을 의료 전문가적 입장에서 검토하고 선수 측의 청문과 전문가간의 토론을 거친 뒤에 도핑 양성 여부의 판정이 이뤄졌다. 그러나 이번 솔트레이크 대회부터는 이런 기능이 별도로 임명된 INQUIRY COMMISSION(청문 위원회, 변호사가 위원장이 된 몇 사람의 임시 위원회)에서 이뤄지고 있어, 어려운 도핑 판정의 문제가 너무 성급하게 몇 사람에 의해서 이뤄지는 취약점을 내포하고 있다고도 할 수 있다.

이렇게 취약한 상황에서 실시된 경기 현장 출전 전 혈액검사 상황에 대해서, 그리고 그런 상황하에서 최대의 불이익을 당한 러시아 대표단은 급기야 「라리사 라주티나」 선수의 현장 실격을 계기로 표적된 차별대우를 받았다는 결론 하에 선수단의 철수를 거론하기에 이르렀고, 러시아 국회와 푸틴 대통령의 유감의 표시를 들어야 할 정도로 불신을 받는 계기가 되었다.

(2) 도핑 양성 판정 및 메달 박탈의 근거가 된 새로운 약품(Aranesp)에 대한 논란

적혈구 생산 증가 촉진제인 '아라네스프(Aranesp)'는 아주 새로운 약으로 금지약물에 속하는 '에리스로포이에친(Erythropoietin, EPO)'의 2세대 신약이며, 재결합DNA기술(Recombinant DNA technology)로 재조합 생산된 빈혈 치료제이다. 최근 사용허가가 나서 폭발적인 수요를 맞고 있는 아라네스프가 소변검사에서 양성으로 판정됨으로써, 메달 박탈의 근거를 제공했다는 사실은 올림픽 경기에서의 도핑문제를 더 어렵고 복잡하게 만들어주고 있다고 할 수 있다.

올림픽에서의 도핑(불법 약물복용) 문제는 금메달에 대한 그 많은 보상과 영예가 따르는 한, 소변검사에서 검출 안되는 새로운 약의 개발과 그에 의존하여 이득을 얻으려는 세계 정상급 선수들의 계속적인 수요에 맞물려, 확산 일로에 있다. 지난 시드니올림픽대회에서의 '성장 홀몬(Growth Hormone)'과 '에리스로포이에틴(Erythropoietin, EPO)' 오남용 사례가 발생하자 색출방법의 지속적인 개발이 이뤄지고 있다.

고양이와 쥐의 경주같은, 잡으려는 사람과 안잡히려는 꾀쟁이들의 경쟁으로 그 끝이 안보이는 경쟁이 펼쳐지고 있다. 혈액검사는 시드니 올림픽대회에서 이미 EPO 검출을 목적으로 일부 종목에서 실시된 바 있고, 금번 솔트레이크 동계올림픽에서 본격적으로 실시되어 급기야는 세계 정상급 선수이자 일부 특정 국가 선수의 금 · 은 메달을 박탈하는 근거를 제공하는데 까지 오고 있다. 그러나 이번에 문제가 된 금지약은 아라네스프(Aranesp)라는 아주 새로운 약으로서 스포츠에서의 도핑약제와 그 검출방법상에 많은 의견이 제시될 수 있는 약이라고 할 수 있다.

⊙ '아라네스프 (Aranesp)'의 약리학적 특징들(일명 DarboPoetin alfa)

이 약은 세계 최대의 바이오 테크놀로지 회사인 미국의 암젠(Amgen)사가 개발하여, 2001년 9월 18일 미국 연방 식약청(FDA)의 승인을 받아 최근 출시된 아주 새로운 빈혈 치료제로서 지금까지 빈혈치료제로서 사용되어 오던 유사 약품(예:에포에친,에포겐)보다 지속성 효과를 나타내고 있어 과거의 다른 제제가 1주 3회 주사하는데 반해 아라네스프는 2주일에 한번 주사 투약하는 편리함이 장점으로 되어 있다.

아라네스프는 인체의 산소를 운반하는 적혈구 수치를 증가시키는 재조합 단백질의 일종이고(supersialated Protein), 만성 신장질환이 있는 빈혈 환자의 치료제로서 허가를 받고 있는 약품이다.

아라네프스는 산소를 운반하는 적혈구의 생성을 촉진시키며, EPO 보다 더 효과가 크며 그 효과의 지속시간도 더 길다.

적혈구 생성을 촉진하는 천연 홀몬인 에리스로포이에틴(EPO)의 재조합 버전(Recombinant version)인 '에포에친(epoetin)'을 현재 암젠 회사는 '에포겐(Epogen)'이라는 상품명으로, 존슨 & 존슨 회사는 '프로크리트(Procrit)' 이란 상품명으로 시판하고 있다. 아라네스프는 이 에포에친 보다도 한 단계 앞선 2세대 재조합 EPO라고 할 수 있다.

아라네스프는 하도 새로운 최근의 약이여서, IOC의 금지약품 명단에도 올라있지 않은 약품이며, 아라네스프 양성반응으로 도핑판정을 한 것은 이번이 처음의 경험으로 되어 있다.

앞으로 문제가 될 수 있는 것은 솔트레이크 동계올림픽을 약물 오염으로 물들인 이 약품의 검출방법에 대한 아주 높은 수준의 과학적 방법론과 그 검증에 대해서 계속 논란이 계속될 전망이다. 현행의 소변검사 대상 검사 방법으로도 EPO도 제대로 검출하지 못하는데, 하물며 검사법을 개선해 EPO를 검출한다 하더라도, 아라네스프의 검출은 아직도 불가능하고 부정확할 것이라는 것이 일부 관계 전문가의 의견이기도 하다.

많은 올림픽 메달을 박탈당하고 약물 복용선수단이라는 오명을 쓰고 있는 러시아 선수단장은 이 검사에 대한 정확성(타당성, Validity)에 대해서 강한 불만을 표시하고 있으며, 텃세 올림픽으로서 미국 영토 내에서 미국사람들에 의해서 검사된 검사 결과와 그 판정이 러시아에 대한 표적 조사였다고 심각한 불편감을 공개적으로 표출하고 있다. 러시아 당국은 이 문제를 스포츠 중재재판소(Court of Arbitration in Sport, CAS)에 제소하고 있으나 그 결과가 어떻게 날지? 또는 그 결과에 어떻게 승복할지 등이 초미의 관심사가 되고 있다.

(3) 천식치료제 마시며 세계기록을 깨는 천식선수와 그것을 묵인해야 하는 올림픽

(1)운동유발성천식(Exercise Induced Asthma, EIA)

운동유발성 천식은 운동선수의 약 10% 내외에서 발생하고, 그 원인은 격렬한 운동을 할 때 호흡기를 통과하는 공기의 성분이 차갑고 건조할 때 기도를 자극해서 기관지가 좁아지는 천식 증상이 발생한다고 믿어지고 있다. 그리고 이 운동유발성 천식의 치료에는 현존하는 약 중에서는 베타-2-촉진제(Beta-2-Agonist)에 속하는 Salbutamol(일명 Albuterol또는 Ventolin)과 이 약의 차세대인 Sulmeterol 등 약의 흡입요법이 가장 효과적이고, 흡입한 직후부터 기관지 확장 효과가 있는 아주 탁효를 가진 천식 흡입치료제이다.

그러나 문제는 이 약은 경구 투여로서 알약으로 섭취하는 경우, 근력강화 효과가 입증되어 있어, 경구적으로 섭취하는 것은 도핑 규정상 금지 되어 있는 반면 흡입(들여 마시는)하는 경우는 팀 닥터의 운동 유발성 천식 진단만 내려 있으면 무제한 흡입이 가능하게 규정되어 있어 많은 세계정상급 선수들이 남 · 오용을 하고 있음이 오래전부터 통계상으로 집계되고 있다.

일찍이 1984년 LA 올림픽대회 때의 통계를 인용하면, LA올림픽에 참가한 어떤 한 국가의 전체 선수 가운데 10%가 운동 유발성 천식환자로 등록 되어 있어 경기 전에 Salbutamol을 흡입하고 있으며, 메달 획득선수의 61%가 천식환자로서 Salbutamol/salmeterol을 무제한 흡입하면서 올림픽 메달을 획득한 것으로 집계되어 있다.

이 문제에 대해서, 필자는 호흡기 전문의사로서, 일찍부터 문제를 제기했으며, 2000년도 시드니 올림픽대회 중 IOC 의무위원회에서, Salbutamol/Salmeterol은 흡입치료 하는 용량으로 제한 없이 들여 마실 때는 확실한 근력 강화 효과가 있음을 200여개의 세계 스포츠의학 문헌을 조사한 끝에 발표하고 올림픽선수의 Salbutamol/salmeterol 흡입요법의 무제한 허용에 대해서 강하게 이론을 제기한 바 있다. 그 이후 운동유발성천식의 진단의 근거가 된 검사소견을 첨부하게 강화되었으나 여전히 과진단과 과 투약의 병폐가 금번 솔트레이크 올림픽에서도 나타난 바 있어, 문제가 그대로 남아 있음을 보여주고 있다.

금번 솔트레이크 올림픽에 사전에 운동 유발성 천식이 있어, Salbutamol/Salmeterol을 사용하겠다고 허락 · 신고한 올림픽선수는 332명에 달하며, 그 중 20%는 IOC 의무위원회의 Dr. Ken Fitch(호주)에 의해 진단이 부정확하다고 사용이 거부됐다. 나머지 사용허가가 된 80%의 선수 중에는 금메달 획득 선수가 3명, 은메달이 3 명, 동메달선수가 1 명이며, 세계기록을 갱신한 선수도 한 두 명 섞여있는 상태이다.

(2) 운동유발성 천식(Exercise induced Asthma, EIA) 진단의 어려움과 금메달

기관지천식 치료제인 Salbutamol/Salmeterol의 흡입이 제한 없이 많이 흡입할 때에는 경구 복용시와 마찬가지로 근력 강화 효과가 있다고 한다면, 그리고 의사의 진단이 확실히 운동 유발성 천식이라고 한다면, 그 선수는 합법적으로 이 약을 마음대로 제한 없이 흡입해가며 근력강화 효과를 얻어가며, 올림픽 금메달을 딸 뿐만 아니라 세계 기록갱신의 위업도 이룩할 수가 있게 현존하는 규칙은 허락되어 있다. 따라서 팀 닥터가 진단하는 각 선수의 운동 유발성 천식의 진단 근거는 그 선수의 사활을 거는 중대한 진단(결정)이 될 수도 있다.

그러나 불행히도 현존하는 기관지 천식/운동 유발성 천식 진단을 위한 임상적 기준은 그렇게 100만불의 가치가 있는 올림픽 금메달 선수의 운동유발성 천식 유무를 확연하게 구분해 줄만한 객관적 기준이 없고, 또 있다고 해도 올림픽선수를 대상으로 현장에서 서류심사나 해서 그 진단의 진위가 가려질 성질의 질병이 아니라는 것이 문제가 되고 있다.

따라서 일부 개발 국가의 선수들만이, 이 약의 혜택을 받아가며, 올림픽 경기에서의 이득을 얻고 있다는 것이 일부 관계 전문가의 의견이기도 하다.

이에 대한 대안으로는, 기관지천식 치료제로서, 근력강화를 시키는 작용이 전혀 없는 다른 종류의 약(예: Leucotrien Antagonist 등 새로운 약)을 권장하는 규칙으로 바꾸던가 운동유발성천식 진단의 근거를 더욱 강화한다던가 하는 어떤 조치가 필요하다고 생각하고 있는 전문가들이 많다.

⊙ 새로운 도핑 수법인 유전자조작법과 그에 대해 속수무책인 도핑 방지책

유전자 진단 및 유전자 치료는 최근 의학계의 최대 토픽중의 하나이며, 스포츠계에서의 경기력 향상을 위한 유전자 조작술의 도입도 그 예외는 아니라고 할 수 있다.

미국 베일러 의과대학의 교수이며 미국 유전자 치료 학회 회장인 말콤 부레너 교수의 말을 인용하면, 운동선수에서의 이런 유전자 치료는 이미 시작되고 있으며, 성장홀몬(Growth Hormone)을 생산하는 유전자를 가진 DNA Ring을 선수의 근육에 주사하여, 이런 치료를 받은 근육세포가 더 많은 성장 홀몬을 분비케 하고 이 성장 홀몬은 다시 테스토스테론 같은 근력강화 홀몬을 분비케 하여, 근력강화 효과를 갖게 된다는 것이다.

이런 일련의 유전자 치료에 의한 홀몬 효과는 이미 동물 실험상 성공되어 있고, 이제는 운동선수에게 그 효능을 실험할 단계에 있으며, 금메달 획득에 전심하는 어떤 올림픽 선수도 이 정도의 근육주사 요법을 언제나 누구나 쾌히 받아내려고 하고 있어 유전자 치료에 의한 도핑 문제는 아주 새로운 영역의 더 큰 도전을 올림픽 경기에 던져주고 있다고 할 수 있다

(4) 맺음말

이상 이번 솔트레이크 동계 올림픽 대회에서 문제가 된 도핑문제를 거론 했는데, 결론적으로는 문제 해결의 실마리를 기술했다기보다는 문제의 핵심이 무엇인가에 대해서만 기술했고, 그 해결 방법에는 아직도 많은 어려움과 문제점들이 있음을 동시에 지적한데 불과하다고 할 수 있다. 과학은 계속 발달하고 있어, 불법적으로 경기력 향상 목적으로 사용되는 도핑약을 검출하는 검사 기법이 개발되

고 있으나, 그것보다도 더 빠른 속도로 검사에 안 잡히는 새로운 도핑약과 도핑 방법이 계속 개발되고 있어, 어려움은 가중되고 있다. 앞으로의 올림픽 대회에서의 도핑문제는 100만불 가치의 올림픽 금메달이 걸려 있는 한 점점 더 어렵게 전개되어 가고 있다고 할 수가 있다.

12. 2004년 "아테네"하계올림픽경기의 "도핑"

필자는 1986년부터 2004년 초 까지 18년 동안 국제올림픽위원회(IOC) 의무위원회(Medical Commission) 위원(member)을 역임 한 바 있어, 동 기간 동안에 개최 되였던 모든 동 하계 올림픽 대회에는 참가할 의무가 있었으며, 경기 기간내의 "도핑" 관리에 직접 참여하고 검사 양성 선수에 대한 징계절차에도 관여해 왔었다. 그러나 2004년 후반에 개최 되였던 "아테네" 하계 올림픽에는, 참가할 기회가 주어지지 않아서, 올림픽 현장의 도핑 관련 소식에 접할 기회가 없었다. 이에 국내에 보도된 아테네 올림픽 "도핑" 관계 기사를 전재 하면서, 아마도 역대 올림픽경기 중 가장 "도핑" 문제로 올림픽경기대회 자체가 개막전부터 말썽을 빚었던 올림픽대회였다고 기록 될 수 있을 것 같다.

註: 1986년부터 2004년 초 까지 18년 동안 한국인으로서 국제올림픽위원회 의무위원회(당시 위원장은 故 Alexandre de MERODE)에서 위원 및 동위원회 아시아대표로서 자리 하나를 지키면서, "도핑"문제에 깊숙이 관여해 오던 필자는, 2004년 부터 현 IOC위원장인 Dr. Jacques ROGGE가 위원장이 되면서, 동 기능을 끝 맺게 되였었다. 그 것은 Rogge위원장은 IOC 의무위원회 부위원장을 오랜 기간 역임했던 정형외과 의사 출신의 일종의 "도핑"전문가로서, Merode 위원장과 함께 오랜 기간 일해오던 IOC의무위원회를 구조조정을 시행함으로서 위원수를 대폭 감소 시키고 5대륙대표로 각각 1명의 위원만을 존속 시키는 방침을 세웠었다. 따라서 아시아 대륙에서는 OCA 의무위원회 위원장인 일본인 Yoshio KURODA 위원장 한 사람만 남고 나머지 사람은 모두 위원직을 사퇴하게 되어 있었다.

동아일보 "이현두" 기자의 기사와 조선일보 "어수웅" 기자의 기사의 인용.

1) 금메달 유혹에 빠진 "도핑 올림픽" (동아일보 기사 전재)

(男 투원반 金 파제카스등 23명 적발. IOC, 혈액검사 전종목 확대등 영향)

108년 만에 고향으로 돌아 온 2004 아테네 올림픽이 대회 전 내걸었던 "올림픽정신 부활" 이라는 기치와는 달리 "약물올림픽" 으로 치닫고 있다. 대회 개막 하루 전 약물 검사를 피하려고 교통사고를 가장해 병원에 입원했던 그리스의 육상 영웅 "코스타니-노스 켄데리스" 가 불러온 불길한 예감이 현실로 나타나고 있는 것.

(1) 잇따르는 약물 적발

국제올림픽위원회(IOC)는 25일 육상 남자 원반던지기에서 금메달을 딴 "로베르트 파제카스" (항가리)가 "소변 샘플 제출을 거부했다"며 메달을 박탈했다. 이에 앞서 육상 여자 포환던지기 금메달리스트 "이리나코르차넨코" (러시아)와 역도 62 kg 급에서 동메달을 딴 "레오니다스 심파니스" (그리스)도 경기 직후 실시한 검사에서 약물 복용이 적발돼 메달을 박탈당했다. 또 육상 여자 세 단 뛰기 금메달리스트 "프랑스아 에토네 음방고" (카메룬)도 금지약물 양성반응을 보인 것으로 알려졌다. 특히 이번 대회에는 개막 전 약물복용 적발로 경기에 출전하지 못한 선수도 12명이나 된다. 이들을 포함해 대회 폐막 5일을 앞둔 25일까지 금지약물 복용으로 적발된 선수는 23명. 대회 개막 후 적발된

11명 중에는 8명이 약물 양성반응을 보였고 3명이 검사를 회피하는 등 약물 규정을 위반했다. 종목별로는 역도가 10명으로 가장 많다. 대회 개막 후 지금까지 2015건의 약물검사가 이뤄졌고 앞으로 985건의 검사가 남아 있는 점을 감안 하면 약물 복용 선수가 가장 많이 적발된 2000 시드니 올리픽을 추월할 가능성이 크다. 시드니대회 때는 대회기간 중 11명을 포함해 총 28명이 적발 됐으며 4명의 메달이 박탈됐다.

(2) IOC의 근절 의지

이번 대회를 앞두고 IOC와 세계 반도핑기구(WADA)는 약물 추방의 강력한 의지를 천명했다. 자크 로게 IOC위원장은 대회 전 "약물 복용은 스포츠를 망치는 행위이며 테러와 함께 근절해야 할 공적"이라고 선언했다. 이에 따라 IOC는 지난 대회까지 지구력이 필요한 종목에 한해서만 하던 혈액검사를 이번 대회에서는 전 종목으로 확대했다. 약물 반응검사의 수도 지난 대회보다 20% 정도 많은 3000여 건으로 늘리고 모든 종목의 상위 4위 입상자 까지는 의무적으로 검사를 받도록 했다. 또 WADA로 부터 무작위 약물검사를 요구받은 선수가 1시간 내에 검사를 받지 않을 경우 출전 자격을 박탈하는 등의 강력한 조치도 취했다.

(이현두기자 ruchi@donga.com)

2) 속터지는 그리스:

(육상 영웅커플 약물파동. 엽기행각, 메달은 안나오고 축구까지 깨지고,,,)

개최국 그리스의 자존심이 개막 첫날부터 구겨지고 있다. 첫 번째 충격은 약물파동.

그리스 올림픽위원회는 15일 "도핑테스트에 참석하지 않은 코스타스 켄테리스와 카타리나 타노우를 이번 그리스팀 출전선수 명단에서 제외하기로 결정했다"고 밝혔다. 2000년 시드니 올림픽 남자 200 m 우승자이자 이번 올림픽 성화점화의 최종주자로 까지 거론됐던 켄터리스와 2000년 여자 100 m 은메달리스 타노우는 그리스 육상의 영웅으로 까지 불리던 선수. 하지만 일련의 사건을 통해 전해지고 있는 이들의 행적은 거의 추문(醜聞) 수준이다. 지난 13일로 예정됐던 도핑테스트에는 아예 참석 하지 않았고, 그 몇 시간 뒤에는 스스로 "병원에 있다"고 뒤늦게 알려왔다. "함께 오토바이를 타고 가다 사고가 났다"는 것. 병원에서는 "상처가 경미하다"고 밝혔지만, 이들은 주말 내내 병원을 나오지 않았다. 또 이들이 밝힌 사고 현장의 한 신문판매소 주인은 "내가 지켜봤는데 이 근처에서는 어떠한 사고도 없었다"고 쐐기를 박았다. 이런 와중에 국제올림픽위원회(IOC)는 이 사건의 청문회를 16일로 예고했고, 그리스 올림픽위원회는 더 큰 망신을 당하기 전에 이런 극약 결정을 내린 것으로 전해지고 있다. (어수웅기자 jan10@chosun.com)

13. 2003년 일본 "아오모리" 제5회 동계 아시아대회의 "도핑"문제:

대한민국 선수단은, 일본 "아오모리"에서 개최 되였던 제 5회 동계 아시아대회에서, 금메달 10개, 은 8개, 동 10개로, 99년 강원 동계 아시아 대회에 이어 종합 2위를 차지하는 동계 스포츠 아시아 우위를 지켰었다.

그러나 우리나라 간판급 "스피드 스케이트" 선수로서 두개의 메달을 획득했던 BEB 선수의 "도핑" 관련 사건이 발생하여 어려운 곤경을 겼었던 쓴 경험을 가지고 있으며, 선수촌 훈련 중 복용한 한약에 포함 되여 있던 Strychinine 이라는 금지약 흥분제 양성 판정으로 3000 m의 은(銀)메달과 1,500

m의 동(銅)메달을 뺏기고 국가에 수모를 줄 수 있었던 사건이 발생 했었다. 그러나 다행히, 당시 OCA의무위원으로 있던 필자의 노력과 "구로다" OCA의무위원장의 실수로, BEB 선수의 두 개의 메달을 지킬 수 있었던 것은, 지금 생각해도, 운이 좋았다고 생각 하고 있으며, 앞으로는 절대로 이런 부주의(不注意)나 실수가 국가 대표 급 선수에게는 있어서는 안 된다고 다짐하고 있다. 사건의 경과는 다음과 같다.

(1) BEB 선수는, 2003년 2월2일 실시된 3,000 m "스피드 스케이팅"에서 銀 메달을 획득했고, 2월 3일에 실시된 1,500 m 스피드스케이팅에서 銅메달을 획득, 2일 연이어 메달 획득 후 "도핑"검사를 위해 소변 시료가 2회에 걸쳐 채취 되었다.

(2) 그런데, 2월 3일 채취된 소변 시료에서 Strychinine 이라는 흥분제가 검출 되어 의무위원장(당시 일본의 "구로다"위원장)에게 보고 되였다.

(3) OCA 의무위원회가, 도핑위반(ADRV) 여부를 토의 결정하기 위해서 개최 되었고, 선수가 속한 해당 국가(대한민국)의 의무위원은 참석 토의에 참가할 자격이 없는데도 필자(김건열)는 그 동안 계속 OCA 의무위원회의 간사(Secretary)로서 실무(實務)를 담당해온 관계상, "구로다" 위원장이 BEB 선수의 "도핑"위반 결정 토의에 참여하게 허용 했었다.

참고 지금 생각해도 "구로다"위원장의 그 결정은 실수였다고 판단하고 있음

(4) 당시 "아오모리" 동계 아시아대회에서의 OCA 의무위원회는, OCA Doping Panel 이라는 위원회 이름 하에, "구로다" 위원장, "김건열" 간사(한국), 위원으로서 중국의 "티안르 양" 박사, 그리고 태국의 "바린 탄수파시리"박사등 네 사람의 위원으로 구성 되어 있었다.

(5) BEB 선수는 의무위원회 증언에서, 절대로 경기력 향상 목적으로 복용한 약은 없으며, 단지 복통을 견디기 위해서, 대한민국 선수촌 훈련 중 한의사 (韓醫師)에게서 처방 받아 복통이 있을 때 복용하는 한약을 복용했다고 증언했음.

(6) 따라서, 의무위원회는, BEB 선수에게 처방한 한의사(韓醫師)에게, 대한올림픽 위원회 의무위원회 (당시 하권익 의무위원회 위원장)를 통해 급히 연락해서, BEB 선수가 복용한 한약의 처방을 입수 하게 되었다.

(7) 그 한의사(韓醫師)의 처방을 자료로, OCA 의무위원회 (OCA Doping Panel)는 BEB 선수의 Strychinine 양성이 "도핑"위반이냐 아니냐를 놓고, 상당 기간 전문가적 토의를 벌였고, "김건열"위원은 이 토의에서, BEB 선수는 의사의 처방으로 약을 복용 했고, 경기력 향상 목적의 복약이 아니고, 약을 처방한 의사의 증언(간접)도 있으니, 이것은 "도핑"위반이라고 볼 수 없다고 주장 했다.

(8) "구로다" 위원장은 장시간의 토의 끝에 결국 위원 다수결(多數決)로, "도핑"위반 여부를 결정하기에 이르렀고, 중국의 "양" 박사와 태국의 "바린" 박사가 나(김건열)의 주장에 합세 해 줌으로서, BEB 선수의 "도핑"위반 결정은 "무혐의"로 결정이 되어 두개의 銀 · 銅 메달이 살아나는 행운을 갖게 되었다.

(9) BEB 선수는 금지약물인 Strychinine 양성이지만, "경고(Warning)" 처분에 그치는 경징계(輕懲戒)를 받는데 끝났다.

(9) 이 결정은 후에도, 일본 "도핑" 계에서 문제가 되어, 일본 내의 오랜 토의 끝에 "아오모리" 대회 때의 BEB 선수의 결정은 잘못된 결정이었고 "도핑"위반 사례로서 기록 되어야 한다고 말하는 전문가를 직접 만난 일이 있다.

(10) 우리나라 "스피드 스케이팅"의 대 스타가 된 BEB 선수는, 국내 언론과의 인터뷰에서(동아일보 제253825호) "잘못한 일 없어, 메달 박탈 걱정 안했죠" 라고 자만한 것은 크나 큰 잘못이며, 선수촌 훈련 중, 반드시 "팀닥터"와 상의한 처방 약만을 복용 해야 한다는 첫 번째 원칙을 위반 했으며, 선

수 자신의 한약(漢藥)선호와 그에 관련된 "도핑" 위반 사건에 대한 국가 대표선수로서 또는 앞으로의 선수 지도자로서의 무책임 처사/처신에 대해서 응분의 책임을 져야 할 것으로 믿고 있다.

(11) 만일 오늘의 시점의 "도핑" 검사에서 소변 시료에서 Strychinine 양성이 검출되면, 그것은 피할 수 없는 "도핑" 양성이라는 것만은 확실하며, 한약(漢藥) 복용으로 계속 발생하는 우리나라 국가대표 급 선수들의 "도핑" 양성 문제는, 올림픽위원회 및 국가 차원에서 그 방지책이 강구 되어야 한다고 믿고 있다.

참고 BEB 선수는 2007년도 개최의 국내 체전에서도 한약을 복용 후 ephedrine 양성 판정으로 또 다시 경징계를 받은 일이 있으며, 이런 일은 절대로 반복 되어서는 아니 될 것이다.

(12) 또 한 가지, 일본 "아오모리" 에서 개최 되었던 이런 일련의 BEB 선수 "도핑" 위반 혐의 사건을 두고, 일본 현지에서의 언론 보도를 살펴 볼 때, 일본의 일급 조간 신문인 "요미우리" 신문의 보도가 전부 한국 통신사 연합뉴스에서 받아서 보도 하고 있는 것을 읽으면서, OCA의무담당자의 결정이 날 때 까지 BEB 선수 관련의 이런 불확실한 보도가 한국 선수단을 통해서 한국 언론에 누설되고, 이 불확실한 보도가 일본 언론이 받아 보도함으로서, 사실이 아닌 과장된 사실이 계속 일본 일간지에 보도가 되면서 한국 대표 선수의 명예를 실추(失墜) 시키고 있어 실지 현장을 담당하고 있는 한국 사람으로서 가슴 아픈 시간을 보내야 했던 쓰라린 경험을 가지고 있다.

"도핑" 위반 결정 사항은 관련 국제대회의 집행위원회의 발표가 있기 전 까지는 인비 사항이며, 불확실한 보도를 경쟁적으로 보도하는 것은 선수의 권리, 선수 인권 보호 차원과 보도의 정확성을 위해서도, 신중과 자중을 기해야 할 항목이라고 생각하고 있다.

14. 2006년 "카탈"국 "도하" 하계 아시아 대회 "도핑" 문제:

2006년 12월 1일부터 15일 까지 Qatar 국 Doha에서 제 15회 하계 아시안게임이 개최 되였었고, 중동의 작은 나라 Qatar 이지만 산유국(産油國)으로서 세계에서 몇째가는 부자 나라답게 아시아 대회로서는 필요 이상으로 풍속한 인석 불석 자원을 써가며 대회를 개최 했었다. 개 폐회식은 호주(濠洲)로부터 일류 기획회사를, "도핑" 관리를 포함한 여러 분야의 전문 요원의 절반 이상은 영국, 호주, 인도 등 외국인을 고용해 국제 수준의 대회를 운영 했으며, 현장에서의 느낌은 앞으로 유사한 대회를 치루는 다른 나라 조직위원회는 재정적 부담을 갖게 되리라는 우려를 갖게도 했다.

과거의 아시아 대회와 비교해서 Doha 대회가 "도핑" 관리 면에서 새롭게 달랐던 몇 가지 특징(발전적)을 열거하면 다음과 같다.

(1) 아시아 대회로서는 처음으로 WADA Code의 전면 수용 및 시행을 하는 첫 대회.
(2) 경기 전 "도핑" 검사(Pre-competition test)를 처음으로 시행.
(3) "도핑" 검사 목적의 혈액채취를 처음으로 시행.
(4) 치료목적사용면책(TUE) 제도의 전면 도입.
(5) WADA의 ADAMS를 처음으로 시도 실행(비공식)에 옮긴 대회.
(6) WADA에서 파견된 I.O. team (Independent Observer Team)의 전면 감시 시행.

그러나 이러한 새로운 제도의 실행은, 아시아 대륙의 경우 같이 40여 개국의 많은 나라와 多(민족, ·언어, 종교, 문화, 개발 및 교육수준의 차이 등등) 종류의 변이성을 지닌 아시아 대륙 스포츠 가족(Sports Communities)에게는 쉽지 않은 변화라고 할 수 있으며, 처음부터 만족하고 기대하는 수준의 결과를 얻기는 힘들다고 예견할 수 있다.

국제 스포츠의 "도핑" 문제는 처음 시작부터 끝 까지 선수 및 선수 지원 인원에 대한 지속적인 교육이 전부라고 주장 되듯이 계속적인 교육을 실시함으로서 개선될 수 있으리라고 생각 된다.

필자는 Doha 대회 중에는 치료목적사용면책위원회(TUEC) 위원장을 겸해 OCA의무위원으로 일했으며, 처음으로 시작하는 TUE의 전면 시행과 ADAMS의 시험적 가동 및 WADA 의 I.O. team을 처음으로 맞아 그들의 감시를 받으면서 업무를 수행 해야하는 큰 부담 속에 성의껏 혼자의 힘으로 노트북 컴퓨터를 지참해 가지고 다니면서 그 많은 서류 처리 및 주기적 보고 의무를 다 한 바 있었다. 그리고는 대회가 끝난 후 미비하고 복잡한 규칙(Rule)하에 선수 측에게 부담만 주고 있는 TUE 제도{특히 ATUE 제도(약식치료목적사용면책, Abbreviated Therapeutic Use Exemption)}의 개선점에 대해 정리 WADA에 보고 했고, 또한 현장에서 현실을 함께 경험한 WADA의 I.O. team의 보고 등에 힘 입어 2007년에 개정 작업에 들어간 2008년 WADA Code 수정안(International Standard for TUE)에 일조를 하는 계기가 마련되기도 했었다.

이하 2006년도 "도하" 아시안게임 에서의 "도핑" 검사 결과를 요약하면 다음과 같다.

No.	In / Out	Substance	Athlete	Gen	NOCs	Sports	Discip.	Test day	Sanction
1	Random	Furosemide	Than KK	F	MYA	Wt.lifting	48 kg	Dec-2'06	Disqual.
2	Pre-Game	Cannabinoids	A.Urinov	M	UZB	Wt.lifting	105 kg	Dec-3'06	disqual.
3	Airport Custome	Nandrolone (trafficking)	Faeaz S.	M	IRQ	Body bild	75 kg	Dec-4'06	disqual.
4	Random	Anabolic Steroid	E.Ramilev	F	UZB	Wt.lifting	69 kg	Dec-4'06	disqual.
5	Pre-Game	anabolic steroid	OM.Sanda	F	MYA	Wt.lifting	75 kg	Dec-5'06	disqual.
6	Pre-Game	anabolic steroid	SUl Hond	M	AFG	Body bild	85 kg	Dec-7'06	disqual.
7	Pre-Game	anabolic steroid	MM.Ull모	M	AFG	Body bild	90 kg	Dec-7'06	disqual.
8	Pre-Game	anabolic steroid	NAAhmed	M	AFG	Body bild	90 kg	Dec-7'06	disqual.
9	Pre-Game	anabolic steroid	LA Basir	M	AFG	body bild	60 kg	Dec-7'06	disqual.

이상 "도핑" 검사 결과에서 특징지을 수 있는 몇 가지는 다음과 같이 정리할 수 있다.

(1) "도핑" 약제로서 많이 사용되고 있는 약은 anabolic steroid 종류이다(전과 같음)

(2) "도핑" 선수는 개발도상 국가나 저개발 국가의 선수에서 많이 색출되고 있다.

(3) 금지약물의 반입이 공항에서 색출 되어 징계를 받은 trafficking 예가 있었음.

(4) "도핑" 검사 목적의 혈액 채취가 시도 되었으나, 혈액 검사결과가 보고 되지 않았으며 후에 확인한 바에 의하면, 처음으로 시행한 혈액채취 과정의 미숙으로 채취된 혈액의 용혈현상이 생겨 신빙성 있는 검사 결과를 얻지 못했다고 하고있음. (있을 수 없고 있어서는 아니 될 상황이 발생된 것으로 생각됨)

(6) 처음으로 시도된 WADA의 ADAMS(2005년부터 시작)의 전면적인 의무 조항으로 실시하기에는, 앞으로 많은 기간을 요하는 관계기관 및 요원의 교육 훈련이 필요함을 실증하고 있음. 그러나 일단 모든 관계인이 ADAMS 의 이용에 대해서 습득하고 나면 매우 유용한 관리 "시스템"이 될 것이라는 현장 경험을 했고, 이런 사실을 WADA 집행부에 기회가 있을 때 마다 의견제시를 할 수 있는 자료와 경험을 체득할 수 있었음은 필자의 귀한 경험이었음.

(추기) 이런 경험과 수시로 기회가 있을 때 마다 WADA 집행부에 의견 제시했던 것이 계기가 되었는지, 필자는 2008년부터 WADA 의 TUEC 실무위원으로 임명 되었음.

(7) 2006년 Doha 아시안게임의 첫 TUEC 의 통계는 다음과 같다.

- 전체 TUE/ATUE 숫자 : 203(사용 허가: 198 건, 불허가: 5 건)
- 경기가간에(12월 1일 이후) 응급환자/특수 환경 명목 하에 접수된 숫자: 86 건
- TUE: 39 건,
- ATUE 164 건(Corticosteroid 국소 주사: 99 건, Beta-2 흡입제사용:65 건)

15. 2007년 대한민국 전국체육대회 "도핑" 문제

2006년 11월에 한국도핑방지위원회(KADA: Korea Anti-Doping Agency)가 발족한 이래 2007년부터의 우리나라 전국체육대회(하계 및 동계)에서는 KADA 주재하에 WADA Code에 준하는 국제수준의 도핑 관리를 시행하고 있으며, 검사 결과관리(Results Management)도 KADA 징계결정위원회에서 결정하여 해당 연맹으로 통고해, 연맹(NFs: National Federation) 징계위원회(Disciplinary Committee)를 거쳐서 소속 연맹 선수의 징계철자를 밟게 하고 있다.

2007년에 색출된 도핑규칙위반(ADRV: Anti-Doping Rule Violation) 예를 열거하면 다음과 같다.

대회명	기 간	장 소	양성반응	종 목	검출물질	처리결과
88회동계체전	2.21~24	용평 등	1	스피드스케이팅,여. 일반부 1500 m	S6 에페드린 (특정물질)	선수 경고
4회장애인	2.21~24	강원랜드	1	장애인알파인스키 동계체육대회	S9프레드니손 (특정약물)	선수경고
88회전국체전	10.9~14	광주	3	• 수영, 여고부, 접영100m • 역도, 남고부, 94 kg급 • 역도, 여고부, 58 kg 급	S1테스토스테론 (T/E ratio) S6메틸에페드린 (특정약물) 틀라이암씨놀론 (특정약물)	선수2년자격정지 선수및지도자경고 선수및지도자경고
경기기간외 검사 (OOT) (장애인국가 대표선수)	11~12월	전국일원	1	장애인 좌식배구	S5아세타 졸라마이드 (이뇨제)	선수 2년 자격정지
계			6			

(자료출처: KADA)

이상 국내 전국체전 "도핑" 검사에 색출된 6명의 선수를, 전문가의 식견으로 분석해 보면, 우리나라 선수들은 의도적인 경기력 향상 목적의 약물 복용 보다는, "도핑"에 해당하는 약제 및 그 약을 의료용 목적으로 사용 했을때의 밟아야 하는 적법 수순을 몰라서[예: TUE(치료목적사용면책) 신청 및 사전 허가 제도] 혹은 보약(補藥) 및 건강식품등 복용으로, 모르고 검출(색출) 되는 경우가 대부분이라고 할 수 있어, 선수 및 선수 지원인원에 대한 지속적이고도 상도 높은 "도핑" 교육의 중요성을 다시 한번 현실로서 나타내 주고 있다.

특히 2년 자격정지의 징계를 받은 여고부 수영의 유망주 선수였던 S 선수의 경우는 해당 종목에서 한국의 신기록 수립등 너무도 안타까운 사연이 뒤에 있어, 어떻게 하던지 앞길이 창창한 선수의 장래를 성원하고 지켜야 한다는 소명감에서, 예외적으로 3회의 걸친 청문회를 거듭하며, 검사상의 오류의 가능성이나 현존 법규의 한계를 넘을 수 있는 모든 가능성과 지혜를 동원했지만, 결국은 엄연한 WADA Code의 엄격한 Rule의 벽을 넘지 못하고, 2년의 자격정지 징계를 받아야 하는 안타까움을 경험해야 했다. 이 S 선수의 경우도 우리나라 "도핑"의 고질병인 한약 보약의 복용으로 선수 자신과 선수의 열성보호자인 선수 어머니도 모르게 "도핑" 양성 판정의 희생자가 되어야 했고 S 선수에게 문제가 되었던 항목은 T/E ratio의 상승치(4.0 이상)였다.

참고 T/E ratio = Testosterone/Epitestosterone Ratio

이 T/E Ratio 의 상승은 우리나라 대표급 선수(올림픽 선수 포함)중 많은 선수들에게서 문제가 되여 온 단골 "도핑" 항목으로서, 필자의 식견으로는 우리나라 국민에게 팽배해 있는 보약 개념의 민간약품 및 보약의 무분별한 섭취가 문제가 되며, 이런 종류의 약제 속에는 성분이 불분명한 약과 도핑 금지목록에 속하는 약성분이 포함 되어있는 경우가 많아서 항상 문제를 제시하고 있어 관계하는 분들의 특별한 관심을 필요로 하고 있다.

또한 2년 선수 자격정지 징계를 받은 장애인 국가대표 좌식배구의 경기기간외(OOT) 검사에서 이뇨제(아세타졸라마이드)가 검출된 사실은, 사전에 치료목적사용면책 신청서(TUE applicatio)의 제출 절차를 알고 있었다면 얼마든지 면할 수 있는 선수의 권리가 있음에도 불구하고, 이런 수순을 모르고 있었다는데서 무거운 징계를 받게 되었음을 너무도 안타깝게 생각하고 있다. 더구나 청문회를 주재하는 사람이 TUE 분야의 세계 선주 전문가이였음에, 이런 국내 선수를 보호하지 못하였다는데에서 큰 죄책감을 느낌과 동시에, 다시 한번 선수 대상 교육이 얼마나 중요하다는 것을 강조하고 있다.

참고로 2007년 한 해 동안 KADA 주재 하에 실시된 "도핑" 검사와 그 결과를 소개 하면 다음과 같다.

■ 도핑검사 시행 : 1,847명(계획 : 1700명)

경기기간중 검사	경기기간외 검사	국제대회 (국내개최) 검사
4 회, 630명	7 회, 1,037명	12회, 176명

■ 비정상분석결과 / 결과관리 : 6명(도핑양성률 0.36%) (참고 : 2006년도 양성률: 0.27%)

경기기간중 검사	경기가간외 검사	국제대회(국내개최) 검사
5명 경고: 4명 자격정지 2년: 1명	1명 자격정지 2년: 1명	국제경기연맹이 결과처리 (KADA는 시료채취와 검사실 까지의 Chain of Custody책임

참고로 한국도핑방지위원회에서 입수 보관하고 있는 자료로서[세계일보 2008년 "반 도핑" 리포트(2008.1.7)]에 게재된 2003년부터 2006년 사이 3~4년간의 "국내 선수 금지약물 복용 징계내역"을 소개 하면 다음과 같다.

년도	종목	대회명	인원	약물명	처리결과
2003	레슬링	제84회 전국체육대회	2명	근육강화제	6개월 자격정지
	보디빌딩	제84회 전국체육대회		이뇨제	
		경기기간외 검사	2명	근육강화제	2년 자격정지
	합계		4명		
2004	보디빌딩	Mr. YMCA 선발전	3명	근육강화제	2년 자격정지
	복싱	회장배 중고 대회	2명	이뇨제	
					1차 경고조치, 재발시 중징계
	합계		5명		
2005	펜싱	그랑프리 선수권	1명	이뇨제	1년 자격정지
	보디빌딩	2005 춘계대회	2명	근육강화제	2년 자격정지
		'05미스터코리아 선발대	3명	근육강화제 이뇨제	2년 자격정지
		경기기간외 검사	2명	근육강화제	2년 자격정지
		86회전국체육대회	8명	근육강화제 기관지확장제	2년 자격정지
	태권도	경기기간외 검사	1명	이뇨제	2년 자격정지
	역도	86회전국체육대회	2명	근육강화제	2년 자격정지
	싸이클	86회전국체육대회	1명	근육강화제	경고
	근대5종	86회전국체육대회	1명	혈압강하제	주의
	합계		21명		
2006	빙상	86회전국체육대회	1명	이뇨제	2년자격정지
	역도	87회전국체육대회	1명	홍분제	경고
	싸이클	87회전국체육대회	1명	베타길항제	경고
	보디빌딩	87회전국체육대회	2명	근육강화제	영구제명
		15회하계아시안게임	1명	근육강화제	영구제명
		합계	6명		
2007	빙상	88회 전국동계체육대회	1명	홍분제	경고
	스키 장애인	4회전국장애인 동계 체육대회	1명	부신피질홀몬	경고
	수영	88회 전국체육대회	1명	근육강화제	2년자격정지
	역도	88회 전국체육대회	2명	홍분제, 부신피질홀몬	경고
	장애인 좌식배구	경기기간외 검사	1명	이뇨제	2년자격정지

(자료: 한국 스포츠 도핑 사각지대. 세계일보 2008 반 도핑 리포트.2008.1.7.)

■ 이상의 표에 나타난 바와 같이, 2006년 까지의 국내 선수의 "도핑" 약제는 근육강화제와 이뇨제가 주류를 이루고 있음을 보여 주고 있다.

부 록

1. 2008년 금지목록 국제표준
THE 2008 PROHIBITED LIST INTERNATIONAL STANDARD
(2008년 1월 1일 발효)

※ 어떠한 약물의 사용도 의학적으로 정당한 적용 조치에 한정되어야 한다.

상시 금지되는 약물 및 방법 (경기기간중 및 경기기간외)
SUBSTANCES AND METHODS PROHIBITED AT ALL TIMES (IN-AND OUT-OF-COMPETITION)

1) 금지약물

S1. 동화작용제(ANABOLIC AGENTS)

동화작용제는 금지된다.

(1) 동화작용남성호르몬 스테로이드 (Anabolic Androgenic Steroids : AAS)

① 외인성* 동화작용남성호르몬 스테로이드 (Exogenous* AAS)

1-androstendiol (5α-androst-1 -ene-3β,17β-diol);
1-androstendione (5α-androst-1-ene-3,17-dione);
bolandiol (19-norandrostenediol);
bolasterone;
boldenone;
boldione (androsta-1, 4-diene-3,17-dione);
calusterone;
clostebol;
danazol (17α-ethynyl-17β-hydroxyandrost-4-eno[2,3-d]isoxazole);
dehydrochlormethyltestosterone
(4-chloro-17β-hydroxy-17α-methylandrosta-1,4-dien-3-one);
desoxymethyltestosterone (17α-methyl-5αandrost-2-en-17β-ol);
drostanolone;
ethylestrenole (19-nor-17α-pregn-4-en-17-ol);
fluoxymesterone;
formebolone;
furazabol (17β-hydroxy-17αmethyl-5α-androstano[2,3-c]-furazan);
gestrinone;
4-hydroxytestosterone (4, 17β-dihydroxyandrost-4-en-3-one);
mestanolone;
mesterolone;
metenolone;
methandienone (17β-hydroxy-17α- methylandrosta-1, 4-dien-3-one);
methandriol;
sterone (2α17α-dimethyl-5α-androstane-3-one-17β-ol);

methyldienolone (17β-hydroxy-17α-methylestra-4,9-dien-3-one);
methyl-1-testosterone (17β-hydroxy-17α-methyl-5α-androst-1-en-3-one);
methylnortestosterone (17β-hydroxy-17α-methylestr-4-en-3-one);
methyltrienolone (17β-hydroxy-17α-methylestra-4,9,11-trien-3-one);
methyltestosterone;
mibolerone;
nandrolone;
19-norandrostenedione (estr-4-en-3,17-dione);
norboletone;
norclostebol;
norethandrolone;
oxabolone;
oxandrolone;
oxymesterone;
oxymetholone;
prostanozol (3,2-c]pyrazole-5-etioallocholane-17β-tetrahydropranol);
quinbolone;
stanozolol;
stenbolone;
1-testosterone (17β-hydroxy-5α-androst-1-en-3-one);
tetrahydrogestrinone (18α-homo-pregna-4,9,11-trien-17β-ol-3-one)
trenbolone 그리고 화학적 구조 또는 약리적 효과가 비슷한 다른 약물들

② 내인성** 동화작용남성호르몬 스테로이드 (Endogenous AAS) :
androstendiol (androst-5-ene-3β,17β-diol);
androstenedione (androst-4-ene- 3,17-dione);
dihydrotestosterone (17β-hydroxy-5α-androstan-3-one);
prasterone (dehydroepiandrosterone, DHEA);
testosterone and the following metabolites and isomers:
5α-androstane-3α,17α-diol;
5α-androstane-3α,17β-diol;
5α-androstane-3β,17α-diol;
5α-androstane-3β,17β-diol;
androst-4-ene-3α,17α-diol;
androst-4-ene-3α,17β-diol;
androst-4-ene-3β,17α-diol;
androst-5-ene-3α,17α-diol;
androst-5-ene-3α,17β-diol;
androst-5-ene-3β,17α-diol;
4-androstenediol (androst-4-ene-3β,17β-diol);
5-androstenedione (androst-5-ene-3,17-dione);
epi-dihydrotestosterone;

3α-hydroxy-5α-androstan-17-one;
3β-hydroxy-5α-androstan-17-one;
19-norandrosterone;
19-noretiocholanolone.

(2) 기타 동화작용제 (Other Anabolic Agents, including but not limited to;)
Clenbuterol, 선택적 안드로겐 수용체 변조제(selective androgen receptor modulators: SARMS), tibolone, zeranol, zilpaterol

S2. 호르몬과 관련약물 (HORMONES AND RELATED SUBSTANCES)

다음과 같은 약물 및 그 생성요소들은 금지된다.
① 에리스로포이에틴 (Erythropoietin, EPO);
② 성장호르몬 (Growth Hormone, hGH), 인슐린 유사 성장인자 (Insulin-like Growth Factors, e.g. IGF-1), 메카노 성장인자 (Mechano Growth Factors, MGFs)
③ 고나도트로핀 (Gonadotrophins, e.g. LH, hCG), 남자에게만 금지됨;
④ 인슐린 (Insulin);
⑤ 부신피질 자극 호르몬 (Corticotrophins).
그리고 이와 화학적 구조 또는 생리적 효과가 유사한 기타 물질은 금지된다.

S3. 베타-2 촉진제 (BETA-2 AGONISTS)

D-이성체, L-이성체를 포함한 모든 베타-2 촉진제류는 금지된다.
예외적으로, formoterol, salbutamol, salmeterol, terbutaline 성분은 흡입치료로 사용시에는 약식치료목적사용면책(ATUE)을 필요로 한다.
치료목적사용면책(TUE)을 승인 받았다 하더라도, salbutamol 농도가 1000 ng/mL 이상일 때에는 선수가 흡입한 salbutamol이 치료 목적의 사용 결과라는 것을 입증하지 못하면 비정상분석결과로 간주될 것이다.

S4. 호르몬 길항제 및 변조제 (HORMONES ANTAGONISTS AND MODULATORS)

다음 물질류는 금지된다.
① anastrozole, letrozole, aminoglutethimide, exemestane, formestane, testolactone을 포함한 아로마타제 억제제류(Aromatase inhibitors)
② raloxifene, tamoxifen, toremifene을 포함한 선택적 에스트로젠 수용체 변조물질류 (Selective Estrogen Receptor Modulators (SERMs))
③ clomiphene, cyclofenil, fulvestrant를 포함한 기타 항에스트론제 (anti-estrogenic substances).
④ myostatin 억제제류를 포함한 myostatin 기능조절제제.

S5. 이뇨제 및 은폐제 (DIURETICS AND OTHER MASKING AGENTS)

은폐제는 금지된다. 은폐제는 다음 약물들을 포함한다.
이뇨제류(Diuretics)*, epitestosterone, probenecid, alpha-reductase inhibitors (예; finasteride, dutasteride), 혈장확장제 (plasma expanders (예; albumin, dextran, hydroxyethyl

starch), 그리고 생리적 효과가 유사한 기타 약물 이뇨제는 아래 약물을 포함한다.

acetazolamide, amiloride, bumetanide, chlorthalidone, canrenone, chlorthalidone, etacrynic acid, furosemide, indapamide, metolazone, spironolactone, thiazides (예; bendroflumethiazide, chlorothiazide, hydrochlorothiazide), triamterene, 그리고 화학적 구조 또는 생리적 효과가 유사한 다른 약물들 (drosperinone은 제외, 금지약물이 아님)

* 금지약물의 사용 가능한 경계치 또는 경계치 이하의 금지약물이 검출되더라도, 선수의 소변시료에 이뇨제가 함유되어 있는 경우에는, 치료목적사용면책(TUE)은 유효하지 않다.

2) 금지방법(PROHIBITED METHODS)

M1. 산소 운반능력 향상 (ENHANCEMENT OF OXYGEN TRANSFER)

다음 사항은 금지된다.

① 자가 혈액, 동종 또는 이종혈액 및 적혈구 제제를 사용하는 경우를 포함한 혈액도핑.

② 불소치환화합물 (perfluorochemicals), efaproxiral (RSR13), 그리고 변형 헤모글로빈 제품들 (예: 헤모글로빈을 재료로 한 혈액 대체제, 마이크로캡슐로 된 헤모글로빈 제품)등을 포함한 인위적인 산소 섭취 및 운반능력 향상제품의 사용.

M2. 화학적, 물리적 조작 (CHEMICAL AND PHYSICAL MANIPULATION)

① 도핑검사과정에서 채취한 시료의 성분과 유효성을 변조하거나 변조를 시도하는 행위는 금지된다. 여기에는 도관 삽입, 대리 소변 또는 소변 바꾸기 등이 포함된다.

② 정맥주사는 금지된다. 응급상황에서 정맥주사가 필요한 경우에는 치료목적사용면책(TUE)의 소급적용이 요구된다.

M3. 유전자 도핑 (GENE DOPING)

선수들의 경기력 향상 소인을 갖는 세포, 유전자, 유전인자 사용 및 유전자 형질 변경 등의 비치료목적의 사용은 금지된다.

경기기간 중 금지하는 약물 및 방법
(SUBSTANCES AND METHODS PROHIBITED IN–COMPETITION)

위에 규정된 S1부터 S5, M1부터 M3에 추가하여 다음과 같은 약물들이 경기 중 금지된다.

1) 금지약물(PROHIBITED SUBSTANCES)

S6. 흥분제 (STIMULANTS)

국소성 이미다졸 유도체와 2008년 모니터링 프로그램에 포함된 흥분제를 제외한 모든 흥분제류 (D- & L- 광학異性體 포함)는 금지된다.

흥분제 종류는 다음과 같다.

Adrafinil, adrenaline**, amfepramone, amiphenazole, amphetamine, amphetaminil, benzphetamine, benzylpiperazine, bromantan, cathine***, clobenzorex, cocaine, cropropamide, crotetamide, cyclazodone, dimethylamphetamine, ephedrine****, etamivan, etilamphetamine, etilefrine, famprofazone, fenbutrazate, fencamfamin, fencamine, fenetylline, fenfluramine, fenproprorex, furfenorex, heptaminol, isometheptene, Ievmethamfetamine, meclofenoxate, mefenorex, mephentermine, mesocarb, methamphetamine(D-), methylenedioxyamphetamine, methylenedioxymethamphetamine, p-methylamphetamine, methylephedrine****, methylphenidate, modafinil, nikethamide, norfenefrine, norfenfluramine ,octopamine, ortetamine, oxilofrine, parahydroxyamphetamine, pemoline, pentetrazol, phendimetrazine, phenmetrazine, phenpromethamine, phentermine,

4-phenylpiracetam(carphedon), prolintane, propylhexedrine, selegiline, sibutramine, strychine, tuaminoheptane 그리고 이러한 약물과 유사한 화학 구조를 갖고 있거나 생리적 영향을 미치는 약물

* 2008년 모니터링 프로그램에 포함된 다음 약물들 (bupropion, caffeine, phenylephrine, phenylpropanolamine, pipradol, pseudoephedrine, synephrine)은 금지약물로 간주되지 않는다.

** 국소마취나 국소투약(예 : 코, 눈)과 관련되어 사용된 adrenaline은 금지되지 않는다.

*** Cathine은 소변 1 ml 당 5마이크로그램 이상일 경우 금지된다.

**** 에페드린(ephedrine)과 메틸에페드린(methylephedrine)은 소변 1 ml당 10 마이크로그램 이상일 경우 금지된다.

약품에 함유되어 있거나 도핑약물로 남용될 소지가 적은 약물이어서 반도핑규칙을 본의 아니게 위반했다고 입증할 수 있는 경우에는 특정약물로 간주된다.

S7. 마약류 (NARCOTICS)

다음의 마약류들은 금지된다.

buprenorphine, dextromoramide, diamorphine(heroin), fentanyl 및 유도체, hydromor phone, methadone, morphine, oxycodone, oxymorphone, pentazocine, pethidine

S8. 카나비노이드 (CANNABINOIDS)

카나비노이드류(해시시, 마리화나 등)은 금지된다.

S9. 부신피질호르몬 (GLUCOCORTICOSTEROID)

경구 복용, 좌약, 정맥주사, 근육주사 등으로 투여하는 모든 부신피질호르몬은 금지된다. 이들의 사용은 치료목적사용면책(TUE) 승인을 필요로 한다.

다른 경로로의 처치(관절내, 관절 주위, 인대 주위, 경막외, 피내주사 및 흡입)도 약식 치료목적사용면책(ATUE) 승인을 필요로 한다.

이온삼투요법(iontophoresis)/음성영동법(phonophoresis)을 포함한 경피적, 귀, 코, 눈, 구강, 잇몸 및 항문주변 질환을 위한 국소제제는 금지되어 있지 않으며 치료목적사용면책(TUE) 절차를 필요로 하지 않는다.

특정 스포츠에서 금지되는 약물
(SUBSTANCES PROHIBITED IN PARTICULAR SPORTS)

P1. 알코올 (ALCOHOL)

알코올은 다음 종목에서 경기 중에만 금지된다. 검사는 호흡 또는 혈액분석을 통하여 시행된다. 각 종목의 도핑위반 알코올 농도 경계치는 괄호 안과 같다.

- 항공스포츠(국제항공스포츠연맹) (0.20 g/L)
- 양궁(국제양궁연맹) (0.10 g/L)
- Automobile(국제자동차연맹) (0.10 g/L)
- Boules(IPC bowls) (0.10 g/L)
- 가라데(국제가라데연맹) (0.10 g/L)
- 근대5종(국제근대5종연맹) (0.10 g/L)
  *사격종목은 훈련 중 금지
- 모터싸이클(국제모터싸이클연맹) (0.10 g/L)
- 모터보트(국제모터보트연맹) (0.30 g/L)

P2. 베타차단제류 (BETA-BLOCKERS)

다른 특별한 조항이 없는 경우 베타차단제는 다음 종목에서 경기 중에만 금지된다.

- 항공스포츠 (국제항공스포츠연맹)
- 양궁 (국제양궁연맹)
  * 경기 기간 외에도 금지
- Automobile(국제자동차연맹)
- 당구 (국제당구연맹)
- 봅슬레이 (국제봅슬레이연맹)
- Boules(국제보울연맹)
- 브릿지 (국제브릿지게임연맹)
- 컬링 (국제컬링연맹)
- 체조 (국제체조연맹)
- 모티싸이클 (국제모터싸이클연맹)
- 근대오종 (국제근대5종연맹)
  * 사격 종목은 훈련 중 금지
- 볼링(Nine-pin) (국제볼링연맹)
- 모터보트 (국제모터보트연맹)
- 요트 (국제요트연맹) 시합경주만 적용
- 사격 (국제사격연맹)
  * 경기기간외에도 적용
- 스키/스노보드 (국제스키연맹)
  in ski jumping, freestyle aerials/half-pipe and snowboard halfpipe/big air
- 레슬링 (국제레슬링연맹)

베타차단제는 다음과 같다. 그러나 이러한 약물들로만 한정되지 않는다.

acebutolol, alprenolol, atenolol, betaxolol, bisoprolol, bunolol, cateolol, carvedilol, celiprolol, esmolol, labetalol, levobunolol, metipranolol, metoprolol, nadolol, oxprenolol, pindolol, propranolol, sotalol, timolol

특정 약물
(SPECIFIED SUBSTANCES)

* "특정약물" 목록은 다음과 같다.

① 1000 ng/mL을 넘는 salbutamol (free plus glucuronide)을 제외한 모든 흡입 B-2촉진제와 clenbuterol (S1.2항에 표시됨: 기타 동화작용제);
② 알파-환원효소 억제제류 (Alpha-reductase inhibitors), Probenecid;
③ Cathine, cropropamide, crotetamide, ephedrine, etamivan, famprofazone, heptaminol, isometheptene, levmethamfetamine, meclofenoxate, p-methylamphetamine, methylephedrine, nikethamide, norfenefrine, octopamine, ortetamine, oxilofrine, phenpromethamine, propylhexedrine, selegiline, sibutramine, tuaminoheptane, 그리고 선수가 S6에 규정된 조건의 충족을 입증하는 경우 S6에서 명기하지 아니한 기타 흥분제
④ 카나비노이드 (Cannabinoids);
⑤ 모든 부신피질호르몬제 (All Glucocorticosteroids);
⑥ 알코올 (Alcohol):
⑦ 모든 베타차단제 (All Beta Blockers).

* "금지목록은, 일반 의약품에 함유되어 있거나 도핑약물로 남용될 소지가 적은 약물을 사용하여 도핑규정을 본의 아니게 위반했다고 인정받을 수 있는 약물을 특정약물로 정의하고 있다. 이런 특정약물과 관련된 도핑규정 위반은 선수가 그 약물을 경기력 향상을 목적으로 사용하지 않았음을 입증하면 제재가 경감될 수 있다."

- 2008년 모니터링 프로그램(THE 2008 MONITERING PROGRAM) -

다음 물질들이 2008년 모니터링 프로그램에 포함된다.

1) 흥분제

(1) 경기기간중에만 적용: Bupropion, caffeine, phenylephrine, phenylpropanolamine, pipradrol, pseudoephedrine, synephrin
(2) 경기기간외에만 적용: Adrafinil, adrenaline, amfepramone, amiphenazole, amphetamine, amphetaminil, benzphetamine, benzylpiperazine, bromantan, clobenzorex, cocaine, cyclazodone, dimethylamphetamine, etilamphetamine, etilefrine, fenbutrazate, fencamfamin, fencamine, fenetylline, fenfluramine, fenproporex, furfenorex, mefenorex, mephentermine, mesocarb, methamphetamine (D-), methylenedioxyamphetamine, methylenedioxymethamphetamine, methylphenidate, modafinil, norfenfluramine, parahydroxyamphetamine, pemoline, pentetrazol, phendimetrazine, phenmetrazine, phentermine, 4-phenylpiracetam (carphedon), prolintane, strychnine.

2) 마취제

경기기간중에만 적용: morphine/codeine ratio
※ 세계반도핑규약(WADA Code) 4.5: "세계반도핑기구(WADA)는 다른 가맹기구 및 각국 성부와 협의하여 금지목록에는 없으나 스포츠에서 약물남용의 유형을 탐색하기 위하여 세계반도핑기구가

감시하고자 하는 약물에 대한 감시프로그램을 수립한다."

맺는말

스포츠에서의 경기력 향상 목적의 약물복용행위(Doping)는 근절되어야 할 불법행위일 뿐만 아니라, 선수 건강에 위해가 되며 스포츠 윤리에도 크게 반하는 행위입니다.

이러한 도핑문제는 세계반도핑기구(WADA, World Anti-Doping Agency)의 강력한 규제를 받고 있으며, 세계반도핑기구(WADA)에 가입하고 있는 모든 국가와 스포츠기구들은 세계반도핑규약(WADA Code)을 준수할 의무를 가지고 있습니다.

국민체육진흥법(법률 제8276호,2007.1.26)의 규정에 의거 발족한 한국도핑방지위원회(KADA)는 세계반도핑규약(WADA Code)의 준수는 물론, 도핑방지교육과 홍보활동 등 선수의 건강과 권익 보호 및 공정한 스포츠 환경 조성의 책무를 맡고 있습니다.

우리 위원회는 모든 임직원이 일치단결해서 도핑방지 분야에서도 세계 10대 스포츠 강국과 각종 주요 국제대회 개최국으로서의 위상을 정립하는데 최선의 노력을 경주해 나갈 것입니다.

한국도핑방지위원회

2. 2006년 "도핑" 검사 결과(WADA)

1) 2006 Adverse Analytical Findings Reported by Accredited Laboratories

Overview of Results

Table A. Olympic and Non-Olympic: Adverse Analytical Findings Rate

Differentiation between Olympic and Non-Olympic Sports	A Samples Analyzed	A Samples Adverse Analytical Findings*	% Adverse
Olympic Sports	156,866	2,915	1.86%
Non-Olympic Sports	41,277	972	2.35%
TOTAL	198,143	3,887	1.96%

* NOTE: The Adverse Analytical Findings (AAF) in this report are not to be confused with adjudicated or sanctioned Anti-Doping Rule Violations (ADRV). "Adverse Analytical Finding" is defined in the World Anti-Doping Code as "a report from a laboratory or approved Testing entity that identifies in a Specimen the presence of a Prohibited Substance or its Metabolites or Markers (including elevated quantities of endogenous substances) or evidence of the Use of a Prohibited Method." These figures may not be identical to sanctioned cases, as the figures given in this report may contain findings that underwent the Therapeutic Use Exemption (TUE) approval process. In addition, some Adverse Analytical Findings may correspond to multiple measurements performed on the same athlete, such as in cases of longitudinal studies on testosterone.

2) Adverse Analytical Findings

Comparison of years 2003 to 2006

Table A1. Olympic and Non-Olympic: Adverse Analytical Findings

Differentiation between Olympic and Non-Olympic Sports	2003 A Samples Analyzed	2004 A Samples Analyzed	2005 A Samples Analyzed	2006 A Samples Analyzed	% difference 2006 vs 2005
Olympic Sports	113,559	128,591	139,836	156,866	12.2%
Non-Olympic Sports	37,651	40,596	43,501	41,277	-5.1%
TOTAL	151,210	169,187	183,337	198,143	8.1%

Differentiation between Olympic and Non-Olympic Sports	2003 A Samples Adverse Analytic Findings*	2004 A Samples Adverse Analytic Findings*	2005 A Samples Adverse Analytic Findings*	2006 A Samples Adverse Analytic Findings*	% difference 2006 vs 2005
Olympic Sports	1,707	2,145	2,958	2,915	-1.5%
Non-Olympic Sports	740	764	951	972	2.2%
TOTAL	2,447	2,909	3,909	3,887	-0.6%

Differentiation between Olympic and Non-Olympic Sports	2003 % Adverse	2004 % Adverse	2005 % Adverse	2006 % Adverse	% difference 2006 vs 2005
Olympic Sports	1.50	1.67	2.12	1.86	-12.2%
Non-Olympic Sports	1.97	1.88	2.19	2.35	7.3%
Overall	1.62	1.72	2.13	1.96	-7.9%

* The Adverse Analytical Findings (AAF) in this report are not to be confused with adjudicated or sanctioned Anti-Doping Rule Violations (ADRV), as the figures given in this report may contain findings that underwent the Therapeutic Use Exemption (TUE) approval process. In addition, some adverse analytical findings correspond to multiple measurements performed on the same athlete, such as in the case of longitudinal studies on testosterone.

3) 2006 Adverse Analytical Findings Reported by Accredited Laboratories

Table B. Total Adverse Analytical Findings per Laboratory (Olympic and Non-Olympic Sports)

Laboratory	N Total	N Adverse Analytical Findings*	% Adverse

1	Sydney, Australia	7,574	129	1.70
2	Seibersdorf, Austria	5,931	119	2.01
3	Ghent, Belgium	5,682	268	4.72
4	Rio de Janeiro, Brazil	4,208	20	0.48
5	Montreal, Canada	14,706	294	2.00
6	Beijing, China	8,572	66	0.77
7	Bogota, Colombia	2,717	56	2.06
8	Havana, Cuba	1,933	24	1.24
9	Prague, Czech Republic	1,659	122	7.35
10	Helsinki, Finland	1,858	57	3.07
11	Paris, France	8,394	454	5.41
12	Cologne, Germany	11,006	279	2.53
13	Kreischa, Germany	5,870	169	2.88
14	Cambridge, UK	1,508	15	0.99
15	London, UK	8,594	98	1.14
16	Athens, Greece	4,699	69	1.47
17	Rome, Italy	8,319	222	2.67
18	Tokyo, Japan	4,004	23	0.57
19	Seoul, Korea	3,581	21	0.59
20	Penang, Malaysia	2,498	49	1.96
21	Oslo, Norway	4,683	102	2.18
22	Warsaw, Poland	2,123	65	3.06
23	Lisbon, Portugal	3,494	116	3.32
24	Bloemfontein, South Africa	3,158	50	1.58
25	Moscow, Russia	5,525	58	1.05
26	Barcelona, Spain	3,684	83	2.25
27	Madrid, Spain	6,652	124	1.86
28	Stockholm, Sweden	4,028	129	3.20
29	Lausanne, Switzerland	3,865	120	3.10
30	Bangkok, Thailand	1,658	21	1.27
31	Tunis, Tunisia	1,499	32	2.13
32	Ankara, Turkey	3,760	28	0.74
33	Los Angeles, USA	39,097	386	0.99
34	Salt Lake City, US	1,604	19	1.18
	TOTAL	198,143	3,887	1.96%

* The Adverse Analytical Findings (AAF) in this report are not to be confused with adjudicated or sanctioned Anti-Doping Rule Violations (ADRV), as the figures given in this report may contain findings that underwent the Therapeutic Use Exemption (TUE) approval process. In addition, some adverse analytical findings correspond to multiple measurements performed on the same athlete, such as in the case of longitudinal studies on testosterone.

Table B1. Olympic Sport Adverse Analytical Findings per Laboratory

	Laboratory	N Total	N Adverse Analytical Findings*	% Adverse
1	Sydney, Australia	4,615	89	1.93
2	Seibersdorf, Austria	5,420	92	1.70
3	Ghent, Belgium	4,734	184	3.89
4	Rio de Janeiro, Brazil	4,158	10	0.24
5	Montreal, Canada	14,040	263	1.87
6	Beijing, China	8,079	63	0.78
7	Bogota, Colombia	2,455	53	2.16
8	Havana, Cuba	1,803	21	1.16
9	Prague, Czech Republic	1,371	81	5.91
10	Helsinki, Finland	1,392	40	2.87
11	Paris, France	6,575	339	5.16
12	Cologne, Germany	9,640	178	1.85
13	Kreischa, Germany	5,300	144	2.72
14	Cambridge, UK	1,102	6	0.54
15	London, UK	6,392	60	0.94
16	Athens, Greece	4,169	62	1.49
17	Rome, Italy	7,313	194	2.65
18	Tokyo, Japan	3,545	17	0.48
19	Seoul, Korea	2,742	9	0.33
20	Penang, Malaysia	1,825	17	0.93
21	Oslo, Norway	3,781	77	2.04
22	Warsaw, Poland	2,026	51	2.52
23	Lisbon, Portugal	2,764	72	2.60
24	Bloemfontein, South Africa	2,129	35	1.64
25	Moscow, Russia	5,289	53	1.00
26	Barcelona, Spain	3,336	62	1.86
27	Madrid, Spain	5,688	92	1.62
28	Stockholm, Sweden	3,115	99	3.18
29	Lausanne, Switzerland	3,429	102	2.97
30	Bangkok, Thailand	835	17	2.04
31	Tunis, Tunisia	1,285	18	1.40
32	Ankara, Turkey	3,243	26	0.80
33	Los Angeles, USA	23,276	289	1.24
34	Salt Lake City, USA	-	-	-
	TOTAL	156,866	2,915	1.86%

* The Adverse Analytical Findings (AAF) in this report are not to be confused with adjudicated or sanctioned Anti-Doping Rule Violations (ADRV), as the figures given in this report may contain findings that

underwent the Therapeutic Use Exemption (TUE) approval process. In addition, some adverse analytical findings correspond to multiple measurements performed on the same athlete, such as in the case of longitudinal studies on testosterone.

Table B2. Non-Olympic Sport Adverse Analytical Findings per Laboratory

	Laboratory	N Total	N Adverse Analytical Findings*	% Adverse
1	Sydney, Australia	2,959	40	1.35
2	Seibersdorf, Austria	511	27	5.28
3	Ghent, Belgium	948	84	8.86
4	Rio de Janeiro, Brazil	50	10	20.00
5	Montreal, Canada	666	31	4.65
6	Beijing, China	493	3	0.61
7	Bogota, Colombia	262	3	1.15
8	Havana, Cuba	130	3	2.31
9	Prague, Czech Republic	288	41	14.24
10	Helsinki, Finland	466	17	3.65
11	Paris, France	1,819	115	6.32
12	Cologne, Germany	1,366	101	7.39
13	Kreischa, Germany	570	25	4.39
14	Cambridge, UK	406	9	2.22
15	London, UK	2,202	38	1.73
16	Athens, Greece	530	7	1.32
17	Rome, Italy	1,006	28	2.78
18	Tokyo, Japan	459	6	1.31
19	Seoul, Korea	839	12	1.43
20	Penang, Malaysia	673	32	4.75
21	Oslo, Norway	902	25	2.77
22	Warsaw, Poland	97	14	14.43
23	Lisbon, Portugal	730	44	6.03
24	Bloemfontein, South Africa	1,029	15	1.46
25	Moscow, Russia	236	5	2.12
26	Barcelona, Spain	348	21	6.03
27	Madrid, Spain	964	32	3.32
28	Stockholm, Sweden	913	30	3.29
29	Lausanne, Switzerland	436	18	4.13
30	Bangkok, Thailand	823	4	0.49
31	Tunis, Tunisia	214	14	6.54
32	Ankara, Turkey	517	2	0.39
33	Los Angeles, USA	15,821	97	0.61
34	Salt Lake City, USA	1,604	19	1.18

TOTAL	41,277	972	2.35%

* The Adverse Analytical Findings (AAF) in this report are not to be confused with adjudicated or sanctioned Anti-Doping Rule Violations (ADRV), as the figures given in this report may contain findings that underwent the Therapeutic Use Exemption (TUE) approval process. In addition, some adverse analytical findings correspond to multiple measurements performed on the same athlete, such as in the case of longitudinal studies on testosterone.

Table C. Olympic Sport Sample Analysis

Sport	Discipline	Total per Discipline	Total per Sport	A Sample Adverse Analytical Findings*	% Adverse
Aquatics	Aquatics	1,799	11,582	137	1.18%
	Diving	308			
	Swimming	8,035			
	Synchronised Swimming	475			
	Water Polo	965			
Archery	Archery	-	845	11	1.30%
Athletics	Athletics	-	19,781	315	1.59%
Badminton	Badminton	-	1,066	10	0.94%
Baseball	Baseball	-	15,977	370	2.32%
Basketbal	Basketball	-	7,473	136	1.82%
Biathlon	Biathlon	-	1,094	21	1.92%
Bobsleigh	Bobsleigh	847	908	13	1.43%
	Tobogganing	14			
	Skeleton	47			
Boxing	Boxing	-	2,553	61	2.39%
Canoe / Kayak	Canoe / Kayak	-	2,918	34	1.17%
Curling	Curling	-	350	2	0.57%
Cycling	Cycling	14,021	14,229	594	4.17%
	Mountain Bike	208			
Equestrian	Equestrian	-	579	8	1.38%
Fencing	Fencing	-	1,837	11	0.60%
Football	Football	-	25,727	281	1.09%
Gymnastics	Gymnastics	1,889	2,102	21	1.00%
	Artistic Gymnastics	99			
	Rhythmic Gymnastics	54			
	Trampoline	60			
Handball	Handball	-	2,568	51	1.99%
Hockey	Hockey	-	1,744	32	1.83%
Ice Hockey	Ice Hockey	-	5,011	94	1.88%
Judo	Judo	-	3,121	45	1.44%
Luge	Luge	-	208	3	1.44%

Modern Pentathlon	Modern Pentathlon	-	480	10	2.08%
Rowing	Rowing	-	3,221	53	1.65%
Sailing	Sailing	-	1,000	17	1.70%
Shooting	Shooting	-	2,406	13	0.54%
Skating	Skating	1,496	3,078	41	1.33%
	Speed Skating	1,159			
	Figure Skating	423			
Skiing	Skiing	2,181	3,901	76	1.95%
	Alpine Skiing	365			
	Cross Country Ski	161			
	Ski Jumping	645			
	Snowboard	140			
	Combined Skiing	102			
	Freestyle Skiing	307			
Softball	Softball	-	491	7	1.43%
Table Tennis	Table Tennis	-	827	10	1.21%
Taekwondo	Taekwondo	-	1,328	21	1.58%
Tennis	Tennis	-	2,748	44	1.60%
Triathlon	Triathlon	-	2,366	67	2.83%
Volleyball	Volleyball	3,199	3,340	48	1.44%
	Beach Volleyball	141			
Weightlifting	Weightlifting	-	6,543	187	2.86%
Wrestling	Wrestling	-	3,055	58	1.90%
Baseball / Softball[1]		-	104	6	5.77%
Hockey / Skating[1]		-	16	0	0.00%
Ice Sport[1]		-	289	7	2.42%
Total			156,866	2,915	1.86%

* The Adverse Analytical Findings (AAF) in this report are not to be confused with adjudicated or sanctioned Anti-Doping Rule Violations (ADRV),as the figures given in this report may contain findings that underwent the Therapeutic Use Exemption (TUE) approval process. In addition, some adverse analytical findings correspond to multiple measurements performed on the same athlete, such as in the case of longitudinal studies on testosterone.

[1]"Baseball/Softball," "Hockey/Skating," "Ice Sport" were designated on Doping Control Forms and unable to assign by single sport or federation.

Table D1. Sample Analysis in Selected** IOC Recognized Sports

Sport	Discipline	Total per Discipline	Total per Sport	Adverse Analytical Findings*	% adverse (discipline)	% adverse (Sport)
Rollersports	Roller Hockey	133	784	22	-	2.81%
	Roller Skating	515				
	Roller Sports	136				

Golf	Golf	-	412	11	-	2.67%
Karate	Karate	-	727	13	-	1.79%
Rugby	Rugby	3,122	4,782	106	3.40%	2.63%
	Rugby Union	1,660		20	1.20%	
Squash	Squash	-	419	5	-	1.19%
	TOTAL		7,124	177	-	2.48%

** as requested by the International Olympic Committee.

Table D2. Sample Analysis in Other IOC Recognized Sports

Sport	Total per Sport	Adverse Analytical Findings*	% Adverse
Air Sports	97	9	9.28%
Bandy	94	3	3.19%
Billiard Sports	326	24	7.36%
Boules	356	6	1.69%
Bowling	318	10	3.14%
Bridge	39	3	7.69%
Chess	75	1	1.33%
Dance Sport	194	4	2.06%
Korfball	54	0	0.00%
Life Saving	264	4	1.52%
Motorcycle Racing	368	10	2.72%
Mountaineering and Climbing	261	3	1.15%
Netball	265	2	0.75%
Orienteering	463	16	3.46%
Pelote Basque	86	1	1.16%
Polo	10	0	0.00%
Powerboating	249	5	2.01%
Racquetball	63	2	3.17%
Sumo	79	2	2.53%
Surfing	91	3	3.30%
Tug of War	106	1	0.94%
Underwater Sports	387	4	1.03%
Water Skiing	207	4	1.93%
Wushu	141	0	0.00%
TOTAL	4,593	117	2.55%

Table E. Sample Analysis in Paralympic Sports

Sport	Total per Sport	Adverse Analytical Findings*	% Adverse
Paralympic Sports	1,881	41	2.18%

* The Adverse Analytical Findings (AAF) in this report are not to be confused with adjudicated or sanctioned Anti-Doping Rule Violations (ADRV), as the figures given in this report may contain findings that underwent the Therapeutic Use Exemption (TUE) approval process. In addition, some adverse analytical findings correspond to multiple measurements performed on the same athlete, such as in the case of longitudinal studies on testosterone.

Table F. Number of Substances Identified in Each Drug Class

Substance Group	Number*	% of all adverse analytical findings
S1. Anabolic Agents	1,966	45.4%
S3. Beta-2 Agonists	631	14.6%
S8. Cannabinoids	553	12.8%
S6. Stimulants	490	11.3%
S5. Diuretics and Other Masking Agents	290	6.7%
S9. Glucocorticosteroids	282	6.5%
S2. Hormones and Related Substances	42	1.0%
P2. Beta-Blockers	28	0.6%
S4. Agents with Anti-Estrogenic Activity	30	0.7%
S7. Narcotics	16	0.4%
M2. Chemical and Physical Manipulation	4	0.1%
TOTAL	4,332	

* The Adverse Analytical Findings (AAF) in this report are not to be confused with adjudicated or sanctioned Anti-Doping Rule Violations (ADRV), as the figures given in this report may contain findings that underwent the Therapeutic Use Exemption (TUE) approval process. In addition, some adverse analytical findings correspond to multiple measurements performed on the same athlete, such as in the case of longitudinal studies on testosterone.

Table G. Substances Identified in Each Drug Class

S1.1.a. Anabolic Agents - Exogenous AAS	Occurences	% within drug class
Nandrolone	237	12.1%
Stanozolol	222	11.3%
Methandienone	126	6.4%
Boldenone	37	1.9%
Methyltestosterone	33	1.7%
Metenolone	30	1.5%

Mesterolone	22	1.1%
Drostanolone	17	0.9%
Trenbolone	9	0.5%
Oxandrolone	7	0.4%
Oxymetholone	6	0.3%
Clostebol	4	0.2%
Dehydrochlormethyltestosterone	2	0.1%
Mestanolone	2	0.1%
Desoxymethyltestosterone	2	0.1%
Danazol	1	0.1%
1-testosterone	1	0.1%
1-androstendione	1	0.1%
Oxymesterone	1	0.1%

S1.1.b. Anabolic Agents - Exogenous AAS[1]	Occurences	% within drug class
Testosterone	1,124	57.2%
Testosterone percursor (s)	13	0.7%
Prasterone (DHEA)	11	0.6%
Etiocholanolone	3	0.2%
Androsterone	1	0.1%
subtotal*	1,152	

S.1.2 Other Anabolic Agents	Occurences	% within drug class
Clenbuterol	53	2.7%
subtotal*	53	

S.1. All Anabolic Agents	Occurences
TOTAL*	1,966

[1] Reporting of an Endogenous AAS may be due to detection of a concentration outside normal reference ranges and/or establishment of an exogenous source by GC/C/IRMS.

S2. Hormones and Related Substances	Occurences	% within drug class
Gonadotrophins (hCG)	22	52.4%
Erythropoetin (EPO)	17	40.5%
Gonadotrophins (LH)	2	4.8%
Erythropoetin (Darbepoetin)	1	2.4%
TOTAL*	42	

*The Adverse Analytical Findings (AAF) in this report are not to be confused with adjudicated or sanctioned Anti-Doping Rule Violations (ADRV), as the figures given in this report may contain findings that underwent the Therapeutic Use Exemption (TUE) approval process. In addition, some adverse analytical findings correspond to multiple measurements performed on the same athlete, such as in the case of longitudinal studies on testosterone.

S3. Beta-2 Agonists[1]	Occurences	% within drug class
Salbutamol	391	62.0%
Terbutaline	175	27.7%
Formoteral	42	6.7%
Formoterol	42	6.7%
Salmeterol	16	2.5%
Fenoterol	5	0.8%
Reproterol	2	0.3%
TOTAL**	631	

[1] Clenbuterol removed and placed into "S1.2 Other Anabolic Agents" as per Prohibited List

S4. Agents with anti-estrogenic activity	Occurences	% within drug class
Tamoxifen	11	36.7%
Formestane	5	16.7%
Clomiphene	4	13.3%
Anastrozole	4	13.3%
6-oxo-androstenedione	1	3.3%
Androst-1, 4, 6-triene-3, 17-dione (ATD)	1	3.3%
Cylcofenil	1	3.3%
Exemestane	1	3.3%
Letrozole	1	3.3%
Aminoglutethimide	1	3.3%
TOTAL*	30	

S5. Diuretics and other masking agents	Occurences	% within drug class
Furosemide	90	31.0%
Hydrochlorothiazide	88	30.3%
Finasteride	44	15.2%
Epitestosterone	15	5.2%
Amiloride	10	3.4%
Canrenone	8	2.8%
Chlortalidone	8	2.8%
Triamterene	7	2.4%
Indapamide	5	1.7%

Bumetanide	5	1.7%
Bendroflumethazide	2	0.7%
Acetazolamide	2	0.7%
Probenecid	2	0.7%
Chlorothiazide	1	0.3%
Althiazide	1	0.3%
Diclofenamide	1	0.3%
Epitizide	1	0.3%
TOTAL *	290	

M2. Chemical and Physical Manipulation	Occurences	% within drug class
Physical Manipulation	4	100.0%
TOTAL*	4	

S6. Stimulants	Occurences	% within drug class
Amphetamine	199	40.6%
Cocaine	85	17.3%
Ephedrine	66	13.5%
Methylphenidate	32	6.5%
Cathine	22	4.5%
Phentermine	13	2.7%
Methylenedioxymethamphetamine	9	1.8%
Modafinil	9	1.8%
Methamphetamine	8	1.6%
Heptaminol	8	1.6%
Securinine	7	1.4%
4-phenylpiracetam (carphedon)	5	1.0%
Norfenfluramine	5	1.0%
Mephentermine	4	0.8%
Methylenedioxyamphetamine	3	0.6%
Nikethamide	3	0.6%
Sibutramine	3	0.6%
Strychnine	2	0.4%
Phenmetrazine	1	0.2%
Etilefrine	1	0.2%
Pemoline	1	0.2%
Isometheptene	1	0.2%
Methoxyphenamine	1	0.2%
Pholedrine	1	0.2%
Propylhexedrine	1	0.2%
TOTAL*	490	

S7. Narcotics	Occurences	% within drug class
Morphine	11	68.8%
Methadone	3	18.8%
Hydromorphone	1	6.3%
Pethidine	1	6.3%
TOTAL*	16	

S8. Cannabinoids	Occurences	% within drug class
Cannabinoids	553	100.0%
TOTAL*	553	

S9. Glucocorticosteroids	Occurences	% within drug class
Budesonide	142	50.4%
Betamethasone	45	16.0%
Prednisolone	30	10.6%
Prednisone	20	7.1%
Triamcinolone Acetonide	18	6.4%
Prednisolone + Prednisone	9	3.2%
Methylprednisolone	9	3.2%
Dexamethasone9	3.2%	
TOTAL*	282	

P2. Beta Blockers	Occurences	% within drug class
Atenolol	9	32.1%
Metoprolol	6	21.4%
Propanolol	6	21.4%
Carvedilol	3	10.7%
Bisoprolol	2	7.1%
Timolol	2	7.1%
TOTAL*	28	

* The Adverse Analytical Findings (AAF) in this report are not to be confused with adjudicated or sanctioned Anti-Doping Rule Violations ADRV), as the figures given in this report may contain findings that underwent the Therapeutic Use Exemption (TUE) approval process. In addition, some adverse analytical findings correspond to multiple measurements performed on the same athlete, such as in the case of longitudinal studies on testosterone.

Table H. Total Laboratory Adverse Analytical Findings* vs Drug Class

Laboratory	S1. Anabolic Agents	S2. Hormones and Related Substances	S3. Beta-2 Agonists	S4. Agents with Anti-Estrogenic Activity	S5. Diuretics and Other Masking Agents	S6. Stimulants	S7. Narcotics	S8. Cannabinoids	S9. Glucocorticosteroids	P2. Beta-Blockers	Other	Total per Lab analytical	% of total adverse analytical findings
Sydney, Australia	101	-	2	-	2	8	-	20	-	-	-	133	3.1%
Seibersdorf, Austria	78	1	19	-	8	5	-	17	3	-	-	131	3.0%
Ghent, Belgium	159	7	33	2	16	39	6	58	13	-	-	333	7.7%
Rio de Janeiro, Brazil	6	-	2	-	5	8	-	3	-	-	-	24	0.6%
Montreal, Canada	45	1	36	2	21	104	1	88	10	-	-	308	7.1%
Beijing, China	40	-	4	-	16	8	1	-	-	1	-	70	1.6%
Bogota, Colombia	38	-	5	-	10	4	-	2	1	-	-	60	1.4%
Havana, Cuba	22	-	-	-	1	-	-	-	1	-	-	24	0.6%
Prague, Czech Republic	142	1	12	4	3	6	-	7	-	1	-	176	4.1%
Helsinki, Finland	32	-	19	-	3	1	-	1	3	-	-	59	1.4%
Paris, France	200	3	84	1	27	23	-	94	86	1	-	519	12.0%
Cologne, Germany	169	1	59	2	29	23	1	16	13	1	4	318	7.3%
Kreischa, Germany	76	2	69	-	5	2	2	3	21	1	-	181	4.2%
Cambridge, UK	4	1	5	-	2	1	-	2	-	-	-	15	0.3%
London, UK	53	2	5	-	2	22	-	16	-	-	-	100	2.3%
Athens, Greece	27	-	7	-	4	5	-	11	17	1	-	72	1.7%
Rome, Italy	87	4	60	1	23	21	-	20	31	3	-	250	5.8%
Tokyo, Japan	9	-	6	-	3	4	-	-	1	-	-	23	0.5%
Seoul, Korea	17	-	3	5	2	4	-	-	-	-	-	31	0.7%
Penang, Malaysia	39	-	2	-	1	-	-	3	1	3	-	49	1.1%
Oslo, Norway	43	-	35	-	4	3	-	4	14	-	-	103	2.4%
Warsaw, Poland	67	-	-	2	3	6	-	2	-	-	-	80	1.8%

Laboratory	S1. Anabolic Agents	S2. Hormones and Related Substances	S3. Beta-2 Agonists	S4. Agents with Anti-Estrogenic Activity	S5. Diuretics and Other Masking Agents	S6. Stimulants	S7. Narcotics	S8. Cannabinoids	S9. Glucocorticosteroids	P2. Beta-Blockers	Other	Total per Lab analytical	% of total adverse analytical findings
Lisbon, Portugal	50	4	9	-	19	11	-	17	8	9	-	127	2.9%
Bloemfontein, S Africa	25	2	3	1	4	2	-	15	2	-	-	54	1.2%
Moscow, Russia	39	-	3	-	9	4	2	2	1	2	-	62	1.4%
Barcelona, Spain	61	6	14	4	10	2	-	11	2	1	-	111	2.6%
Madrid, Spain	3	4	64	-	11	7	1	20	12	2	-	124	2.9%
Stockholm, Sweden	77	-	46	1	5	5	-	1	25	-	-	160	3.7%
Lausanne, Switzerland	68	1	20	3	7	3	1	8	8	2	-	121	2.8%
Bangkok, Thailand	13	-	-	-	4	5	-	-	3	-	-	25	0.6%
Tunis, Tunisia	15	-	3	-	6	1	-	12	1	-	-	38	0.9%
Ankara, Turkey	13	-	-	-	7	5	-	4	-	-	-	29	0.7%
Los Angeles, USA	148	2	2	2	13	134	1	96	5	-	-	403	9.3%
Salt Lake City, USA	-	-	-	-	5	14	-	-	-	-	-	19	0.4%
TOTAL PER DRUG CLASS	1,966	42	631	30	290	490	16	553	282	28	4	4,332	
% of Drug Class	45.4%	1.0%	14.6%	0.7%	6.7%	11.3%	0.4%	12.8%	6.5%	0.6%	0.1%		

* The Adverse Analytical Findings (AAF) in this report are not to be confused with adjudicated or sanctioned Anti-Doping Rule Violations ADRV), as the figures given in this report may contain findings that underwent the Therapeutic Use Exemption (TUE) approval process. In addition, some adverse analytical findings correspond to multiple measurements performed on the same athlete, such as in the case of longitudinal studies on testosterone.

3. WADA 인준 "도핑" 검사실 목록 (World WADA Accredited Laboratories)

The year of 2004

Country	City	Head of Laboratory	Address
Australia	Sidney	Dr. Rymantas Kazlauskas	ASDTL-Sydney
Austria	Seibersdorf	Dr. Gunter Gmeiner	ARC Doping Control laboratory
Belgium	Ghent	Prof. F.T.Delbeke FAORC	DoCoLab Universiteit Gent-UGent
Brazil	Rio De Jan	Pr. F. Radler D.A.Neto	Rio de Janeiro Doping Control Lab.
Canada	Montreal	Prof. C.Ayotte	INRS-Instit Armand-Frappier
China	Beijing	Dr.Mountain Wu	China Doping Control Center
Columbia	Bogota	Dr. Gloria Gallo Isaza	Coldeportes Nacional Bogota-Colombia
Cuba	Havana	Dr. M.H.Granda Fraga	Antidoping Lag Sports med. Institute
Czech.Republ	Prague	Dr.R.Slechtova	General Faculty Hospital Doping Lab.
Finland	Helsinki	Mr. Antti Leinonen	Dopine Control Lab. Helsinki
France	Paris	Dr. Jacques de Ceaurriz	AFLD
Germany	Cologne	Prof. Wilhelm Schanzer	German Sports Univ. Cologne Lab.
Germany	Kreischa	Mr. Joachim grosse	IDAS, Dresden
Great Britain	London	Prof. David Cowan	King's College London DCC
Great Britain	Cambridge	Mr. Steve Maynard	Drug Surveillance Group HFL Ltd.
Greece	Athens	Dr.Costas Georgadopoulos	Athens Doping Control laboratory
Itanly	Rome	Dr. F.Botre	Federazione Medico Sport Italiana lab.
Japan	Tokyo	Mr. Shinji Kageyama	Mitsubishi Chemical Medicine Corp.
Korea	Seoul	Dr. Changbae JIN	DCC of KIST, Seoul, Korea
Malaysia	Penang	Dr. Aishah A .Latiff	DCC Penang, Univ.Sais Malaysia
Norway	Oslo	Prof. P. Hemmersbach	Hormone Lab, Aker Univ. Hospital
Portugal	Lisbon	Prof. Xavier de la Torre	Dopagem Inst. do Desporto de Portug
Poland	Warsaw	Dr. D. Kwatkowska	Dept. of anti-Doping research Inst.
South Africa	Bloemfontein	Dr. P.J.van der Merwe	South African Doping Cont.Lab.
Russia	Moscow	Dr. Grigory Rodchenkov	Antidoping center, Moscow.
Spain	Barcelona	Prof.Jordi Segura	Institut Municipal d'investigacio Med.
Spain	Madrid	Dr.A.F.rodrigues Cano	Madrid Doping Control Laboratory
Sweden	Stockholm	Dr. Mats Garie	Doping Control Lab, Karolinska univ.
Switzerland	Lausanne	Dr. Martial Saugy	Swiss Doping analysis laboratory
Thailand	Bangkok	Dr.T.Anukarahanonta	National Doping Control Ctr, Bangkok
Tunisia	Tunis	Dr. Mohamed H.Loueslati	Tunisia Doping Laboratory
Turkey	Ankara	Prof.N.Elif Basci	Turkish Doping Control Center
USA	L.A.	Prof. Anthony W. Butch	UCLA Olympic Analytical Laboratory
USA	Salt Lake	Dr. matthew Slawson	Utah Univ. Sp.Med.Research Lab.

4. 중요 "도핑"약품 관련 인터넷 사이트: (Drug Reference Online)

www.wada-ama.org
www.google.com/
www.google.au
www.asada.gov.com/
www.druginfonet.com/
www.kimsonline.co.kr/drugsearch
www.doha-2006.com/
www.asn.or.at/oeadc (Austria)
www.cfwb.be (Belgium)
www.teamdanmark/tdhomep/TD4.nsf/LM001/Doping (Denmark)
www.liite.com (Finland)
www.jeunesse-sports.gouv.fr (France)
www.anti-doping-verband.de (Germany)
www.isisport.is (Iceland)
www.irishsportscouncil.ie (Ireland)
www.con.it/antidoping/home.html (Italy)
www.mecedo.nl (Netherlands)
nzsda.co.nz (New Zealand)
www.nif.idrett.no (Norway)
www.fpam.pt (Portugal)
www.antidoping.sk (Slovakia)
www.drugfreesports.org.za (South Africa)
www.svenskidrott.se (Sweden)
www.dopinfo.ch (Switzerland)
www.usaantidoping.org (USA)
www.anti-doping.or.jp (Japan)

5. 국내 "도핑" 관련 강연원고

WADA Code & TUE / ATUE
(World Anti-Doping Code and Therapeutic Use Exemption)
Prof. Keun-youl KIM, M.D.,MPH,Ph.D. (김건열 교수)
(Member, Medical Committee, OCA., Advisor, TUE Subcommission, OCA)
(한국도핑방지위원회 위원장. President, Korea Anti-Doping Agency)

[1] 올림픽아카데미 강연 내용(국내 강연용)

(1) WADA CODE

① 세계 도핑 관리 책임 당국의 임무교대 (Shifting the Authority)

from: IOC-MC (35년간, 고 Prince Alexandre de Merode 위원장)
to: WADA (World Anti-Doping Agency, Dick Pound 위원장)

② WADA Code (세계 단 하나의 도핑 규칙)
③ WADA Code 산하의 중요 문서 (도핑 관련 법규에 해당)
④ WADA Code 하에서의 WADA, IOC, IF, NOC 각각의 역할
⑤ WADA Code 관리의 중요 인물들
⑥ WADA Code의 국제법적 위치
⑦ CAS (Court of Arbitration in Sport)(스포츠중재재판소)와 UNESCO
⑧ 2007 Prohibited List (금지약물 목록)
⑨ 선수의 병이 있으면 치료받을 권리 (TUE/ATUE)
⑩ 과학실험실 소견의 스포츠현장 적용

(2) IOC (국제올림픽위원회)의 "도핑"의 정의 (1994)

- 도핑은 스포츠와 의과학(醫科學) 윤리에 위반되는 것이다 -
(despite heated protests from the Legal World, according to IOC-MC)

① 금지약물 목록에 속하는 약물을 투여하는 것.
- 흥분제(Stimulant) • 마취제(Narcotics) • 이뇨제(Diuretics)
- 남성호르몬제 (Anabolic agents),
- 펩티드 호르몬제와 그 유사물질(Peptide Hormones and analogues)

② 여러 가지 도핑 방법의 사용.
③ 어떤 종류의 약물은 사용 제한 (MAC: Medication Advisory Commttee)

註: 현재의 TUE / ATUE 에 해당함

(3) IOC 의무위원회 Lausanne, 2002년 9월.

"2003 IOC / WADA List of Prohibited Classes of Substances / Method"

Prince Alexandre de Merode	Richard W. Pound
Chairman, IOC-MC	WADA Chairman

(두 사람이 서명한 마지막 문서. 2004년부터는 WADA Code만이 통용됨)

(4) 새로운 지도 체계(권)

① WADA 창설 (Creation of World Anti-Doping Agency (1999.2.4.)
② WADA Founding Board (WADA 창립이사회) → adapted (채택)
→ WADA Anti-Doping Code ("Code")
③ WADA Code 선포 (2003. 3.3.) Copenhagen WADA 세계대회
④ WADA Code 결의문 (Resolution) 채택. 위의 같은 날.

(5) Declaration of WADA Code (WADA Code 선언문)

(스포츠계의 세계 역사상 중요 사건으로 인용되고 있음)

① 도핑과의 전쟁의 근간으로, WADA Code를 채택한다.

② 스포츠 관리의 규칙으로서 WADA Code 채택의 필요한 단계를 취한다.
③ 2004년 "아데네" 올림픽에 Code가 전면 적용될 것을 확인 한다.
④ 모든 스포츠 에서의 도핑과의 전쟁에서 강화노력, 촉진, 조화(일치), 통일(통합)을 위한, 관련 책임을 강화한다.

(6) Resolution of WADA Code (WADA Code 결의문)

① WADA Code는 전세계 스포츠에서의 반도핑 전쟁의 근간이다.
② 올림픽운동(올림픽경기)과 이와 관련된 단체들은, Code 의 수락(순응)과 2004년 아테네 하계 올림픽에서의 Code 이행을 확인한다.
③ 각국 정부는 WADA와 Code를 인정하고 Code 준수 이행을 지지한다.
④ WADA에 대하여:
- IOC는 WADA를 지지하고, WADA의 핵심 년 간 예산의 50%를 계속적으로 총괄 제공한다.
- 각국 정부는 WADA를 인정 지지하고, WADA의 핵심 년 간 예산의 50% 를 총괄 제공한다.

⑤ 스포츠의 도핑과의 전쟁을 촉진하기 위한 상호 조화(일치)

(7) 첫 번째 WADA Code, 금지약물 목록의 국제표준.

(2004년 1월 1일부터 발효 됨)

- 35년간 IOC-의무위원회 위원장으로서, 수고한 Prince Alexandre deMerode에 대한 감사표시와 국제스포츠 가족은 그에게 많은 덕을 받았음을 표시함

(8) WADA Code 2003. (Version 3.0) (매년 보완 갱신되고 있음)

(Part One) 서 론

제 1항: 도핑의 정의
제 2항: "반 도핑" 규칙 위반
제 3항: 도핑 행위의 증거
제 4항: 금지약물 목록
제 5항: 검사
제 6항: 시료 검사
제 7항: 결과 관리
제 8항: 공정한 청문의 권리 (선수)
제 9항: 자동 자격상실
제10항: 선수 개인에 대한 징계
제11항: 팀에 대한 징계
제12항: 스포츠 기구에 대한 징계
제13항: 항소
제14항: 기밀성 유지 및 보도
제15항: 도핑관리 책임 한계의 설명
제16항: 동물의 도핑관리
제17항: 출소(出訴)기한법 (Statutes of Limitation)

(9) 교육과 연구

(Part Two)

제 18항: 교육
제19항: 연구

(Part three) 역할(Roles)과 책임(Responsibilities)

제20항: 가맹국(Signatories)의 역할과 책임
제21항: 참가자의 역할과 책임
제22항: 정부의 관여
제23항: 수용 순응 및 조절
제24항: Code 의 해석
부 록: 용어의 정의

(10) WADA Code 의 중요 문서 (Documents)

① 금지약물 목록의 국제표준
(예: 2007 금지약물 목록 국제표준, 2007년 1월 1일 발효)
② 도핑검사실의 국제표준
③ 도핑검사의 국제표준
④ TUE 국제표준 (TUE: Therapeutic Use Exemption, 치료목적사용면책)
⑤ 각종 설명 문서 (Explanatory Documents)

註: 2005년은 세계의 모든 스포츠관련단체가 WADA Code를 수용한 해(年)

(11) IOC (국제올림픽위원회)의 역할과 책임.

20.1.1. 올림픽경기에서 WADA Code에 준하는 반 도핑 정책을 채택 시행.
20.1.2. IOC가 올림픽운동(경기)에 속(참가)하는 국제연맹(IF)을, WADA Code의 준수 조건으로 인정.
20.1.3. WADA Code를 준수하지 않는 스포츠 기구에 대한 올림픽기금 일부 및 전부를 보류.
20.1.4. 23.5항(정부나 국가올림픽위원회가 Code를 준수하지 않는 경우의 조치 사항)에 규정된바와 같이, Code를 준수하지 않는 것에 대한 적절한 조치를 취하는 것.

(12) Code를 준수하지 않는 경우의 결과 (조치).

23.5.1. 정부나 국가올림픽위원회가 Code 준수를 하지 않는 경우
올림픽경기, 장애인올림픽경기, 세계선수권대회 혹은 중요 국제경기 등 각 조직위원회의 결과 조치가 따름.
이런 결과조치에 대한 해당 정부나 국가올림픽위원회의 항소는 13.4항에 의거 스포츠중재재판소(CAS)에 항소할 수 있다.

(13) 국제연맹(IF)의 역할과 책임. (1)

20.3.1. Code 에 준하는 "반 도핑" 정책과 규칙을 채택하고 시행함.
20.3.2. 국가 연맹 (National Federation)의 회원국 자격의 조건으로서 Code를 준수함.
20.3.3. 국제연맹 관할 하에 있는 모든 선수와 선수지원 요원은, Code에 준하는 "반 도핑" 규칙을 인정하고 지킬 의무가 있음.

(14) 국제연맹(IF)의 역할과 책임 (2)

20.3.4. IF (국제연맹)의 정식 회원이 아닌 선수 혹은 국가연맹(NF)회원은, 국제연맹(IF)과 중요국제경기 조직위원회에 의해서 수립한 자격기준에 따라, 시료체취에 응해야 하고 선수소재신고(whereabout information)를 제공해야 함.
[★ 주해: 이에는 프로경기연맹 (Professional leagues)도 포함된다.]
20.3.5. 국가연맹(National Federation)의 "반 도핑" 프로그램의 감시.
20.3.6. Code 준수를 하지 않는 경우의 조치 (23.5 항)를 방지하기 위한 적절한 조치.
20.3.7. 국제경기에서의 WADA의 I.O. Program (WADA 의 독립적 감시 프로그램)을 인정하고 촉진한다.
20.3.8. Code를 준수하지 않는 국가연맹회원에게 지원금의 일부 또는 전부를 지급 보류할 것.

(15) 중요 국제경기개최 기구의 역할과 책임:

(예: OCA, IOC, 세계선수권대회 개최기구 등)

20.6.1. 그들의 행사에서 Code에 준하는 "반 도핑" 정책과 규칙의 채택과 시행.

20.6.2. Code 불이행을 방지하기 위한 적절한 조치 (23.5 항목 참고)

20.6.3. WADA 의 I.O. Program을 인정하고 촉진한다.

(16) 국가 "반도핑" 기구 (ADO/NADO)의 역할과 책임

20.5.1. Code에 준하는 "반 도핑" 정책과 규칙을 채택 및 시행함.

20.5.2. 관련 국가 기구(National Organization)와 여타 국가 "반 도핑" 기구(Organization)와의 협조.

20.5.3. 국가 "반 도핑" 기구 간의 상호 검사를 장려.

20.5.4. "반 도핑" 연구의 장려.

(17) WADA의 역할과 책임.

20.7.1. Code 에 준하는 정책과 진행절차를 시행함.

20.7.2. "비정상분석결과 (양성 검사결과)" 의 진행절차를 감시한다.

20.7.3. Code 시행을 위한 국제표준들을 인준한다.

20.7.4. 시료검사를 수행할 검사실을 인준(인가)한다.

20.7.5. "최선의 시행모델" 을 개발하고 인준한다.

20.7.6. "반 도핑" 연구의 촉진, 시행, 위임, 기금을 조정한다.

20.7.7. 효과적인 I.O. Program을 실행한다.

20.7.8. 다른 "반 도핑" 기구의 위임(인증)에 의거 도핑관리를 시행함.

(18) WADA Code 금지약물 목록, 작성위원회 위원 명단

① Prof. Arne Ljungqvist (Sweden) (Report to HM & R Committee)
② Dr. Richard Budgett (UK)
③ Prof. Jiri Dvorak (Switzerland)
④ Dr, Joseph Hanig (USA)
⑤ Dr. Mirfendereski (France)
⑥ Prof. Klaus Mueller (Germany)
⑦ Prof. Andrew Pipe (Canada)
⑧ Dr.Renno Roenladt (Belgium)
⑨ Dr. Patrick Schamasch (Switzerland) (IOC Medical Director)
⑩ Prof. Kidnori Suzuki (Japan)
⑪ Dr. Gary Wadler (USA)

(19) WADA, HM & R Committee

(Health, Medical & Research Committee)

① Dr. A. Ljungqvist (Sweden)(Chair)
② C. Ayotte (Canada) ③ G. Walder (USA)
④ E. DeRose (Brazil) ⑤ T. Friedman (USA)

⑥ K. Muller (Germany) ⑦ K. Fitch (Australia)
⑧ B. Saltin ⑨ M. Irie
Staff: A. Garnier / O Rabin

(20) International Convention Against Doping in Sports

UNESCO meeting, 33rd Session in Paris, Oct 3-21, 2005.
〈UNESCO: United Nation Educational, Scientific and Cultural Organization〉
Accepted (수락, 인정) for Ratification (비준) & Approval (승인) of CODE
내용들: Annex I (부가물 I) - 금지목록 국제표준
Annex II (부가물 II) - TUE 국제표준
Appendix 1 (부록 1) - WADA Code
Appendix 2 (부록 2) - 검사실 국제표준
Appendix 3 (부록 3) - 검사의 국제표준

- UNESCO Conference of Parties to the International Convention against Doping in Sport (February 5-7, 2007, Paris France)
  "유네스코 스포츠 도핑방지 국제협약 당사국 회의"→국제법 관할권내.

(21) 2006~2007 금지약물 목록, 국제표준

① 주기적으로 개정하며, WADA Website에 발표함 (계속 추적 검색필요)
② TUE/ATUE 접수과정: 복잡하고, 계속 수정되고 있는 과정.

(22) 인식과 의견 (OCA/IOC 의무위원, 1986-2004년 사이)

- 도핑과학의 한계와 과학적 소견을 스포츠현장에 적용해 메달을 박탈해야 하는 결정/행위에 대한 과학지식의 한계
  - Pharmacokinetics, Pharmacogenetics for Hormones/Gene, the effects of Environment, food, supplement, exercise etc.
  - 법적 조치가 문제 해결을 할 수 있는가 ? (시간 비용 과대문제)
- 스포츠는 어디까지나 fun sport로 남아야 하고 건강과 well being에 도움이 되어야 하고, 돈벌이나 범죄 대상의 표적이 되어서는 안된다.

(23) 결론

① WADA Code 는 세계 단 하나의, 최고의 "반 도핑" 규칙/도핑 법이다.
② WADA Code는 주기적으로 당사국(자)(Stakeholder)의 피드백(feedback)에 의해서 개정되는 과정(mechanism)을 갖는다.
③ WADA Code는 "도핑과학" 쪽의 문서 보다는 "도핑 법" 쪽의 문서이다.
④ 국내선수 및 국제선수 및 관련자들의 적극적 참여 및 추적이 필요함.
⑤ 도핑과학은 → Multidisciplinary Science (여러 전문분야에 걸친 과학)
⑥ 지속적인 교육이 가장 중요함.

[2] TUE / ATUE (Process & Procedure)
"치료목적사용면책 / 약식치료목적사용면책"(진행과 절차)

표 1. 도핑검사실에 보고 된 "비정상 검사결과" (2004년 WADA)
(2004 Adverse Analytical Findings, Reported by Accredited Lab.)

Substances	number	% of all
Anabolic Agent (남성호르몬 근력강화제)	1,191	36.0%
Glucocorticosteroids (코치손, 프레드니손 등)	548	16.6
Cannabinoids (카나비노이드)	518	15.7
Stimulants (흥분제)	382	11.6
Beta-2 Agonist (베타-2 촉진제, 천식 치료제)	381	11.5
Masking Agents (은폐제)	157	4.8%
Peptide Hormones (펩티드 홀몬제)	78	2.4
Beta-Blockers (베타차단제, 예:혈압치료제)	25	0.8
Narcotics (마약진통제)	15	0.5

표 2. TUE ATUE 통계 (비공식)

경기	TUE, IFs/NADOs	TUE, TUEC	ATUE		
			Granted	Denied	no need
2004 Athen Olym	> 900				
2004 Paralympic	> 372	123	96	8	21
2006 Turin Olym			442		6
2006 Paralympic	62		56	6	4

- 올림픽선수중에서 상당한 수의 선수가 TUE/ATUE 제도하에 약을 사용함.
- 이들 중에는 상당수의 메달획득선수 및 기록갱신 선수가 포함되어 있음.
- 운동선수도 앓으면 약을 먹을 권리가 있고, 적절한 치료를 받아야 함.
- 따라서 TUE/ATUE 에 대한 정확한 지식과 수순을 밟아야 함

표 3. TUE/ATUE에 관한 Rule 네(4)가지. (현재까지의)

(1) 선수는 관련 반도핑기구(ADO)에 경기참가전에 그들의 TUE/ATUE 에 관한 사항을 보고하여야 한다.
(국제연맹과 NADO 에는 3 주일 전까지 보고해야 함)
(2) 늦어도 선수촌 개촌일 전 까지는 제출해야 함.
(3) 대회개최 조직위원회 (예: IOC-TUEC 나 OCA-TUEC)에 제출할 수 있는 것은, 경기 기간 중에 필요한 응급환자 시술(투약)에 대한 투약 및 처치에 대한 것만을 TUEC에 제출하여 허가를 받아야 한다.
(4) No Retroactive Approval (소급인정은 없음) except →
- Emergency and • Exceptional circumstance.

참고 의료적 측면에서, 선수의 질병이 응급상황이다 아니다 판정하는 것은 결코 쉬운 일이 아니며, 의료적 법적 문제의 대상이 될 수 있어 담당의사는 조심을 필요로 하는 항목임

표 4. TUE/ATUE 제출 절차 :

(1) 국가대표선수급 → 소속 국가 반도핑기구 (예: KADA, 한국도핑방지위원회)
(2) 국제수준 대표선수급 → 소속 국제연맹(IFs)에 신청.
 * TUE/ATUE Form 이 있음
(3) 담당 의사 (팀 닥터)가 Form을 작성 서명함 (Complete Form)
 (모든 항목과 필요한 요구서류를 첨부하여야 함. Incomplete Form 은 심사하지 않고 되돌려지게 되어 있음.)
(4) 소속 TUEC of IFs/NADO가 심사해서 회신해 줌.
(5) 국제경기 참가 21일전까지 이 수순을 마쳐야 함.
(6) 당신의 TUE/ATUE 가 denied (불허, 거부)되었다면, 그리고 그 약의 사용이 꼭 필요하다면, WADA TUEC에 항소할 수 있다 (Code 항목 4.4) 또는 CAS(스포츠중재재판소)에 제소할 수 있다 (Code 항목 13.3)
(7) WADA 는 IFs / NADOs 가 허가한 TUE/ATUE를 검열할 권리가 있다.

표 5. ATUE (Abbreviated 약식, TUE) 절차에 대한 꼭 필요한 지식

(1) 선수에게 자주 발생하는 질병 치료에 필요한 두 가지 약만 대상이 된다.
(2) ☑ 운동유발성천식치료 흡입약 -> Beta-2 Agonist (베타-2 촉진제)
 예: Salbutamol, Salmeterol, Formoterol, Terbutaline.

 참고 Beta-2 흡입제는 인구의 5-10 %를 차지한다는 운동유발성천식(EIA)환자치료에 최선의 치료제로서 그 사용이 증가하고 있는 추세임.)

 ☑ 외상질환에 대한 Glucocorticosteroid, Non-systemic Use Only

 참고 Non-systemic Use? 비전신적 투약?
 All routes other than Oral (경구), rectal (항문), intravenous (정맥), intra-muscular (근육주사) (IS-TUE Appe.2)
 * Topical application when used -> No require ATUE.
 Topical ? => 대한의사협회 의학용어집, 2001. 해석이 없음.
 Dorland's Medical Dictionary => pertaining to a particular surface, as a topical anti-infective applied to certain area of the skin.
 (원문) Dermatologic Glucocorticosteroids do not require any TUE, except as indicated below, other routes of administration require ATUE. Topical preparation when used for dermatological, aural, nasal, buccal cavity and ophthalmological disorders, are not prohibited and do not require any form of TUE.
 * Intra-articular (관절내 주사)와 intra-tendon (인대내 주사)는 어떻게 하나 ?
 답: ATUE를 제출하는 것이 안전함.

표 6. ATUE for EIA (Beta-2 Agonist)

 (운동유발성천식 선수에 투약하는 Beta-2 흡입제 사용에 따른 ATUE)
(1) 흡입제(Inhalation)로서만 허용 된다.
(2) 선수의 진단(운동유발성 천식, EIA, Exercise-Induced-Asthma)을 증명하는 관련 서류를 반듯이 첨부해야 함.
 (환자의 병력, 투약 기록, 의사의 진단서, 최소한의 검사소견, 예로서 기관지확장제흡입후의 폐환기기능검

사표 (FEV1.0 의 변화소견 등)

(3) Complete Application 이라야 접수되고 심사대상이 된다.

* Rule 에는 Incomplete Application은 되돌려 보내게 되어 있다.

그러면 "Incomplete Application"의 정의(Definition)는 무엇이냐?

이는 접수하는 쪽의 기준에 따라 다르고, 제출하는 의사의 수준, 국가의 수준, 환자가 치료받는 병원의 수준에 따라서 다 다른데, 어떤 기준으로 Complete? Incomplete? 라고 일방적으로 결정해 되돌려 보내느냐? 되돌려 보낼수 있나? 등이 분명히 정의되어야 할 문제라고 WADA 에 의견 제시하고 있음. (Keun-youl KIM 김건열).

(4) 대회(경기) 중 제출(접수)시킬 장소:

- IOC, OCA 의 TUEC (TUE 위원회): 보통 선수촌 병원 내에 있음.
- 대회조직위원회 도핑당담관: 책임 있는 직분과 이름을 확인하고 반듯이 접수 확인을 받아야 됨. (조직위 사람이라고 아무에게나 주는 것은 아니 됨.)

[3] 국내 개최 국제대회의 Doping Control에서 Escort(Chaperon) / DCO에게 필요한 참고 실용 영어(국내 강연용)

(준비한 사람: 김건열 KADA 위원장, 2008년 1월 20일)

(1) 경기장에서 도핑검사실까지 동반(escort)시 필요한 사항:

① 이 단계에서 기본적으로 가추어 있어야 할 조건:

a. 경기결과가 결정된 후 어떤 선수가 도핑검사대상이라는 것을 알려주는, 조직위원회의 Coordinator (공식 명칭은 IF Doping Coordinator 라야 할 것임)가 반듯이 사전에 Identify (확인, 알려짐) 되어야 하고, 객관적으로 알아볼 수 있는 표시 (유니폼, 완장 등)가 필요하다.

참고 보통은 국제연맹 (IF)의 Medical Commission member가 현장에 나와서 Escort 와 함께 경기 현장에서 긴밀한 협동을 해야 한다.

b. 결승경기가 끝난 후, 어떤 선수가 도핑 대상이라는 것을 IF Doping Coordinator가 Chaperone 에게 알려 주지 않으면, Chaperone 혼자서는 절대로 해당 선수를 알아 볼 수 없음.

c. 따라서, 도핑검사 해당 선수가 있는 경기가 끝날 무렵에는, Chaperone 은 IF의 Doping Coordinator와 함께 경기 현장에 있어야 함.

d. 따라서 Chaperone도 객관적으로 알아볼 수 있는 표시 (유니폼, 완장 등)가 꼭 필요함.

e. Chaperone의 수는, 그 경기에서 실시되는 도핑검사 선수의 숫자에 해당하는 chaperone 이 현장에서 있어야 하며, chaperone 한 사람이 해당 선수에게 각각 접근해서 chaperone 업부를 동시에 시작해야 함.

f. 도핑 업무 시작 전에 DCO는 IF Doping Coordinator와 chaperone 간의 상호 인사, 소개 및 어떻게 상호 coordinate 할 것인가 라는 사전 수순을 밟아, 협의(회의, meeting, encounter) 하는 것이 필요하고, 또 도핑검사실에 IF의 대표가 입회해 서류에 서명을 할 것인지 아닌지도 사전 확인할 필요가 있음.

g. Chaperone은 Chaperone이 지참해야 할 도핑검사 통지서 (Notification form)를 미리 준비하고, 받침판에 끼여 준비하고 나가야 함.

② IF의 Doping Control Coordinator 가 어떤 선수가 도핑검사 대상이라는 것을 Chaperone 에게 알려 주면, Chaperone 은 해당 선수에게 다음과 같이 접근해 업무를 시작해야 하며, 통지서 (Notification form)에는 어떤 형태로든지, 해당 선수의 Idenfication (ID number나 이름 혹은 경기결과등)이 IF Doping Control Coordinator 에 의해서 이뤄져 있어야 할 것임.

참고 도핑검사 대상을 어떤 경기에서 어떤 선수를 선택할 것인가? 몇 명의 검사를 실시하겠는가? 선택 방법은 어떻게 하겠는가? 등등의 결정은 전적으로 IF의 담당관에게 일임하는 것이 원칙이고 이 방법이 KADA 에게는 쉬운 수순이 될 것임.

a. 수고 하셨습니다. 축하 합니다. 저는 도핑 검사 Escort (chaperone)입니다. 귀 선수께서 도핑검사 대상으로 지정 되여, 도핑검사실로 한 시간이내에 가야 합니다. 이 통지서를 읽고 서명해 주시기 바랍니다. 지금부터 저의 임무는 귀 선수를 도핑 검사실 까지 동반하는 책임이 있습니다.

[Congratulation! I am a Doping Control Escort (완장이나 공식 ID를 보이며), You are nominated as Doping Control and we need to go to Doping Station (Doping control room) within an hour from now. I will escort you to the Doping station.

* Please read this Form and I need your sign (signature) at this space.]

b. 지금부터는, 선수가 어디 가던지 내가 함께 있어야 하는 규칙이 있는 것을 이해 하십시요.

[Please accept (understand) the Rule that I need to be with you all the time until we reach to Doping station, wherever you go.]

참고 주어진 시간 내에 메달 ceremony (수상식)나 언론 인터뷰가 있을 수 있고, escort는 현장에 같이 가서 선수를 볼 수 있는 위치에서 선수를 계속 감시해야 함.)

註: 선수가 샤워를 해야 하겠다고 주장하는 경우가 있는데, 도핑검사실까지 가야 하는 시간제한과, 샤워 중 의심스러운 행동을 할 수 있으므로, 원칙적으로 이는 허가 되여서는 아니 됨.

c. 도핑검사실 도착 후에는 Doping 검사실 접수 (Reception)에 공식 인계함으로서 Chaperone 의 임무를 끝나는데, 마지막으로 해야 할 Chaperone의 임무는, 검사실 접수인에게, 선수의 ID와 함께 선수를 한 사람씩 소개 시키고, Receptionist가 지정하는 서류에 자기 서명(싸인)을 하면 임무가 끝나는 것임.

[Please show your ID to her 또는 him (Receptionist)]

d. 임무가 끝난 chaperone은, 가능한 한 도핑검사실내 선수 대기실이 협소하고 일시에 많은 선수 및 선수 동반인들이 들어와 있어 복잡하고, 분실물이 생기는 등 사고가 생기기도 함으로, 가급적이면, 선수 대기실안에서 서성거리는 일은 피하는 것이 바람직한 처신임. (예: 2002년 부산 아시안게임 때는 선수의 금메달이 분실 되는 사건이 발생하였으며, chaperone 중 한 사람이 의심을 받아 곤욕을 당했음)

(2) 선수 대기실(waiting room)에서:

① 대기실이 기본적으로 갖추어야 할 사항:

대기실은 충분히 넓은 공간을 확보하고 있어야 하며, 여러 사람(선수와 선수동반인)이 선수가 검사용 소변을 볼 수 있을 때 까지 평안히(relax) 기다릴 수 있는 공간이어야 함. 따라서 다음과 같은 것이 기본적으로 구비되어야 함 (Rule 에 나와 있음)

- 충분한 수의 의자(편안히 앉을 수 있는 의자)와 잡지(스포츠 잡지 등)
- 큰 냉장고에 보관된 개별적으로 봉인된 음료수 (mineral water 가 주종임)
- 여기에 속하는 음료수는 도핑과 관련될 수 있는 어떤 성분도 함유하지 않은 인증된 〈조직위원회(의무위원회)에 의해서 〉음료수라야 함.
- 물론 non-alcohol, 카페인 포함하지 않은 음료 라야 함은 기본임.
- TV (경기 중계가 가장 바람직한 프로임).
- 선수의 사물(가방, 메달, 꽃다발 등)은 선수 자신의 책임임을 알릴것.
- 선수에게 75 ml 의 소변이 검사용으로 필요함으로, 충분한 수분을 섭취하면서, relax 하며 기다리다가, 소변 볼 준비가 되었다고 생각되면, DCO 에게 알려 달라고 설명을 할 필요가 있음.

a. 도핑 검사를 위해서는 75ml 의 소변이 필요합니다. 이곳 대기실에서 평안히 음료수를 마시면서 (TV 보면서) 기다리다가, 소변 볼 준비가 되었으면 나에게 알려 주십시요. 절대로 서두를 필요가 없으며, 대부분의 경우 30분 이상 한 시간까지 기다려야 소변이 나오는 것이 보통이니까 절대로 서두르지 마십시요. 공연히 서둘러 시도했다가, 75 ml를 못 받으면, (partial sample 이라고 합니다), partial sample이 되면, 또 다른 한 시간을 기다리게 됨으로, 충분한 시간을 가지고 기다렸다가, 한번에 75 ml를 볼 수 있게 준비해야 하고, 충분한 수분을 섭취하십시요. 여기 냉장고에 음료수가 많이 있으니까 얼마든지 자유롭게 꺼내서 마십시요.(주: 이런 설명을 DCO 가 선수측에 해주는 것이 소변 채취하는데 큰 도움이 됨)

- For Doping Control, we need at least 75ml of your urine, and you need to wait in this room until you give us 75 ml of your urine. Please have a plenty drink of mineral water, and you can have as much as you need from this refrigerator.
- Please do not make any hasty trial. If you have partial urine less than 75 ml, then you need to wait another one hour, so therefore, please make relax at least more than 30 minutes to one hour. Make home yourself at here for a while watching TV and some reading of these magazine.
- Please let me know when you ready to give us 75 ml of urine.

b. DCO 는 대기실에서 선수들의 동향을 계속 살펴야 하며, 선수 휴대품의 관리에 주의를 환기 시키며, 소변 볼 준비가 되었는지, 충분한 물을 마시고 있는지, 기타 이상한 행동을 하는지 여부를 감시 할 필요가 있음.

- 대시실에서 대기 중 선수가 음식(자기가 가지고 온 음료 등)을 먹으려고 하는 경우는, 이는 전적으로 선수측 선택과 선수의 책임이며, DCO 가 못 먹게 할 수는 없음. 그럼으로 선수측 책임이라는 것을 설명해 줄 필요가 있음.

  It is not allowed to have food in this room, however, if you really need to take your own food, it is your decision of your responsibility, and only designated drink of this refrigerator are allowed to drink while you are here.
- 일단 도핑 검사실 대기실에 들어온 후에는, 밖으로 나갈 수 없으며, 메달 ceremony와 공식 언론 인터뷰 등 두 가지 경우에 한해서, Escort 가 동반하여 나갔다고 돌아 올 수 있음. 기타 개별 인터뷰 등은 허락되지 않고 Doping 검사 이후에 하라고 하는 것이 원칙입니다. 이런 것은 WADA 의 규칙입니다.

② 선수가 부득이한 일로 Doping 검사실 밖으로 잠시 나가야 할 일이 있을 때:

a. 메달 ceremony 와 공식 언론 인터뷰 이외에는, 검사가 끝날 때 까지는 밖으로 나갈 수 없습니다. 아주 예외적인 사항일 경우에는 chaperone이 동반해야 합니다.
It is not allowed to go out from this room until you finished Doping Control, except on two occasion of Medal ceremony and official Media interviews. On exceptional case, Chaperone (Escort) must be with you all the time until your return to Doping Control room. Please understand and will be appreciate for your cooperation. It is a strict Rule of WADA code.

b. 공식 행사가 끝난 후에는 곧 Doping control room 으로 귀환해야 합니다.
You need to come back to Doping Control Room as soon as possible, after finishing your official medal ceremony or media interview.

(3) Sampling Room에서:

① Kit 선택과 화장실에 들어가서 소변 채취 할 때 까지:

a. 이곳 의자에 앉으십시요. 여기는 선수 자리이고 이곳은 동반인 자리입니다.
Please have a seat here, This is your seat (선수에게), and this is your seat (동반인에게도 자리를 가르키며 안내 해주는 것이 좋음)

참고 만일 IF에서 담당관이 배석하고 있는 경우는, IF 감독관을 선수 측에 소개하는 것이 국제 관례임. 시료 채취실에 있는 사람의 신분을 선추측이 알 권리가 있음.

b. 이분은 IF 의 감독관 ________ 이고, 이분은 누구 이고, 나는 시료 체취를 할 DCO 입니다.
I am a DCO and I am in charge of sampling procedures, and He (She) is from IF, and will supervise what we are doing in this room.

c. 도핑 검사를 위해서는 75 ml 이상의 소변이 필요합니다. 이 쪽은 소변 채취용 용기입니다. 이 여러 개의 소변채취병 (collection bottle) 중에서 한 개를 선택 하십시요.
We need at least 75 ml of your urine for Doping Control. These are collection bottle of your urine. Please take (choose) one bottle among these.

d. 이 쪽 화장실로 가십시요. 소변 채취시에는 Chapersone (Witness chaperone)이 함께 들어가야 합니다. 이것도 규칙입니다.
This direction to Wash room please. One of our Chaperone will be with you when you make urine. Please understand and this is WADA's strict rule.

e. 소변 받을 때는 옷을 무릅 아래로 쭉 내려야 합니다.
You need to pull down your pants under the level of your knee. This is our rule when taking urine sample.

f. 채취한 소변이 75 ml 이상인 것을 서로 확인해야 하며, 소변을 채취한 다음에는, collection bottle 의 뚜껑을 잘 닫어야 합니다. (새거나 흘리지 않도록 해야 함)
Your urine amount is more than 75 ml , and it is acceptable urine volume. Please close the cap tightly not to spill over.

g. 이곳에 손 씻는 기구가 있읍니다. 채취한 소변 용기는 이곳 테이블에 놓고, 그리고 손을 닦으십시요. 소변 용기 취급에 조심 하십시요.

註: 소변 용기를 놓을 수 있는 작은 테이블이 있어야 함

Please put down the collection bottle here in this table and, be careful please.

You can wash your hand here at washing basin (또는 Washing towel)

h. 이제 DCO 에게 가야 합니다. 소변 용기를 선수께서 들고 나가십시요.
Now we ready to meet DCO. Please take the collection bottle yourself and bring it to DCO at outside room.

② Kit 사용해 소변 시료를 kit 에 담는 과정 및 취급 시:

註: 원칙적으로 시료 취급은 선수 자신이 하겠금, DCO는 과정의 설명을 친절하게 지시해 주는것이 원칙이며, 간혹 선수가 어떤 이유에서 손이 떨리고 취급이 어려운 상태라고 판단되는 경우는, DCO가 선수의 양해 및 선수의 직접 관찰하에 직접 진행할 수도 있다.

a. 이곳에 앉으십시요. 시료를 조심해서 취급 하십시요. 귀중한 시료입니다.
Please have seat here. Be careful to handle this urine sample. It is very precious urine sample of yours.

b. 여기 여러개의 kit 중 하나를 선택하십시요.
Please choose one Kit among these kits on the table.

c. Kit를 열고, 그 안에 든 두개의 병을 끄내십시요.
Please take out two bottles in the box.

d. 두개의 병이 깨끗한 상태의 봉인된 병인지를 확인하고, 그 병에 써 있는 번호를 확인하고 양쪽이 같은지를 확인 하십시요.
Please make sure that two bottles are clean with proper sealing, and also make sure the numbers of both bottle whether it is same number.

e. 두 개 병을 싸고 있는 봉지를 제거하고, 뚜껑 사이에 끼여 있는 빨간 테두리를 제거하고 뚜껑을 옆에 놓으십시요.
Please remove the covered wrap paper, and also remove the red rings of the bottle neck. Please put down the cap of the bottle on the table.

f. 다음은 collection bottle의 뚜껑을 아주 조심해서 열으십시요. 조심해야 되고 쏟아지지 않도록 각별한 주의가 필요 합니다.
Please open the cap of the collection bottle. and Be careful when you open the lid. gentle and gently, not to spill over.

g. collection bottle 의 소변을 A, B 병에 각각 50 ml 및 25 ml 이상씩 나누어 부으십시요. 흘리지 않도록 조심해 주십시요. 이 병 label 의 밑줄이 각가 50 ml 및 25 ml를 표시하는 줄이 됨으로 이 줄 위까지 소변 양이 가야 합니다. 그리고 아주 소량의 소변을 collection bottle 에 남겨 주십시요, 소변의 비중과 pH 검사에 소량의 남은 소변이 필요 합니다.
Please pour the urine to each A, B bottle up to this bottom line of label. This lower margin of the label indicate the 50 ml and 25 ml respectively. Please leave a small amount of urine in the collection bottle. I need it for the measurement of pH and Sepcific Gravity of your urine.

h. 이제는 두 병의 뚜껑을 닫으십시요. (방법을 지시해 줄 필요가 있음). 그리고 새지 않는가를 확인 하십시요.
Please close the cap tightly until it is completely closed. Make sure there is no leakage from the closed cap.

i. 이렇게 봉인된 두 병은 검사실에 가서 특수한 장치로 이 뚜껑이 개봉되기 까지는 아무도

열 수 없게 되어 있고, 누가 열었다면 곧, 표시가 나게 되어 있는 봉인된 시료 병입니다.
These two each sealed bottle is a secure sealing system of doping sample and no body can open until it reach the Doping Laboratory, and officially be opened by special gadget of the laboratory expert.

j. 다음은, 이 두개의 병을 원래의 통에 넣으십시요.
Now, you need to put it back to the container after re-wrapping procedure.

k. 시료 채취 및 봉인 과정은 끝났습니다. 몇 가지 서류상 필요한 사항의 기록이 필요합니다.
We finished the urine collection and sealing procedures. Now we need to fill up the document (Doping Control Forms) and I need following informations.

l. 이 Doping Control Form 의 기재 사항이 본인것과 동일 한지를 확인해 주십시요.
Please confirm yourself that all the items written on this Doping Control Form are correct.

註: Doping Control Form에 쓰여진, 선수의 ID, 번호 및 기타 상황등 적인 것이 선수의 것인지의 확인을 선수에게 시켜 주는 것이 상호의 신뢰에 도움이 됨.

m. 지난 몇 일 동안에 (3일인 경우, 또는 7일인 경우 등 차이가 있을 수 있음) 어떤 목적이던 어떤 종류의 약물을 복용한 사실이 있습니까 ?
Have you taken any kind of medication during the past 3 (or 7 days) for some purpose, given by your doctors or by anybody.

n. 지금까지의 시료 채취과정에 대해서 특별히 의견이 있습니까? 혹시 의견이 있는 경우에는 여기에 기록할 수 있습니다. 특별한 의견이 없으시면, 여기에 서명해 주십시요.
If you have any opinion about all those procedure of Urine sampling, you can make an expression of your opinion. If you have no special opinion, Please sign in this space.

o. 동반한 선수 동반인, IF 감독관 등의 sign을 받는다.

p. (그리고 , 여러 copy 중 선수 보관용 copy를 떼어서, 선수에게 주면서)이 copy 는 선수 보관용임으로, 한 두 달 간 보관 할 필요가 있습니다.
This copy is for you, and please keep it for a couple of months in safe.

q. 이것으로 도핑 검사용 시료 채취과정이 끝났습니다. 협조해 주셔서 감사합니다. 여기에 ID 가 있습니다. 다시 가지고 가시고, 나갈 때는 서명하고 가십시요. 남은 경기에 행운이 있으십시요. 소지품을 확인하시기 바랍니다.
These conclude the Sampling procedure for Doping Control. Thank you for your cooperation. Here is your ID and please sign out when you leave the Doping Control room. Please have a good luck for your next game and also have a good time while you are in Korea. Make sure your belonging are in order under your control.

r. 그리고 마지막 단계인, 서명된 각종 서류 정리 및 봉인된 시료를 공인된 운송인(carrier)을 통해 도핑검사실까지 보안 유지 상태에서 운송하고, 검사실 접수 서류에 서명을 받아오는 일 까지 완료해야, 비로서 책임을 다 하는 것임.

추기 성공적인 도핑 시료 채취 과정 (Doping Control Sampling Procedure)의 세 가지 중요

단계는 다음과 같으며, 이 세 가지 과정이 전부 국제표준의 기준과 수준에 맞는 practise 여야 하며, 이 세 가지 과정이 KADA 책임 하에 이뤄져야 할 것임.

ⓐ Chaperon 의 교육 및 감독

ⓑ 시료 채취

ⓒ 검사실까지 운송하는 Chain of Custody 책임

[4] Health Consequences of Doping(해외 강연용)

Today' s elite athletes face an increasingly difficult choice:

- to use illegal drugs to enhance performance
- or to accept what could be a competitive handicap.

It is a choice that carries significant Health Risks, violation of Law and ethical consideration.

Prof. Keun-Youl KIM, M.D., MPH, Ph.D.
Member, OCA-Medical Committee / Chair OCA-TUE
Member, Medical Commission, Korean Olympic Committee

(1) Doping is illegal (Un-lawful) Act

① Un-healthy (Harmful with "Side-Effects")

② Un-ethical (Unfair: Performance Enhancement)
(Cheating in Controversy of Science & Law)

③ Medical Use / Non-medical Use (Myth ?)
(Difficulty to draw a definite line ? / Who can do it)

(2) Doping in Elite Sports (Olympic Medal)

① Health Effects / Effects on Performance
[Slow, insidious progress, difficult for early detection / No sufficient Research due to illegal practice]

② Limitation of Knowledge (Science, Medicine)
(Multidisciplinary rapidly developing / changing Science)

③ Big Clandestine Industries behind (Big money)
(Endless Race between Cat vs Mouse)

④ Contamination of Elite Sports (Olympic move)
(Commercialism, Professionalism, Nationalism)

(3) New Research on Doping, Medicine-Science

(Ergogenic Benefit? is complex, changing & Poorly studied)

① Research Fund (from Government, Industry, Academic)

② Industry Supported Research (Pharmaceutic / Tobacco)

③ Researcher' s Quality? / Publication Journal?

④ Original? / Imitation? / Copied?

⑤ Need years to reach (become) a Science Theory (Rule)

(4) Pharmacokinetics / Pharmacogenetics

(The dynamics of Drug Absorption, Distribution, Elimination, Toxicity)

① All drugs have "Side-Effects" (unwanted Reactions).
(Right dose, Right duration on Right indication are Keys of Medicine)

② Difference among: Ethnic, Gender, Age, Co-morbidity

③ Cultural difference (Myth / Placebo effects)

④ Community Law (Legitimate Use, Medical / Non-Med.)

⑤ WADA, CAS, Subject to Court of Law

(5) CAS (Court of Arbitration for Sports)

① Independent body with neutrality, based in Lausanne,

② Has operated on ad-hoc division at every Olympic
(Since 1996 Atlanta Summer Olympic Game)

③ Composed of 12 Arbitrators from 5 Continents.
(during 2004 Athene Summer Olympic Game)

④ The presence of CAS pressures IOC / IF / NOC
(to apply their Rules fairly and correctly abiding WADA Code)

(6) Challenges (Ever continuing)

① Need firm Scientific (Medical) basis for Legal decision

② Always New Doping Drugs / New Products / New Methods.
[Bromantan (1996: Atlanta), EPO & Growth Hormone (2000: Sidney), Aranesp (2000 : SLC), Gene Doping (2008 : Beijing)

③ New Detection Technology (with more expensive machine)
• Gas Chromatography (High Resolution) * Mass Spectrometry * etc.

④ → New System of WADA, TUE (TUEC)

(7) "Health Consequences of Doping"

(Refer : Separate Handout with full text and Bibliographies)

① Difficult area to make early Diagnosis (Clinical)

② Not enough research (illegal act)
(due to Clandestine indust./ not many well controlled studies)

③ Slow, insidious onset (years to show Symptoms)

④ Need more expensive Machine / personnels
(★ Gas Chromatography and Mass Spectrometry were introduced)
(† More Science game rather than Sport competition?)

(8) Side effects of "Doping Drugs"

(Handout including 5 pages of Bibliographies)

- PROHIBITED SUBSTANCES
  - Anabolic-Androgenic Steroids
  - Stimulants
  - Narcotics
  - Peptide Hormones : EPO, GH, IGF-1, Insulin, HCG, ACTH
- PROHIBITED METHODS
  - Blood Doping
  - Artificial Oxygen Carriers and Plasma Expanders
  - Gene Doping

(9) Food (Nutritional) Supplements

① Copper, Zinc, Magnesium, B-Complex, Magnesium, Vitamin C, Calcium, Iron, Chromium, Selenium, Caffein, Ginseng, Creatine, DHEA.

② Bibliographies (for further References)
- 5 pages (60 related articles and 8 web-sites included) under first author' s name, alphabetical order.

(10) Highlight of Doping Incidents (Medical)

① 1886: The first recorded death of cyclist:
"Linton" : from overdose of trimethyl

② 1960: Danish Cyclist "Knut Jensen" death, duing 1960 Rome Olympic. Amphetamine was found.

③ 1967: Cyclist "Tommy Simptos" death.
(televised during the Tour de France)

④ 1983: Famous scandal of Pan American Game in Caracas where numerous athletes tested positive & Left.

⑤ 1988: Ben Johnson tested positive, 1988 Seoul

⑥ March of 2003: World Conference on Doping in Sport.
(Resolution adopted at Copenhagen, Denmark)

⑦ January 2004: WADA Anti-Doping Code.

⑧ 2004 : Athene Olympic game OOT test (Kostas Kenteris)
(World Champion 200 meter sprinter: Greece Hero to scorn)

(11) Counter measures for Doping in Sports

① Strong Leadership & Administration (ADAMS)

② Continuous Education Program
(NADO, NOC, IF, WADA, Public Institutes, etc)

③ Continuous Scientific Research and Resources
(Independent from Industries, Government etc)

④ Strong & Well coordinated Legal support

(12) "Side Effects" of "Doping drugs"(해외 강연용)

Prohibited Substances

(1) Anabolic-Androgenic Steroids

- Widely abused drug. Estimated 1-3 million athletes in US alone have used anabolic steroids, with annual black market sales well in excess of $100 million. (Silver M. 2001) (Buckley WE et al. 1988) (Haipt HA et al,1984)
- Among American adolescents, use rate generally range between 4-12% among young men and are as high as 2% among young women.(Bahrke,1998)
- Recently, there has been increasing concern over so-called " designer steroids ". Most popular of these is " tetrahydrogestrinone (THG) ".
  (Tokish JM et al. 2004)

SIDE EFFECTS

- Studying the side effects and health risks of anabolic steroid use is difficult. Because the drugs are illegal & there is paucity of well-controlled studies available for review.
  Nevertheless, a number of studies have investigated the health consequences associated with these drugs and have provided strong evidence of their risks, including hepatic cellular damage, testicular atrophy, cardiovascular disease, and psychological disturbance, musculoSkeletal effects and even increased mortality.
  ① Cardiovascular effects:
    a. Elevated blood pressure, decreased high-density lipoprotein, Erythrocytosis, Myocardial hypertrophy, Arrhythmia, Thrombosis.
    b. Association between Endothelial dysfunction with an atherogenic blood lipid profile, and may pose an increased risk of atherosclerosis. (Ebenbichler CF et al, 2001)
    c. Decrease (25~27%) in HDL cholesterol & increase in diastolic blood pressure after 8 weeks of anabolic steroid use. (Kuipers,1991)
    d. Associated with hypertension, myocardial ischemia, and sudden cardiac death.
    (Fieschi V et al. 2001)(Sillivan ML et al.1998)(Parssinen M et al. 2002)
    (Wight JN et al. 1995) (Meichert RB et al: 1995)
  ② Hepatic effects (functional / structural)
    a. Hepatotoxicity (elevated liver function tests) / jaundice
    b. Neoplasm
  ③ Reproductive- Endocrine effects
    a. Libido changes, Subfertility, Decreased Luteinizing hormone and follicle-stimulating hormone.
    b. Increased aggressiveness and sexual appetite, sometimes resulting in aberrant sexual and criminal behavior.
    c. In Males Only: Impotence with chronic or repeated use, testicular shrinkage(atrophy), breast enlargement (gynecomastia), prostatic enlargement, reduction of

sperm production, premature baldness.

d. In Female Only: Masculinization/Hirsutism, excessive hair growth on the face & body, deepening of the voice, enlargement of clitoris, abnormal menstrual cycles (suppression of ovarian function and menstruation), reduced breast size. Polycystic ovarian syndrome.

e. Children: Premature epiphyseal closure of the growth center of long bones (in adolescents) which may result stunted growth. Premature puberty among female child.

④ Psychological effects / Behavioral effects

a. Mood swings, Aggression, Mania, Depression, Withdrawal, Dependence.

b. Direct cause of significant disturbances in personality profiles. (Cooper CJ et al, 1996)

c. Significantly less in control of their aggression than did controls. (Midgley et al, 2001)

⑤ Dermatologic effects

a. Acne, Striae, Alopecia

b. Gynecomastia

c. Hursutism (male pilosis)(Too many body-hair as male)

d. Collagen reducing skin elasticity

⑥ Musculo-skeletal system effects:

a. Muscle tightness and cramp.

b. Stiff tender, resulting in an increased potential for muscle strains or rupture.

⑦ Mortality rates:

a. The most severe consequences of long-term AAS use many be on the cardiovascular system. (Parssinen M, 2002)

b. Mortality rates among elite power lifters during the years of follow up was 12.9% in the body-builders compared with 3.1 % in the control population. The causes of death among the power lifters include suicide, acute myocardial infarction, hepatic coma, non-Hodgkin' s lymphoma. (Parssinen M et al, 2000)

c. Investigation on cause of death of steroid abusers among the demise of 34 known users of anabolic steroid, investigator found: 9; victim of homicide, 11; committed suicide, 12; judged accidental, 2; not determmined. And concluded that anabolic steroid use was associated with increased risk of violent death from impulsive, aggressive behavior or depressive symptoms. Chronic cardiac changes were observed in 12 cases (35%)

⑧ Injection associated with needle sharing: (Rich JD et al,1999)

a. Bruising, Infection, Fibrosis, Neuro-vascular injury.

b. Risk of acquirig AIDS, hepatitis(B,C), and other blood-borne diseases, abscesses increase greatly with the use of injectable forms.

c. 25% rate of needle sharing among adolescent anabolic steroid users.

⑨ Other anabolic agents, including but not limited to: Clenbuterol, tibolone, Zeranol, zilpaterol. (Kim KY,2000)

(Beta-2 Agonist 〈Clenbuterol, Bambuterol, Salbutamol, Salmeterol, Formoterol, Terbutaline, Reproterol etc〉: permitted only by inhalation : Formoterol, Salbutamol, Salmeterol, Terbutaline.)

a. Headache, insomnia, nausea, nervousness, tremor, muscle cramps
b. Increased heart rate and blood pressure
c. Withdrawal symptoms, physiologic dependence, habituation.
d. Tachyphylaxis (become refractory to the protective effects)
(Cheung D.et al. 1992. Ramage L, et al: 1994. Chong et al,1995)
e. Association with an increased risk of the combined outcome of fatal and near-fatal asthma, as well as of death from asthma alone. (Spitzer WO et al. 1992. Sears MR et al. 1990)

⑩ Long-Term Health Risks

a. The health risks associated with long-term therapeutic doses of testosterone and chronic supraphysiologic doses of AAS are unknown.
b. The most severe consequences of long-term AAS use many be on the cardiovascular system. (Parssinen M et al, 2002)
- Left ventricular hypertrophy, Impaired diastolic filling, Arrhythmia,
- Increased risk of myocardial infarction and sudden death.
(Melchert RB, Welder AA, 1995) (Wight JN, Salem D., 1995)
c. As etiologic factors for some cancers. (Parssinen M et al, 2002)
- Hepatic tumor (Nako A. et al.: 2000)
- Renal cell carcinoma (Bryden AAG, 1995) (Martorana G et al,1999)
- Testicular tumor (Froehner M et al, 1999)
- Prostatic cancer (Heikkila R et al, 1999)
d. The risk of mortality among chronic AAS users is reported to be 4.6 times higher than non-AAS users. (Parssinen M et al, 2000)

Physical Signs of Anabolic-Androgenic Steroid Use

(Evans NA, 2004)

① Appearance: Muscular hypertrophy, Hirsutism and voice deepening (female)
② Skin: Acne
Cutaneous striae in delto-pectoral region
Needle marks in buttocks, thigh, deltoids, baldness.
③ Chest: Gynecomastia (males)
Breast tissue atrophy (females)
④ Genitourinary: Testicular atrophy (male)
Clitoral hypertrophy (females)

(2) Stimulants

① Increased heart rate, palpitation, cardiac irregularities

② Insomnia, Anxiety, Tremor, Aggressiveness.
③ Inhibited judgement / decision making.
④ Increased potential for dehydration.
⑤ Amphetamines: Anxiety, ventricular dysrhythmias, hypertension, hallucinations, addiction, death
⑥ Ephedrine: Anxiety, ventricular dysrhythmias, hypertension, hallucinations, addiction.

(3) Narcotics

① Increased pain threshold and failure to recognize injury.
② Loss of balance and coordination.
③ Illusion of athletic prowess beyond inherent ability.
④ A false feeling of invincibility
⑤ Sedation

(4) Peptide Hormones

① Erythropoietin (EPO)
  a. Thickening of the blood clots (increases blood viscosity)
  b. Increased the risk of heart attacks, myocardial infarction and strokes, pulmonary embolism.
② Growth Hormone (GH)
  a. Overgrowth of hand, feet and face (Acromegaly)
  b. Heart diseases, myopathic muscle
  c. May develop resistance to long-term use
  d. Carpal tunnel syndrome
  e. Increased oil gland production in the skin & increased sweating.
③ Insulin-like Growth Factor (IGF-1)
  a. Hypoglycemia
  b. Musculoskeletal changes such as enlargement of the heart, headaches and joint pains. Muscles may at first becomes stronger, but ultimately are weakened due to degenerative changes in the joints.
④ Insulin
  a. Hypoglycemia (low blood sugar)
  b. Nausea, weakness, shortness of breath
  c. Drowsiness, coma, brain damages and death.
  d. Chorionic Gonadotrophins (HCG)
  (Stimulate Testosterone production in male)
  e. Same effects as Anabolic steroids
  f. Gynecomastia may be more common.
⑥ Corticotrophins (ACTH)
  a. Stomach irritation & ulcer
  b. Softening of connective tissue

c. Osteoporosis
d. Cataracts.

Prohibited Methods

(1) Blood Doping

① Allergic reaction (rash, fever, shock, etc)
② Acute hemolytic reactions with kidney damage if incorrectly typed blood is used.
③ Delayed transfusion reactions resulting in fever and jaundice. (can be fatal)
④ Transmission of infectious diseases (viral hepatitis and AIDS)
⑤ Overload of the circulatory system & blood clots
⑥ Metabolic shock.

(2) Artificial Oxygen Carriers and Plasma Expanders

① Vary significantly and can be extreamly serious, as it is difficult to measure correct doses.
② These include fever, reduced platelet count, hypertension, Vasoconstriction, kidney damage and iron overload.

(3) Gene Doping

① Gene therapy can be used theoretically to build muscle, to alter and adjust muscle composition.
② SIDE REACTION:
- Gene therapy is far from mastered, and the chance of success are very low and the risks are still very high.
- Gene therapy can be quite dangerous.
  (Prof. T. Friedmann, 2005. WADA, Play true. Gene Doping).
- Nevertheless, most experts predict that rogue labs will pop up in the US, and elsewhere around the world, which willing to make experimental gene doping, no matter how dangerous, available to athletes for the right price.

Food (Nutritional) Supplements

- The field of nutritional supplementation for ergogenic benefit is complex, constantly changing, and poorly studied. (Schwenk TL et al: 2002)
- A metaanalysis of supplement use, pooling 51 studies involving 10,274 athletes at all level and participating in 15 sports, showed an overall prevalence of supplement use of 46%, with most studies showing a prevalence of greater than 50%, although larger studies found a prevalence of less than 50%. (Sobal J et al, 1994)
- Very few studies have examined the benefits to performance of long-term, nonanabolic supplement use.

(1) Copper

① Primary benefit is antioxidant protection.

② Excessive supplementation can cause gastrointestinal distress, nausea, vomiting, diarrhea, intravascular hemolysis. (Lukaski HC,1995)

(2) Zinc (also called "the well-being mineral")

① Supplements of 25-50 mg/day may interfere with the absorption of iron and copper. (Schwenk TL, 2002)

② Higher dose may cause nausea and vomiting.

(3) Magnesium

① Excessive intake led to gastrointestinal upset, nausea, vomiting and diarrhea.

② Interference with the absorption of calcium.

(4) B-complex and Multivitamins

① Vitamin A, D, B3, and B6 can be toxic at excessive doses.
(McDonald R et al, 1988 / Bucci L, 1993)

(5) Vitamin C

① Primary adverse effect is its competition for copper bioavailability

② Risk of Renal calculi due to urine acidification.

(6) Calcium

① Calcium interferes with the absorption of Zinc and Iron.

② Can result in the development of renal calculi at high dose.

(7) Iron

① Excessive Iron intake may lead to hepatic damage and cirrhosis, that could be harmful or fatal.

② Hemochromatosis (rarely)

③ Gastrointestinal upset, constipation, black stools which may be confused with gastrointestinal bleeding.

(8) Chromium

① Chromium interferes with iron metabolism and zinc absorption.

② Commercial preparations often contain ephedrine, sometimes in the herbal form, stroke, and death, even at lower doses.

(9) Selenium

① Supplementation greater than 100 ug/day can cause nausea and vomiting, abdominal pain, and fatigue.

(Williams MH, 1998.)

(10) Caffein

① There is a wide range of caffeine concentrations in food products, including 40 to 110 mg in a cup of instant coffee, 60 to 150 mg in brewed coffee, and 40 to 50 mg in a 12-ounce cola beverage.

② The indications for the use of caffeine are still controversial, despite over 100 years of study.

(∗ Caffein is almost certainly ergogenic for certain aerobic activities at dose below the IOC threshold. (Schwenk TL, 2002)

③ There are several adverse effects of Caffeine, including flushing, Tachycardia, anxiety, and trembling.

④ Its known diuretic effect could cause problems in many athletic events.

(11) Ginseng

① Overuse of ginseng leads to hypertension, insomnia, diarrhea and irritability.

② But, some of these effects may be due to coexistent ephedrine or ma huhung.

(12) Creatine

① Increased body weight due to water retention from the intracellular osmotic effects of creatine supplementation.

(One week of supplementation → 2~4 pounds of increased body weight)

② Intracellular osmotic load can lead to increased muscle cramping, muscle (such as hamstring) tears, electrolyte dilution due to intramuscular water retention, gastrointestinal upset, and dehydration.

(13) Dehydroepiandrosterone (DHEA)

① Potential adverse effects such as liver toxicity and prostate cancer have not been characterized to making any formal recommend.

② It can cause increased facial hair

③ Decreased high-density lipoprotein cholesterol in women, further making recommendation for its use difficult.

BIBLIOGRAPHIES for future reference

Bahrke MS, Yesalis CE, Brower KJ: Anabolic-androgenic steroid abuse and performance-enhancing drugs among adolescents. Child Adoles psychiatr Clin N Am.1998;7:821-838.

Benzi G.: Is there a rationale for the use of creatine either as nutritional supplementation or drug administration in humans participating in sport? Pharmacol Res. 2000;41:255-264.

Bloom FE, Kupfer DJ (Editors): Psychopharmacology. Raven Press 1995.

Bryden AAG, Rothwell PJN, O' Reilly PH: Anabolic steroid abuse and renal cell carcinoma.

Lancet. 1995;346:1306-1307.

Broeder CE, Quindry J. Brittingham K, et al.: The Andro Project: physiological and hormonal influences of androstenedione supplement in men 35 to 65 years old participating in a high-intensity resistance training program. Arch Intern Med. 2000;160:3093-3104.

Brown GA, Vukovich MD, Martini ER, et al.: Endocrine and lipid responses to chronic androstenediol-herbal supplementation in 30 to 58 years old men. J Am Coll Nutr. 2001;20:520-528.

Bucci L: Nutrients as Ergogenic Aids for Sports and Exercise. Boca Raton, FL, CRC Press, 1993,pp63-68.

Buckley WE et al: Estimated prevalence of Anabolic Steroid use among male high school seniors. JAMA. 1988;260:3441-5.

Cheung D, Timmers MC, Zwinderman AH, Bel AH, Dijkman EH, Sterk PJ: Long-term effects of a long-acting Beta-2 Adrenoceptor agonist, Salmeterol, on airway hyperresponsiveness in patients with mild asthma. NEJM.1992;327:1198-1203.

Chong et al: Functional desensitization of Beta-agonist responses in human lung mast cells. Ame J Respir Cell Mol Biol. 1995;13:540-546.

Cooper CJ, Noakes TD, Dune T, et al. : A high prevalence of abnormal personality traits in chronic users of anabolic-androgenic steroids. Br J Sports Med. 1996; 30:246-250.

Dirix A, Knuttgen HC, Tittel K (Editors): The Olympic Book of Sports Medicine. Volume 1 of the Encyclopedia of Sports Medicine of IOC in collaboration with the FIMS. Blackwell Scientific Pub. 1988.

Ebenblichler CF, Sturm W, Ganzer H, et al.: Flow-mediated, endothelium dependent vasodilatation is impaired in male body builders taking anabolic-androgenic steroids. Atherosclerosis.2001;158:483-490.

Evans NA: Current Concept in Anabolic-Androgenic Steroids. Ame J Sports Med. 2004;32:534-542.

Fineschi V, Baroldi G, Monciotti F. et al.: Anabolic steroid abuse and cardiac sudden death: pathologic study. Arch Pathol Lab Med.2001;125:253.

Froehner M, Fischer R, Leike S, et al.: Intratesticular leiomyosarcoma in a Young man after high dose doping with oral Turinabol: a case report. Cancer. 1999;86:1571-1575.

Goodman & Gilman' s: The Pharmacological basis of Therapeutics (10th ed) MaGraw-Hill Publishing Co. 2001.

Greenhaff P.: Renal dysfunction accompanying oral creatine supplements. Lancet. 1998;352:233-234.

Gruber AJ, Pope HG Jr.: Ephedrine abuse among 36 female weightlifters. Am J Addict. 1998;7:256-261.

Guerrero-Ontiveros ML, Williamann T. :Creatine supplementation in health and disease: effects of chronic creatine ingestion in vivo: down-regulation of the expression of creatine transporter isoforms in skeletal muscle. Mol Cell Biochem. 1998;184:427-437.

Haipt HA et al: Anabolic steroids: a review of the literatures. Ame J Sports Med. 1984;12:469-84.

Heikkila R et al: Serum testosterone and Sex-hormone-binding globulin concentration and the risk of prostatic cancer. Cancer. 1999;86:312-315.

IOC-Medical Commission: Sports Medicine Manual, 1990. A publication of Olympic Solidarity.

Khan Dilshad Ahmad, Babar Khan (Doping Control Committee): Doping Control Guide, (2nd Edition), 9th SAF Games Islamabad 2004.

Kim KY: Mis-use / Over-use of inhaled Beta-2 Agonist (Salbutamol) among world top class elite athletes. Report to IOC-MC during 2000 Sidney Olympic Game Medical Commission. 2000 Sidney.

King DS, Sharp RL, Vukovich MD, et al.: Effects of oral androstenedione on serum testosterone and adaptations to resistance training in young men: a randomized controlled trial. JAMA.1999;281:2020-2028.

Koshy KM, Griswold E, Schneeberger EE.: Interstitial nephritis in a patient taking creatine. NEJM. 1999;340:814-815.

Kupipers H, Wijnen JA, Hartgens F, et al. : Influence of anabolic steroids on body composition, blood pressure, lipid profile, and liver functions in body builders. Int J Sports Med. 1991;12:413-418.

Lukaski HC: Micronutrients (Magnesium, Zinc, and Copper): Are mineral Supplements needed for athletes? Int J Sport Nutr 5 (suppl):S74-S83,1995.

McDonald R, Keen CL: Iron, Zinc, and Magnesium nutrition and athletic Performance. Sports Med 5:171-184,1988.

Macintyre JG: Growth hormones and athletes. Sports Med 1987;4:129-142.

Martorana G, Concetti S, Manferrari F, et al.: Anabolic steroid abuse and renal cell carcinoma. Clin Urol. 1999;162:2089.

Meichert RB et al.: Cardiovascular effects of steroids. Med Sci Sports Exerc.1995;27:1252-1262.

Melchert RB, Welder AA: Cardiovascular effects of androgenic-anabolic steroids. Med Sci Sports Exerc. 1995;27:1252-1262.

Midgley SJ, Heather N, Davies JB : Levels of aggression among a group of Anabolic-androgenic steroid users. Med Sci Law. 2001;1:309-314.

Nako A, Sakagami K, Nakata Y. et al.: Multiple hepatic adenomas caused by long term administration of anabolic steroids for aplastic anemia in Association with familial adenomatous polyposis. J Gastoenterol. 2000;35:557-562.

Parssinen M, Kujala U, Vartiainen E, et al. : Increased premature mortality of competitive powerlifters suspected to have used anabolic agents. Int J Sports Med. 2002;21:225-227.

Parssinen M, Seppala T: Steroid use and long term health risks in former Athletes. Sports Med. 2000;32:83-94.

Poortmans JR, Francaux M : Renal dysfunction accompanying oral creatine supplement. Lancet. 1998;352:234.

Ramage L, Lipworth BJ, Ingram CG, Cree IA, Dhilon D.: Reduced protecttion against exercise induced bronchoconstriction after chronic dosing with salmeterol. Res Med. 1994;88:363-368.

Rich JD, Dickinson BP, Feller A, et al.: The infectious complications of Anabolic-androgenic steroid injection. Int J Sports Med. 1999;20:563-566.

Rich JD, Foisie CK, Towe CW, et al.: Needle exchange program participations by anabolic steroid injectors. Drug Alcohol Depend. 1999;56:157-160.

Sawka MN, Joyner MJ, Miles DS, et al : American College of Sport medicine position stand: the use of blood doping as an ergogenic aid. Med Sci Sports Exerc. 1996;28:i-viii.

Schwenk TL, Costley CD: When Food Becomes A Drug: Nonanabolic Nutritional Supplement Use in Athletes. Ame J Sports Med.2002;30:907-916. Sears MR, Taylor DR, Print CG, Lake DC, Li Q, Flannery EM, Yates DM, Herbisen G, Lukas MK: Regular inhaled beta-agonists treatment in bronchial asthma. Lancet.1990;336:1391-96.

Silver MD. Use of ergogenic aids by athletes. J Am Acad Orthop Surg. 2001;9:61-70.

Sobal J, Marquart LF: Vitamin/mineral supplement use among athletes: A review of the literature. Int J Sport Nutr 4:320-334,1994.

Spitzer WO, Suissa S, Ernst P, Horwitz RI, Cockcroft B, Boivin JF, NcNutt M, Buist AS: The use of Beta-2 agonists and the risk of death and near death from asthma. NEJM.1992;326:501-506.

Sullivan ML, Martinez CM, Gennis P, et al.: The cardiac toxicity of anabolic steroids. Prog Cardiovasc Dis. 1998;41:1-15.

Tokish JM et al: Ergogenic Aids: A Review of Basic Science, Peformance, side Effects, and Status in Sports. Ame J Sports Med. 2004; 32:6;1543-1553.

Videman T, Lereim I, Hemmingsson P, et al: Changes in hemoglobin values in elite cross-country skiers from 1987-1999. Scand J Med Sci Sports. 2000;10:98-102.

WADA: Independent Observer Report (Winter SLC Olympic Game 2002) WADA: Play true (Gene Doping) Issue 1. 2005.

Wight JN, Salem D: Sudden cardiac death and the "athlete' s heart". Arch Intern Med. 1995;155:1473-1480.

Yarasheski KE : Growth hormone effects on metabolism, body composition, muscle mass, and strength. Exerc Sport Sci Rev. 1994;22:285-312.

Willaims MH: Nutritional ergogenics and sports performance. Physical Activity and Fitness Research Digest 3(2):June 1998.

World Wide Web, Sports Medicine:

http://www.bjsportmed.com
http://www.olympic.org/medical.html
http://www.physsportsmed.com/journal.html
http://www.fims.org/
http://www.nsmi.org.uk//limks.html
http://www.ajsm.org
http://www.mspweb.com/orgs.html
http://www.healthcenter.org.uk/hc/library/sports.html

나오며

세계 "반 도핑" 기구 (World Anti-Doping Agency)가 2003년에 발족 한 이후 , 2005년부터 WADA는 올림픽대회를 위시한 세계 스포츠계의 모든 "도핑" 관리를 본격적으로 엄격한 국제법을 적용하여 집행함에 따라, 스포츠의 "도핑" (경기력 향상 목적의 불법 약물 복용) 문제는 이제 국가 대표급 선수에서 뿐만 아니라 일반 스포츠 애호가 및 전체 국민에게도 적지 않은 관심과 영향을 주는 사회 관심사로 부각 되고 있다.

세계적으로 이름을 떨쳤던 세기적 올림픽 및 프로 선수들이 [매리언 존스(육상), 저스틴 게트린(육상), 배리 본즈(야구), 로저 크레멘스(야구), 제프 켄트(야구) 등 많은 선수들], "도핑" 에 의한 약물효과로 금 메달을 획득하거나 프로 야구의 각종 기록을 갱신하고 있음이 알려 지면서, 세상을 기만하고 스포츠 정신과 올림픽정신을 오염 시기고 퇴색 시키고 있는 사실이 속 속 밝혀짐에 따라, 세상 사람들은 경악을 금지 못하고 있으며, 자라나는 젊은 세대인들에게 미칠 악영향을 걱정하는 목소리가 높아지고 있다.

"도핑" 은 이제 국내외를 막론하고 "아마추어 스포츠", "프로 스포츠" 를 가릴 것 없이 전 세계적으로 스포츠계 뿐만 아니라 일반 사회인 청소년층에 까지 광범위하게 만연 확산 되고 있는 일종의 전염병과 같은 사회 병폐(病廢)로 되 가고 있으며, 이는 어느 나라에서나 법을 위반하는 불법행위 일뿐만 아니라, 심각한 건강위해(健康危害) 요소를 가지고 있는 근절 되어야 할 사회병(社會病)의 하나라고 할 수 있다.

그 동안 오랜 세월(20년)에 걸쳐, 국내외적으로 이 분야의 일을 해 오면서, 많은 자료가 축적 되였고, 또 현장 경험에 입각한 "도핑" 관련 업무, 강연, 보고서 작성 등 나라 안 밖에서 해 오던 일이 적지않게 마련됨에 따라, 이런 일의 과정과 기록이 없어지지 전에, 하나의 묶음으로 정리해, 이런 분야에서 일하고 있는 후배 및 앞으로 일하게 될 분들을 위해서 정리 해둘 필요가 있다고 느껴왔다.

1986년 아시안게임 이후 내가 직접 관여 했던 수많은 "도핑" 관련 이야기를 2008년 초까지의 이야기로 마무리 지으면서, 우리나라의 "도핑" 관리의 한 차원 높은 단계의 "도핑" 관리가 이뤄지기를 원하는 간절한 바람을 담어, 이 책을 세상에 상재 하는 용기를 냈다.

부족한 책이지만, 읽은 분들에게 조금이라고 도움이 되고, 우리나라가 국제수준의 WADA Code에 부합하는 "도핑" 관리를 이룩하는데에 일조가 될 수 있다면 다행으로 생각하면서 졸저(拙著)의 끝머리 인사에 대신한다.

2008년 2월 29일

김 건 열

참고 문헌

Duff A: Athletes Fool Test of Banned Drug by Using Soap, Scientist says. Bloonberg.com (10/30/2007)

Garnier A.: An Open Letter to Those Promoting the Medical Supervision of Doping. WADA play true, Issue 1 - 2007.

Kaufmann-Kohler, Rigozzi A, Malinverni G.: Legal Opinion on the Conformity of Certain Provisions of the Draft WADA Code, with commonly accepted Principles of International Law. WADA, 26 February 2003.

김건열: World anti-Doping Code (2003년 WADA 규약) 번역판, 최신의학사 2005.

김건열: WADA Code & TUE / ATUE, 대한올림픽위원회, 제19기 KOC 올림픽 아카데미 정규과정, 강연 6. 서울올림픽파크텔 2007.7.5.

김건열: 올림픽이야기 (약물복용문제를 중심으로). 정행사 1992.

김건열: 공들여 사는 한세월(金建烈 글모음).정생사 1994.

김건열: 우리나라 대표선수의 건강관리(도우핑 대책을 중심으로).대동문화사 2000.

김건열: 스포츠와 "도우핑", 대한스포츠의학회지, 12권 제 1호,1994.

김건열: IOC와 도핑정책, 體育 제38권제 1,2,3호, 2002. 대한체육회.

Keun-Youl KIM : Mis-use/Over-use of inhaled Beta-2 Agonist (Salbutamol) among World to class elite athletes. (It's Ergogenic effects on performance & Hazardous effects), Report to IOC Medical Commission during Sidney Olympic Game 2000. Monograph, IOC Library Laussane Suisse.

Keun-Youl KIM : Side Effects of Doping, WADA Education Symposium, Macau 2006. Google

Keun-Youl KIM: Proposed Intervention for 2007 World Conference on Doping in Sports (Madrid, Spain). Submitted to WADA on September 9th 2007.

Keun-Youl KIM: TUE Process and Procedures. 2006 Doha Asian Game Science Congress, November 2006 Doha Qatar.

International Olympic Committee: Anti-Doping rules, applicable to the Games of the XXVIII Olympiad in Athens in 2004. Chateau de Vidy, Lausanne.

Khan Dilshad Ahmad: Doping Control Guide, 2nd ed. 9th SAF Games 2004.

Mitchell G.J.: Report to the Commissioner of Baseball of an Independent investigation into the illegal use of Steroids and other Performance enhancing substances by Players in Major League Baseball (MLB), December 13, 2007.

Murray TH: In Search of the Spirit of Sport. (http://www.wada-ama.org)

Rouiller C: Legal opinion, WADA Code. October 25,2005 (WADA website)

Strasburger C: The Researcher's Perspective (About hGH Detection); WADA-Leading Scientific Research in Anti-Doping. WADA Play true-issue 2-2007.

http://en.wikipedia.org/wik/Tetrahydrogestrinone (2007-10-10)

http://drugpolicycentral.com/bot/ (Appeal to reform the UN Convention on Drugs)

http://trustbut.blogspot.com/2007 druginfonet.com

이수웅(조선일보): jan10@chosun.com

이현두(동아일보): ruchi@donga.com

인터넷뉴스 조선닷컴 (Chosun.com) (2004. 08. 30)

한국도핑방지위원회: 2008 반도핑안내서, 2008.(www.kada-ad.or.kr)

WADA: International Standard for Therapeutic Use Exemption. Janaury 2008 Amendments Version 1.1.

WADA: International Standard for Therapeutic Use Exemtiopn. In force January 1st, 2005.

WADA: Therapeutic Use Exemptions Guidelines. Version 1.0, January 2007.

WADA: The 2008 Prohibited List International Standard. Effective on 1 January 2008.

WADA: 2007 Code Amendments Code Version 2.0 (Draft), June 1, 2007.

WADA: Medical Information to support the decisions of Therapeutic Use Exemption Committees (TUECs). Version 1.0, February 2007.

WADA: International Standard for Testing. Version 2.4, September 2007.

WADA: Athlete Whereabouts Information Guideline. (Draft Version 2.7) Nov 2005.

WADA: Guideline, Reporting and Management of elevated T/E Ratios. (Draft 1.2) December 2005.

WADA: Sample Collection Personnel: Recruitment, Training, Accreditation and Re-Accreditation Guidelines. (Draft Version 1.2) December 2005.

WADA: Missed Test Guideline (Draft 0.6) November 2005.

WADA: The Year of the Code, WADA Annual Report 2003.

WADA: WADA suspends Seoul Lab from Steroid Analysis; wadanews@wada-ama.org, (2004년4월23일)

WADA: Independent Observer's Report. 2006 Paralympic Winter Games Turin.

Independent Observers Report. Olympic Summer Games 2004 Athens.

Independent Observers' Report. XII Paralympic Games Athens 2004.

Independent Observers Report. 2002 Olympic Games Salt Lake City.

Independent Observers Report. Winter Olympic Games 2002 Salt Lake.

찾아보기 (INDEX)

ㄱ

건강보조식품 (Food supplement) 117
검사결과 226, 227
검사실 목록 241
결과관리 (Results Management) 67
검사명단 (Registered Testing Pool, RTP) 69
검사분배계획 (Test Distribution Plan) 73
경기기간내검사 (In-Competition Test) 148, 219, 222
경기기간외검사 (Out of Competition Test, OOT) 68, 148, 219
경기전검사 (Pre-Competition test) 148, 211
고이찌로 마쯔우라 (Koichiro Matsuura) 55
골연화증 (골다공증) 195
KURODA Yoshio 186, 187, 208, 202, 210, 256
국내연맹 (NFs, National Federation) 74
국제연맹 (IFs, International Federation) 73
국제법적권한 (Leagl Authority) 125
국제표준 (International standard) 65
국제올림픽위원회 (IOC, International Olympic Committee) 27
금지목록국제표준 (2008년) 219
금지방법 222
교육 39, 51
길항제 221
김건열 55, 58

ㄴ

난드로론 (Nandrolone) 200
내인성홀몬 (Endogenous hormones) 220
No Start (출반불허) 203
놀에피네프린 (Norepinephrine) 195

ㄷ

단백체학 (Proteomics) 28
DarboProtein alfa 205
데빗 호우만 (David Howman) 55, 57, 126
DHT (Dehydrotestosterone 186, 189
도핑규칙위반 (ADRV, Anti-Doping Rule Violation) 73
도하 아시안게임 (Doha Asian Game) 211
동아일보 (이현두 기자) 208
도핑검사실 (Accredited Doping Laboratory) 227, 241
DCO (Doping Control Officer) (도핑검사요원) 250

ㄹ

라리사 라주티나 선수 (러시아) 203
류코트라이엔 길항제 (Leucotrien Antagonist) 207
릴리하머 (Lilihammer) 동계올림픽 182
리차드 파운드 (Richard Dick Pound) 28
린톤 (Linton) 21

ㅁ

마드리드 세계 반도핑대회 및 "반도핑" 결의문 79, 80
마황 112
마약류 (Narcotics) 223
Manfred Donike 129, 187
Myostatin 억제제 221
망상적혈구 (Reticulocyte) 203
메로데 위원장 (Alexandre de Merode) (IOC 의무위원회위원장) 22, 129, 208
MLB (Major League Baseball) 102
메리언 존스 100
메카노성장인자 (Mechano Growth Factor) 221
모니터링 프로그램 (Monitoring Program) 225
밋첼 보고서 (Mitchell Report) 89, 102

ㅂ

반도핑 기구 (ADO, Anti-Doping Organization) 23
BALCO 102
BALCO Investigation 103
바르세로나 (Barcelona) 올림픽 130, 169, 176
바린 탄수파시리 (Varin Tansuphasiri) (OCA의무위원) 210
베이징 (Beijing) 아시안게임 160
법적책임 (strict liability) 60
베타 차단제 (Beta-blocker) 157
베타-2 촉진제 91, 92
벤토린 (ventolin) 206
벤 존슨 (Ben Johnson) 22, 158
변덕성 (arbitrariness) 42
변조제 (modulator) 221
변형인본주의 (transhumanism) 43
보디빌딩 (body building) 201
보약 108, 213
보조식품 108, 258, 263
부로만탄 (Bromantan) 22, 49, 136, 190, 191
부신피질홀몬 (Glucocorticosteroid) 223
부작용 (side Reaction) 259
불법약물유통 (trafficking) 40
불소치환 화합물 (Perfluorochemical) 222
브라이언 미켈센 (Brian Mikkelsen) 55

ㅅ

사이버 아스리트 (cyber athlete) 44
사망원인 196
생물역학 (Biomechanics) 28
서울 아시안게임 (86 Seoul Asiad) 154
서울 올림픽게임 (88 Seoul Olympiad) 154
설메테롤 (Salmeterol) 92
설부타몰 (Salbutamol) 92
성장홀몬 (Growth Hormone) 88, 89, 205
세레타이드 (Seretide) 92

세계일보 215
세컨드 윈드 (Second wind) 195
SERMS (Selective Estrogen Receptor Modulator)
(선택적 에스트로겐 수용체 변조물질) 221
샤프론 (Chaperone)(Escort) 250
솔트레이크 (Salt Lake) 동계올림픽 203
수명감수인자 195
스포츠중재재판소 (CAS) (Court of Arbitration in Sport)
47, 48, 136, 138, 192
스타나졸롤 (Stanazolol) 129, 152
스트리치닌 (strychinine) 21, 111, 209
시드니 공동성명 (Sidney Communique) 36
실행모델규칙 (Model Rule) 65
심비코트 (Symbicort) 92

ㅇ

아담스 (ADAMS) 75, 76, 212
(Anti-Doping Administration & Management System)
아라네스프 (Aranesp) 22, 203, 205
아오모리 (Aomori) 동계아시안게임 111, 209
아스드마(천식) 환자올림픽 (Asthma Olympic) 184
아트란타 (Atlanta) 올림픽 190
ISU (국제스케이트연맹)
(International Skating Union) 204
알부테롤 (Albuterol) 206
암 (Cancer) 196
암표지자 (Cancer Marker) 196
알버빌 (Alberville) 동계올림픽대회 180
아테네 하계올림픽 138, 208
에페드린 (Ephedrine) 112, 154
에포에친 (Epoetin) 205
에포겐 (Epogen) 205
엔돌핀 (Endorphine) 195
약물동력학 (Pharmacokinetics) 28, 94
약물유전체학 (Pharmacogenetics) 28
암페타민 (Amphetamine) 21, 154
약리학 (Pharmacology) 28
약식치료목적사용면책 77, 78
(ATUE: Abbreviated Therapeutic Use Exemption)
에리스로포이에친 (Erythropoietin)(EPO) 23, 88
에스코트 (Escort) 250
Adverse Analytical Finding
(AAF) (비정상의 검사결과) 227, 239
[참고: AAF는 Atypical Analytical Finding (비정형검사결과)과 구별되며, 비정상(AAF)으로 판정되기 전 단계의 정상범위 밖의 측정치를 Atypical Analytical Finding 라고 정의 함. (예: AAF 결정 전에 TUE 및 질병관련 여부가 조사 됨)]
ADRV (Anti-Doping Rule Violation) (도핑규칙위반)
228, 229
Efaproxiral (RSR13) 222
에피테스토스테론 (Epitestosterone) 131

엘고제닉 (Ergogenic) 92, 93
연구조사 (Research) 39, 51
외인성 (Exogenous) 131
올림픽아카데미 (Olympic Academy) 242
Olympic Sports 231
Olympic Prize in Sport Science 185
와다 (WADA) (World Anti-Dopong Agency) 23, 27
와다 코드 (WADA Code) (와다 규약) 29, 30, 47, 59
WADA I.O. program / team (WADA Independent Observer Program) 67
요한 무웨레그 선수 203
운동유발성천식 (EIA, Exercise Induced Asthma) 77, 78, 91
운동생리학 (Sport Physiology) 28
우황청심환 110
유네스코 (UNESCO) 23, 48, 50, 52, 125
유전자 도핑 (Gene Doping) 88
유전자 치료 (Gene therapy) 88
유전자재결합기술 90
유전체학 (Genomics) 28
윤리 (Ethics) 41
은폐제 (Masking agent) 221
의무위원회 (Medical Committee / Commission) 143, 144
이뇨제 (Diuretics) 221
인슈린 (Insulin) 221
인권, 선수의 인권, 선수의 권리 60, 61
인슈린성장인자 (Insulin Growth Factor-1) (IGF-1) 88, 89
인체역학 28
인터넷 사이트 (도핑 관련) 242

ㅈ

젖산 (lactic acid) 194
잭 로그 (Jaques Roggue) 55, 208
Dr. M. Jegathesan 144
전국체육대회 213
제조된 선수 (Re-manufactured athlctc) 43
조선일보 (어수웅 기자) 208
종양표지자 (Cancer Marker) 196
진 프랑코아 라몰 (Jean Francois Lamour) 55
징계위원회 (Disciplinary Commission) 74

ㅊ

경기참가정지결정 (No start) 203
Challenge (도전) 257
천수 (사람의 천수) 195
청문회 (Hearing) 74
최대산소섭취량 (Maximal Oxygen Uptake) 195
출소기한법 29

치료목적사용면책
(Therapeutic Use Exemption) 77, 78

ㅋ

KADA 121
(Korea Anti-Doping Agency) (한국도핑방지위원회)
카나비노이드 (cannabinoids) 223
Calibration (검사기기의 교정) 204
카페인 (Caffeine) 155
Ken Fitch 132
캔터리스 선수 (Greece) 208, 209
Keun-Youl KIM 96, 126
KIST (도핑콘트롤 센타) 127, 128, 134
Cholesterol 194
 LDL (Low Density Lipoprotein)
 HDL (High Density Lipoprotein)
Clenbuterol 68, 173, 174
Clear (클리어) 101
Creutzfeldt-Jacob disease 90

ㅍ

파터너리즘 (Paternalism) (가부장적 간섭주의) 42
펙트롤 (Pectrol) 68, 69
Patrick Schamasch (IOC Medical Director) 144
Pharmacokinetics 257
Pharmacogenetics 257
Philip Craven (IPC 위원장) 55
Posteriori TUE Application 97
Propranolol 157
Procrit (프로크리트) 206

ㅌ

TUE 77, 214, 248
(치료목적사용면책, Therapeutic Use Exemption)
터부타린 (Terbutaline) 221
테트라하이드로제스트리논
(Tetrahydrogestrinone, THG) 101
T/E Ratio (Testosterone/Epitestosterone Ratio)
113, 131, 175, 214
토마스 머레이 (Thomas Murray) 41
토미 심슨 (Tommy Simpson) 22
투어드 프랑스 (Tour de France) 22
트리메칠 (Trimethyl) 21
특정약물 (Specified substance) 224
특정스포츠 (Specified Sports) 224
Tianle Yang (OCA 의무위원) 210

ㅎ

한국도핑방지위원회 (Korea Anti-Doping Agency)
74, 121, 122

항노화제 89
한약제 210, 211
혈액도핑 (Blood Doping) 87
혈색소 (Haemoglobin) 91, 203
혈액검사 184
혈전 (Thrombosis) 194
홍보 39
환경과학 (Environmental Science) 28
휴로세마이드 (Furosemide) 156
흡입치료제 (Inhalation therapy) 91
히로시마(Hiroshima) 아시안게임 110
Health Consequence of Doping
(도핑의 건강위해) 256

도 핑 (DOPING)

펴 낸 날 : 2008년 7월 1일
지 은 이 : 김건열
펴 낸 이 : 엄 철
펴 낸 곳 : 최신의학사
서울시 중구 장충동 2가 187-30 최신빌딩 3층
TEL : (02) 2263-4723~5 FAX : (02) 2263-4726
e-mail : newmedj@korea.com
출판등록 : 1995년 8월 7일(제 2-2019호)

ISBN 89-88159-29-2

ⓒ 김건열, 2008, Printed in Korea

값 **30,000** 원

• 이 책 내용의 전부 또는 일부를 제사용하려면
반드시 저작권자와 최신의학사 양측의 서면에 의한 동의를 받아야 합니다.
• 잘못 만들어진 책은 교환해 드립니다.